MINISTÈRE DE LA GUERRE

COMMISSION SUPÉRIEURE CONSULTATIVE D'HYGIÈNE ET D'ÉPIDÉMIOLOGIE MILITAIRES

LA FIÈVRE TYPHOÏDE

DANS LES GARNISONS DE FRANCE

(NON COMPRIS L'ALGÉRIE ET LA TUNISIE)

RAPPORT

DE

M. LE PROFESSEUR P. BROUARDEL

PRÉSIDENT DE LA COMMISSION

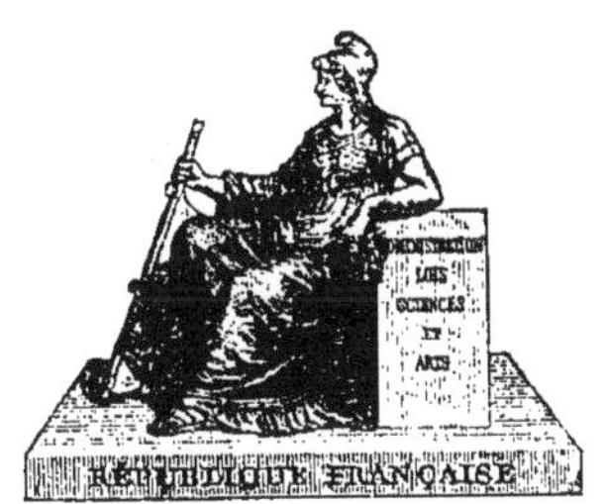

PARIS

IMPRIMERIE NATIONALE

MDCCCCVI

LA FIÈVRE TYPHOÏDE

DANS LES GARNISONS DE FRANCE

(NON COMPRIS L'ALGÉRIE ET LA TUNISIE)

RÉPUBLIQUE FRANÇAISE

MINISTÈRE DE LA GUERRE

COMMISSION SUPÉRIEURE CONSULTATIVE D'HYGIÈNE ET D'ÉPIDÉMIOLOGIE MILITAIRES

LA FIÈVRE TYPHOÏDE
DANS LES GARNISONS DE FRANCE

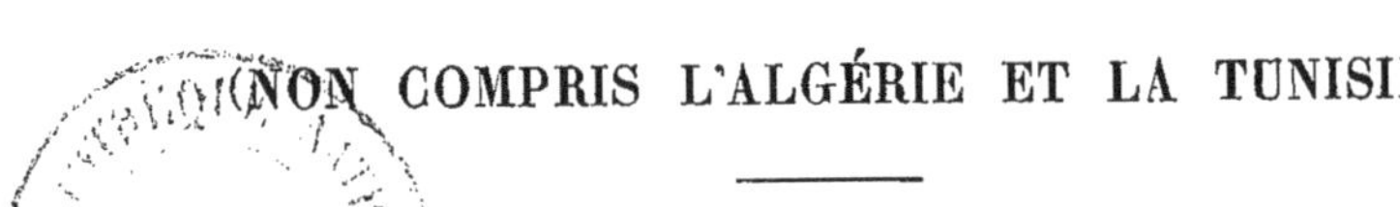

(NON COMPRIS L'ALGÉRIE ET LA TUNISIE)

RAPPORT

DE

M. LE PROFESSEUR P. BROUARDEL

PRÉSIDENT DE LA COMMISSION

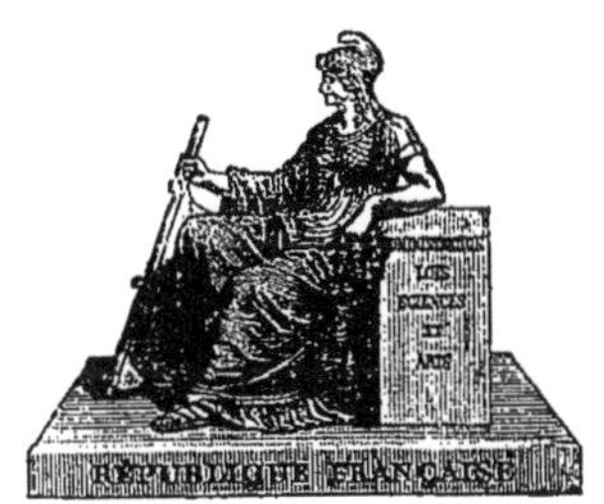

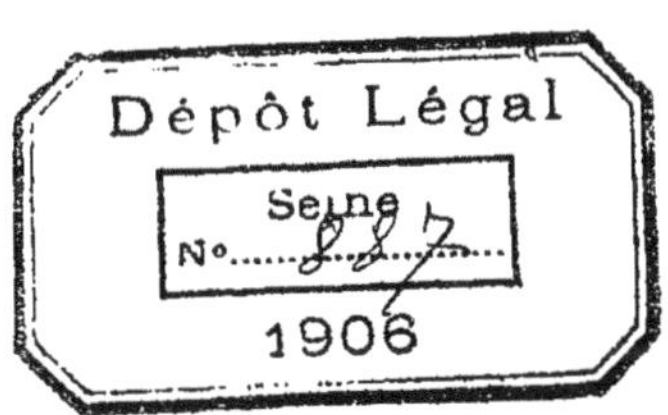

PARIS
IMPRIMERIE NATIONALE

MDCCCCVI

RÉPUBLIQUE FRANÇAISE.

MINISTÈRE DE LA GUERRE.

COMMISSION SUPÉRIEURE CONSULTATIVE D'HYGIÈNE ET D'ÉPIDÉMIOLOGIE MILITAIRES.

LA FIÈVRE TYPHOÏDE DANS LES GARNISONS DE FRANCE

(NON COMPRIS L'ALGÉRIE ET LA TUNISIE).

RAPPORT

DE

M. LE PROFESSEUR P. BROUARDEL,

PRÉSIDENT DE LA COMMISSION.

Dans la séance du 22 juin 1904, en inaugurant les travaux de la Commission supérieure consultative d'hygiène et d'épidémiologie militaire, Monsieur le Ministre de la Guerre nous a demandé de lui signaler les causes qui peuvent compromettre la santé des troupes et les moyens d'y remédier.

Pour répondre à cette demande, vous avez constitué, dans cette même séance, des commissions ayant pour mission d'étudier chacune des maladies auxquelles les militaires payent le plus lourd tribut, les conditions d'hygiène des casernes, le recrutement, l'alimentation, etc.

Je soumets à la Commission de la fièvre typhoïde et des eaux d'alimentation des garnisons un rapport sur l'état actuel de cette maladie dans les troupes résidant en France. Le temps ne m'a pas permis de comprendre dans ce travail les garnisons de l'Algérie et de la Tunisie.

Étudiant en ce moment ce qui est exclusivement relatif à la fièvre typhoïde il y a lieu de remarquer que l'insalubrité d'une garnison peut avoir *des causes extérieures* à la caserne elle-même, des *causes propres* à celle-ci, d'autres enfin dépendant du régime auquel les soldats sont soumis.

Pour donner au Ministre des renseignements utilisables, nous devons nous efforcer de dégager la part qui revient à chacun de ces facteurs.

I.

Influence de la salubrité de la ville sur le développement de la fièvre typhoïde dans la garnison.

Chaque garnison a une histoire typhoïdique qui lui est propre; j'ai cherché à la reconstituer. Grâce aux documents contenus dans la statistique médicale de l'armée, j'ai pu établir, au point de vue de la garnison, son *casier sanitaire*, je n'ai pas pu dresser celui des différentes casernes siégeant dans une même ville. Pour distinguer ce qui est imputable au milieu urbain et à la caserne le renseignement eut été précieux.

Lorsqu'il y a plusieurs casernes, toutes payent-elles le même tribut à la fièvre typhoïde, l'une d'elles est-elle plus particulièrement frappée? Cette comparaison permettrait de viser les causes spéciales inhérentes à chacune d'elles.

J'ai donc pu établir le casier sanitaire des garnisons; il reste à faire celui de *chaque caserne*.

Quels sont les documents dont on dispose pour établir ce dossier au point de vue de la fièvre typhoïde?

On a la statistique médicale de l'armée, la statistique sanitaire des villes de France, publiée par le Ministère de l'Intérieur et enfin l'annuaire statistique et descriptif des distributions d'eau de France, Algérie, Tunisie, etc., publié cette année par le docteur Imbeaux, ingénieur des ponts et chaussées; le capitaine Hoc, attaché à la section technique du génie au Ministère de la Guerre; MM. Van Lint de Bruxelles et Peter de Zurich.

Quelle est la valeur de ces divers documents? Nous avons pris pour base la statistique du Ministère de la Guerre. Son exactitude ne semble pas contestable. Les causes d'erreur sont réduites au minimum. Elle est établie par nos confrères de l'armée, elle est contrôlée par MM. les inspecteurs, on ne peut guère redouter que les erreurs de diagnostic, leur nombre doit être bien restreint, surtout si on ne tient compte que des décès. Nous pouvons donc considérer cette source de renseignements comme excellente.

La statistique du Ministère de l'Intérieur a été plus critiquée. Malgré la persévérance avec laquelle M. P. Roux et ses collaborateurs du bureau de l'hygiène publique ont poursuivi son organisation et son amélioration, elle a quelques faiblesses; on lui a reproché de manquer de sincérité. Cela est possible pour certaines maladies qui, dans le monde, ont la réputation d'être héréditaires, mais je ne crois pas que, excepté pour quelques villes de villégiature, la dissimulation de la fièvre typhoïde soit fréquente. Il est possible que, pour certaines villes, les chiffres doivent être majorés, mais dans leur ensemble, ils représentent à quelques unités près, le tribut que la fièvre typhoïde impose à la population.

Pour la statistique de la fièvre typhoïde, je ferai à la statistique du Ministère de l'Intérieur un autre reproche. L'effectif militaire est compris dans le chiffre global de la population indiqué par les dénombrements. Les décès militaires sont joints à ceux de la population civile. Bien qu'une note indique l'effectif de la garnison et celui des décès, tantôt il n'est pas signalé qu'il y a une garnison, tantôt il y a le chiffre des décès sans indication de leur nature, tantôt celle-ci est relevée, mais quand on compare ces chiffres à ceux donnés par le Ministère de la Guerre il arrive bien souvent que l'accord n'est pas parfait. De plus l'effectif d'une garnison varie souvent d'une année à l'autre et les proportions des hommes présents et des décès se trouvent modifiées tandis que la population d'une ville dans la statistique du Ministère de l'Intérieur reste immuable entre deux recensements.

Enfin, certaines villes ont une population militaire considérable et les lois de la mortalité générale sont inapplicables à celles de l'armée. Je prends deux exemples, dans la statistique du Ministère de l'Intérieur; on lit 1901 : Toul, population municipale totale, 9,026; population comptée à part, 3,261 ; population totale 12,287 et à la page 53 : Toul, décès typhoïdiques, 6; garnison 2,950 hommes, 37 décès; typhoïde, 5, etc. Or, la statistique du Ministère de la Guerre dit : non pas 2,950 hommes mais 10,523 (chiffre supérieur à la population municipale) et 4 décès typhoïdiques et non 5. L'autre exemple est celui-ci : statistique du Ministère de l'Intérieur : Écrouves, population municipale, 990; population comptée à part, 7,288; total, 8,278. Voilà une ville qui ne compte pas 1,000 habitants et qui a une garnison de 7,500 hommes; ce ne sont pas les règles de la morbidité et de la mortalité urbaine qu'elle subit mais celles de la population militaire.

En revanche la statistique du Ministère de la Guerre ignore Écrouves, cette localité ne figure pas dans la statistique médicale de l'armée, elle est sans doute comptée dans la garnison de Toul.

Pour faire cesser ces difficultés qui entraînent des confusions regrettables, il faudrait que la statistique du Ministère de l'Intérieur laissât de côté la population militaire, pour ne s'occuper que de la population civile et que la statistique militaire ne réunît pas sous une même rubrique les effectifs résidant en des localités diverses, ainsi Mézières et Rocroi, Saint-Mihiel et Sampigny, Commercy et Lérouville, car il est possible que l'état sanitaire de l'une de ces localités soit défectueux, et celui de l'autre excellent. Leur réunion nous prive d'un des éléments d'information les plus précieux, celui qui ressort de la différence qui existe dans la mortalité de deux garnisons et par suite ne permet pas la recherche de ses causes.

Je répète à dessein que c'est *l'histoire sanitaire de chaque caserne* qui peut nous renseigner, surtout si nous la comparons à celle d'une caserne siègeant dans la même ville.

Malgré ces difficultés qui d'ailleurs n'ont d'importance réelle que pour quelques villes, la comparaison de la léthalité typhoïdique dans les populations civiles et militaires donne des *indications* très intéressantes, ce ne sont pas des certitudes, mais des renseignements qui sont utilisables pour mener à bien l'enquête que nous avons entreprise.

L'annuaire de l'alimentation en eau de toutes les villes de France de MM. Imbeaux, capitaine Hoc, Van Lint et Peter (1) nous fournit des documents de la plus grande importance. Pour chaque ville les auteurs indiquent :

1° La provenance de l'eau, captage ou prise, adduction;

2° L'épuration (clarification, filtration naturelle ou artificielle, stérilisation, etc.);

3° Son mode d'élévation mécanique;

4° Son emmagasinement, les réservoirs de distribution;

---

(1) Chez Vve Ch. Durand, 49, quai des Grands-Augustins, Paris, 1903.

5° La distribution, réseau de distribution, consistance du service public (nombre d'appareils), consistance du service privé (nombre des concessions particulières);

6° Volume consommé et prix de vente;

7° La composition chimique et bactériologique (analyses);

8° Maladies attribuées à l'usage des eaux;

9° Le mode d'évacuation des eaux usées, matières fécales, immondices, égouts;

10° Les projets à l'étude.

Il est facile de concevoir combien ces renseignements sont précieux pour nous, et nous avons fait à cet annuaire de nombreux emprunts. Mais nous ne pouvions, sans donner à ce travail une étendue démesurée, reproduire toutes les parties de l'œuvre qui auraient été utilisables. Nous avons dû nous borner à résumer pour chaque garnison en une ou deux phrases les indications les plus importantes. Nous avons ajouté également les renseignements que nous fournissaient les enquêtes du comité consultatif d'hygiène publique de France.

Tels sont les matériaux que nous avons tâché d'utiliser. Ils fournissent des indications, elles n'auront une valeur réelle que si elles sont contrôlées par les médecins militaires chargés du service de chacune des casernes. Il serait utile que dans les garnisons où il en existe plusieurs, nos confrères recherchent quelles sont les conditions de l'exposition au soleil et de l'aération, celles d'alimentation en eau, d'évacuation des matières usées qui expliquent les différences de leur état sanitaire. Ainsi dans un grand nombre de villes, il y a une alimentation en eau différente pour la ville et les établissements militaires ou l'un d'entre eux.

Il est bien entendu que si cette enquête se fait, je désire que nos confrères de l'armée relèvent avec soin les erreurs que votre rapporteur a commises dans la collation des documents qui se rapportent à plus de 280 garnisons, et dans les calculs qu'il a dû opérer pour rendre les chiffres comparables entre eux.

Pour arriver aux résultats que je vais résumer, j'ai dressé une feuille spéciale pour chaque garnison. j'ai d'abord donné les chiffres bruts de l'effectif de la garnison, celui des décès typhoïdiques, je les ai fournis par période quinquennale. Je les ai tous ramenés à un groupe de

mes, combien de décès typhoïdiques donne ce groupe uni-
enquête s'étend de 1876 à 1901. Elle est divisée en deux,
et 1886 à 1901, parce que je voulais comparer les popu-
et militaires et que la statistique du Ministère de l'Intérieur
de 1886.

e statistique empruntée au Ministère de la Guerre j'ai placé
stère de l'Intérieur.

mis au bas de la page les documents empruntés à l'annuaire
aux, Hoc, Van Lint et Peter, et lorsqu'il y avait eu depuis 1876
ation apportée au régime des eaux, j'ai dressé un tableau
mortalité typhoïdique avant et après cette modification (1).
la mortalité par fièvre typhoïde des troupes résidant en
le 36.7 pour 10,000 hommes, en 1901, elle est tombée à 5.7.
à peu près six fois moindre.

ement a été progressif, une seule fois, en 1880, la mortalité
élevée. Cette année il y eut les épidémies de Vincennes
d'Angoulême (92 décès), de Lyon (81 décès), d'Amiens
de Brest (52 décès), de Chambéry (54 décès), de Nancy
le Valenciennes (33 décès), de Caen (32 décès), du Mans
Domfront, Givet, Issoudun, Quimper, Morlaix, Montbrison,
Dauphin, Vienne, Aix, Arles, Ajaccio, Toulon, Colmars,
Castelnaudary, Pont-à-Mousson (192 décès pour ces 17 der-
ons) en tout 758 décès dans des garnisons où la fièvre
it pris le caractère d'épidémie. Je classe parmi les épidémies
out à fait arbitraire, je le reconnais, les cas où la mortalité
a dépassé le chiffre de 100 décès pour 10,000 hommes.

ique médicale de l'armée donne divers tableaux de la morbidité et de
hoïdique, par grade, par armes, par corps d'armée et un tableau VII,
ne sur la morbidité et la mortalité par garnison.

cée à la page 304 avertit que ce tableau ne comprend que les malades
hôpitaux, les chiffres sont donc un peu inférieurs à la réalité. Comme
on de la note « on ne saurait chercher une concordance exacte entre les
ents, fondés sur les documents fournis par les corps de troupe et qui
at sanitaire des corps et le présent tableau qui est plus particulière-
réserves dites, l'expression de *l'état sanitaire des garnisons*, et, à ce
intérêt propre ». C'est précisément la raison qui nous l'a fait préférer
prennent les corps de troupes en masse, et ne font pas la séparation

° *Tribut payé par l'armée à la fièvre typhoïde de 1875 à 1901.*
(Garnisons résidant en France.)

Tableau dressé d'après la *Statistique médicale* du Ministère de la Guerre,
leau VII : *Malades à l'hôpital, décès, journées de traitement par garnison.)*

ANNÉES.	EFFECTIF.	MORBIDITÉ TYPHOÏDIQUE.	MORTALITÉ TYPHOÏDIQUE.	PROPORTION pour 10,000 HOMMES. Morbidité.	Mortalité.	PROPORTION de la MORTALITÉ et de la MORBIDITÉ pour 100 malades
....	322,393	10,632	1,185	329.4	36.7	11.1
....	346,289	10,702	1,269	309.0	36.6	11.8
....	374,235	9,318	1,125	248.9	30.1	12.1
....	397,053	8,769	1,048	220.8	26.4	11.9
....	391,150	8,222	915	210.2	23.4	11.1
....	383,681	11,535	1,726	300.6	44.9	14.9
	1,892,408	48,546	6,083	256.5	32.1	12.5
....	373,653	10,261	1,299	274.6	34.8	12.6
....	370,192	9,176	989	247.9	26.7	10.8
....	377,449	8,028	958	212.7	25.4	11.9
....	386,503	6,164	675	159.5	17.5	10.9
....	382,550	5,718	682	149.5	17.8	11.9
	1,890,347	39,347	4,603	208.1	24.3	11.7
....	401,547	7,659	853	190.6	21.2	11.1
....	391,004	5,835	690	149.2	17.6	11.8
....	412,642	5,181	712	125.5	17.2	13.7
....	444,287	4,791	653	107.8	14.7	13.6
....	457,066	3,990	558	87.3	12.2	13.9
	2,106,546	27,456	3,466	130.3	16.4	12.6
....	446,184	3,696	505	82.8	11.3	13.7
....	457,432	5,394	692	117.9	15.1	12.8
....	459,247	3,559	500	77.5	10.9	14.0
....	474,790	3,272	457	68.9	9.6	13.9
....	473,089	2,756	387	58.2	8.2	14.0
	2,310,742	18,677	2,542	80.8	11.0	13.6
....	489,401	2,629	375	53.7	7.7	14.2
....	512,169	3,724	493	72.7	9.6	13.2
....	538,990	3,474	447	64.4	8.3	12.9
....	524,936	4,425	557	84.3	10.6	12.5
....	503,635	3,078	372	61.1	7.4	12.1
	2,569,131	17,330	2,244	67.4	8.7	12.9
....	481,335	2,236	277	46.2	5.7	12.3
TAL (1875–1901)......	11,575,902	164,224	20,401	141.8	17.6	12.4

Ainsi la petite garnison de Colmars (Basses-Alpes) comptait en 1880, 19 hommes, il y eût 14 cas de fièvre typhoïde et 14 décès. Pour moi, c'est une épidémie.

Cet abaissement a été progressif (voyez tableaux I, p. 13 et II, p. 14) il témoigne de la persévérence avec laquelle nos confrères de l'armée ont poursuivi la lutte et nous ne pouvons que les féliciter du succès obtenu.

Mais nous savons que les maladies d'origine microbienne ont des retours offensifs, qu'un résultat n'est jamais définitivement acquis; les oscillations de la courbe de mortalité (tableau I) nous font prévoir de nouvelles fluctuations. Nous verrons plus loin comment on doit agir pour modérer leurs intensités.

2° *Comparaison de la mortalité par fièvre typhoïde dans les populations civile et militaire.*

Il suffit de jeter les yeux sur le tableau III, page 15 pour voir que les courbes de mortalité typhoïdique dans l'armée et dans la population civile sont absolument comparables. Les abaissements et les élévations, ces dernières observées dans les Ier et X^{e} corps, sont presque toujours simultanés.

Le taux de la mortalité militaire par fièvre typhoïde est plus élevé que celui de la population civile. Il est facile d'en mettre en évidence la raison capitale.

La statistique montre que 10,000 soldats résidant en France ont eu, dans les seize dernières années 11.2 décès par fièvre typhoïde (tableau IV) tandis qu'un même groupe de 10,000 habitants civils n'en perd que 3.8. Cette discordance s'explique facilement.

Murchison a établi, et sa proposition n'a pas été controuvée, que sur 100 cas de fièvre typhoïde, 46.5 s'observent de 15 à 25 ans, que l'âge moyen auquel on contracte la fièvre typhoïde est 21 ans.

Or, dans la population des villes, les individus de 15 à 25 ans représentent à peu près le sixième de la population totale. C'est dans ce sixième que se trouve les 46.5 pour 100, c'est-à-dire la moitié des décès typhoïdiques. Ce qui revient à dire que un sixième de la population civile donne la moitié des décès par fièvre typhoïde. Si on divise la population civile par six et les décès typhoïdiques par deux, et si on établit la proportion pour 10,000 habitants, on trouve que le groupe 15 à 25 ans, donne pour 10,000 individus civils une mortalité de 11.5, celle de l'armée est 11.2 (voyez tableau IV, p. 35).

FIÈVRE TYPHOÏDE. — *Décès causés par la fièvre typhoïde de 1875 à 1901, dans les corps d'armée résidant en France.*

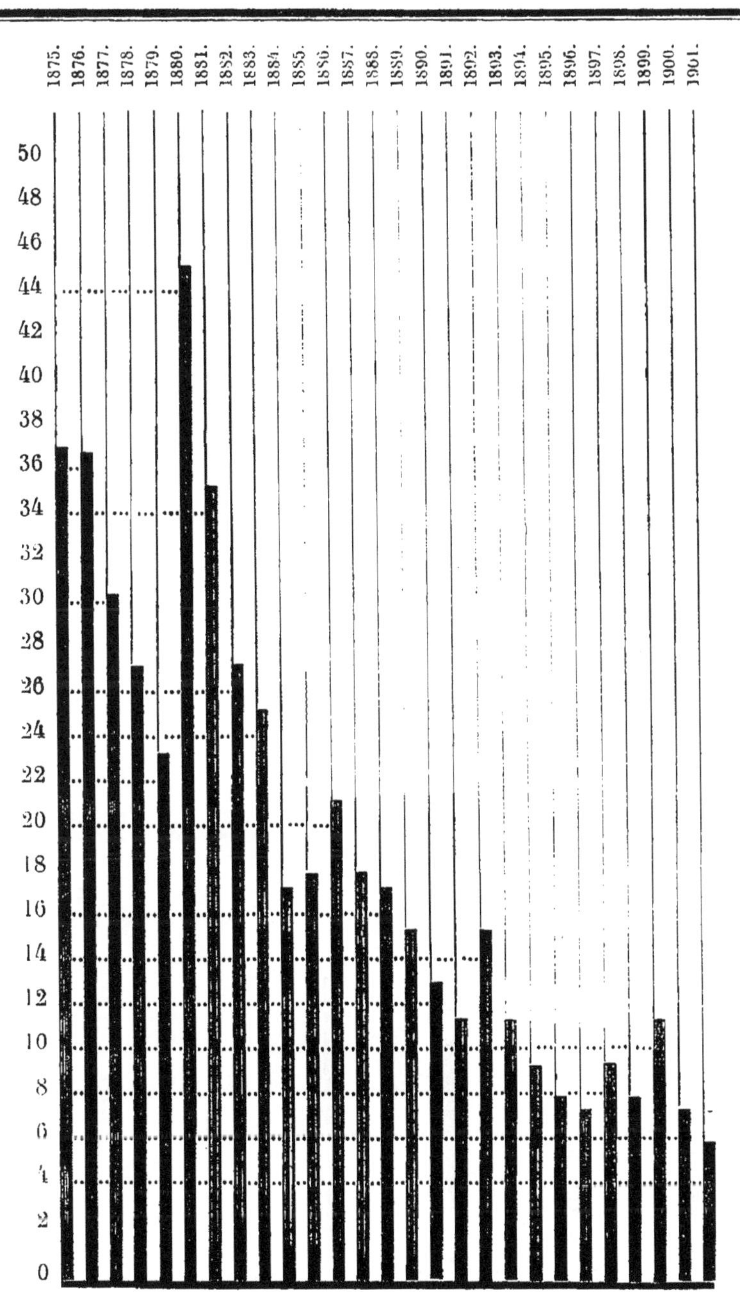

FIÈVRE TYPHOÏDE. — *Décès causés par la fièvre typhoïde de 1875 à 1901. dans les corps d'armée résidant en France.*

Tableau dressé par périodes quinquennales.

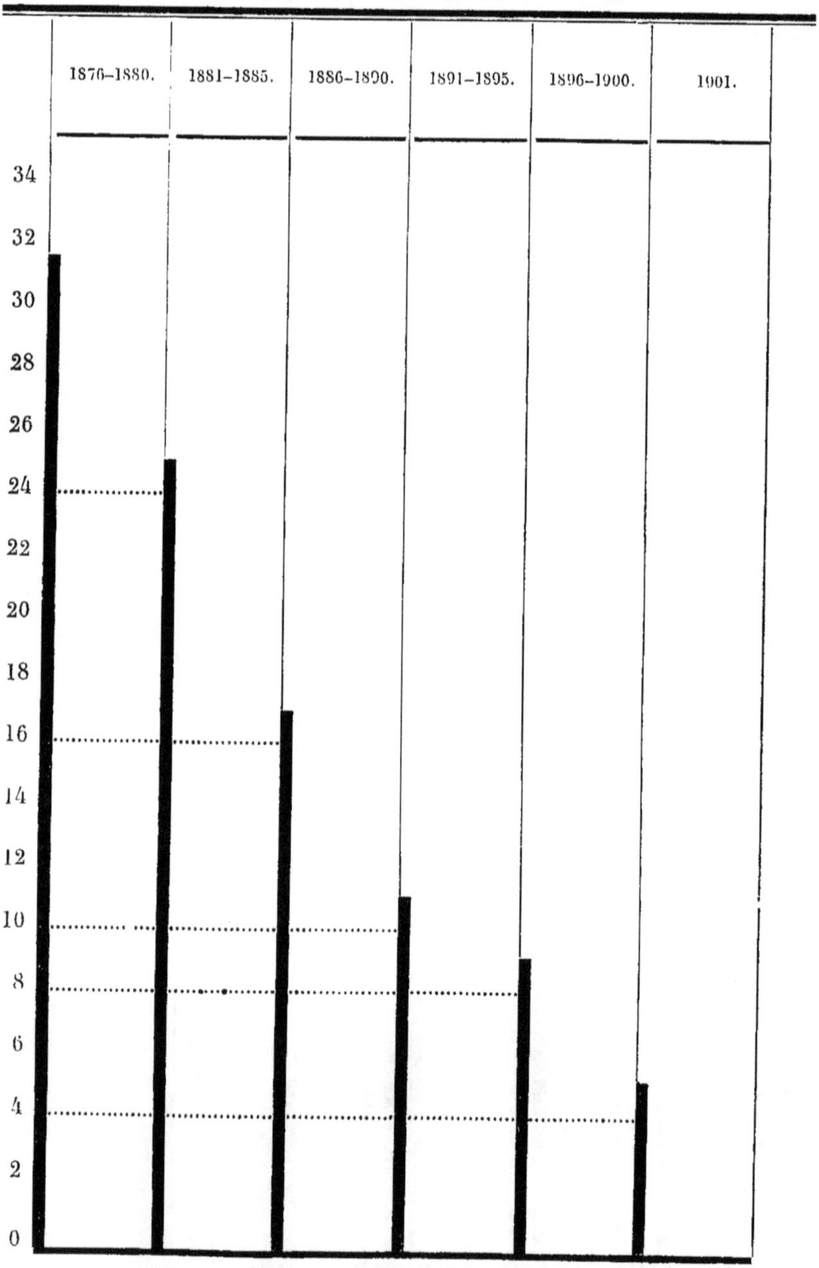

1876-1880. 1881-1885. 1886-1890. 1891-1895. 1896-1900. 1901.

34 32 30 28 26 24 22 20 18 16 14 12 10 8 6 4 2 0

Statistique de la mortalité typhoïdique dans les villes des départements de la circonscription ayant reçu des garnisons :

Seine, Seine-et-Oise.

(L'échelle pour la population civile est double de l'échelle de la population militaire.)

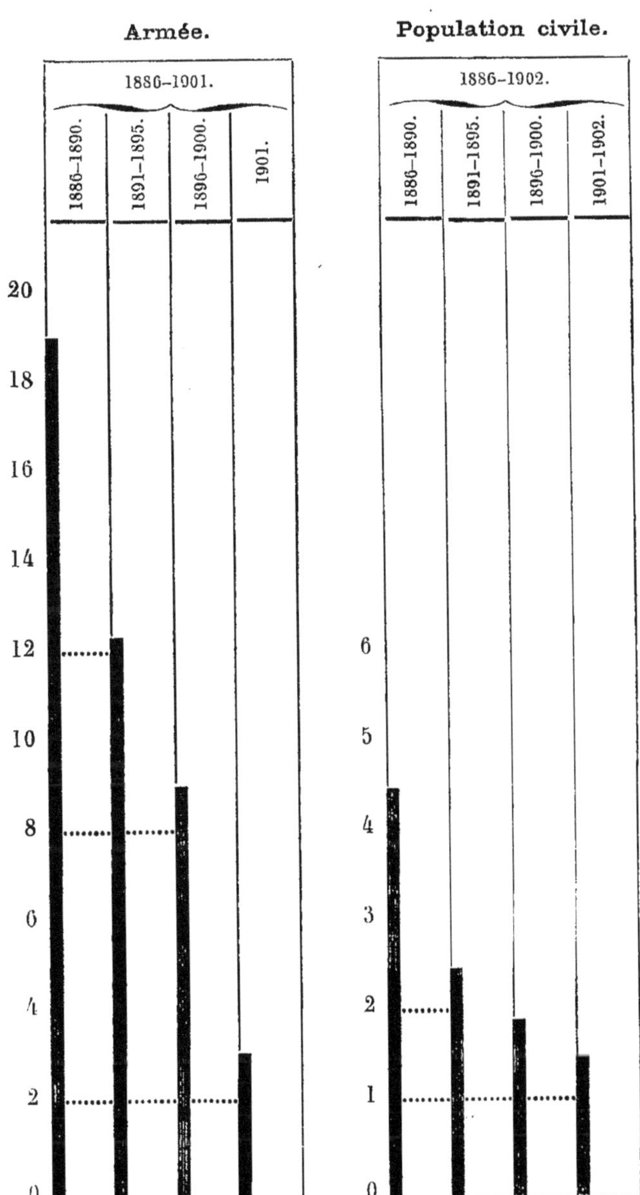

Statistique de la mortalité typhoidique dans les villes des départements de la circonscription ayant reçu des garnisons :

NORD, PAS-DE-CALAIS.

(L'échelle pour la population civile est double de l'échelle de la population militaire.)

Armée.

1876-1885: 1876-1880. 1881-1885.

1886-1901: 1886-1890. 1891-1895. 1896-1900. 1901.

28 26 24 22 20 18 16 14 12 10 8 6 4 2 0

Population civile.

1886-1902: 1886-1890. 1891-1895. 1896-1900. 1901-1902.

7 6 5 4 3 2 1 0

Statistique de la mortalité typhoïdique dans les villes des départements de la circonscription ayant reçu des garnisons :

Aisne, Oise, Somme.

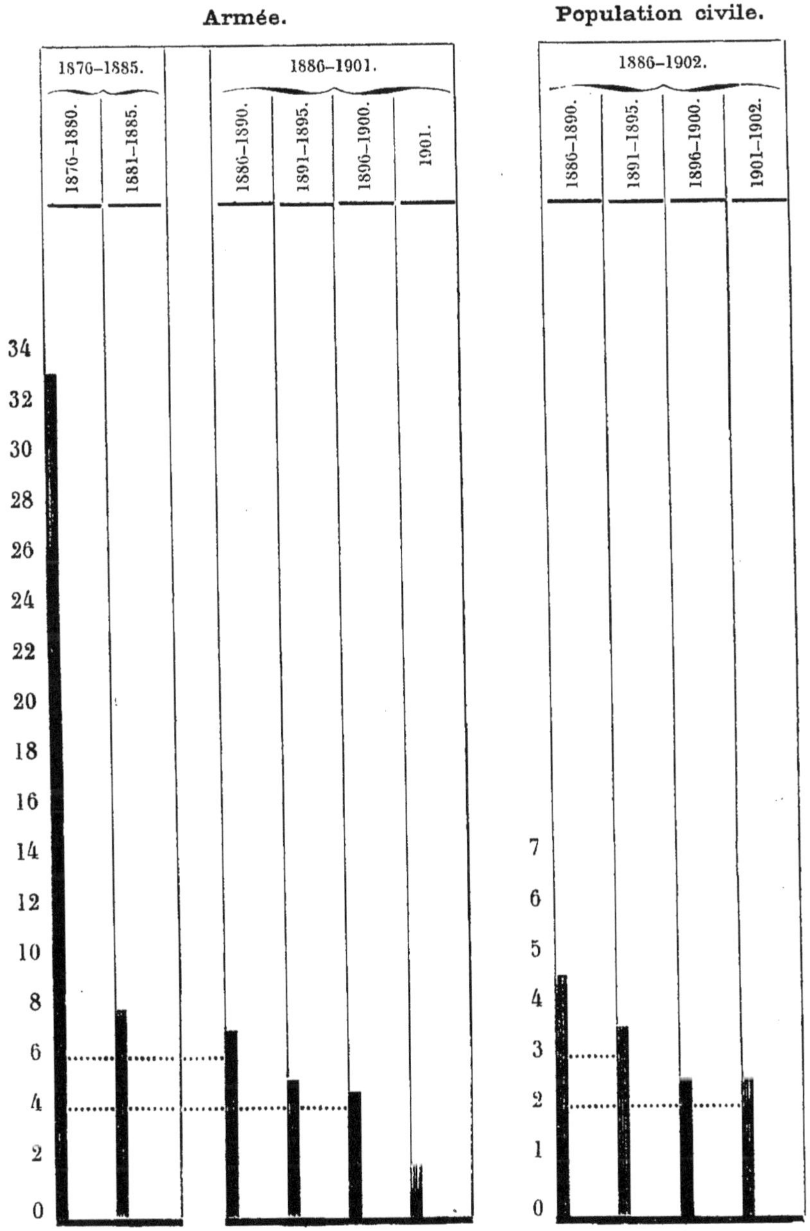

Armée. **Population civile.**

1876-1885. 1876-1880. 1881-1885.

1886-1901. 1886-1890. 1891-1895. 1896-1900. 1901.

1886-1902. 1886-1890. 1891-1895. 1896-1900. 1901-1902.

34 32 30 28 26 24 22 20 18 16 14 12 10 8 6 4 2 0

7 6 5 4 3 2 1 0

Statistique de la mortalité typhoïdique dans les villes des départements de la circonscription ayant reçu des garnisons :

Calvados, Eure, Seine-Inférieure.

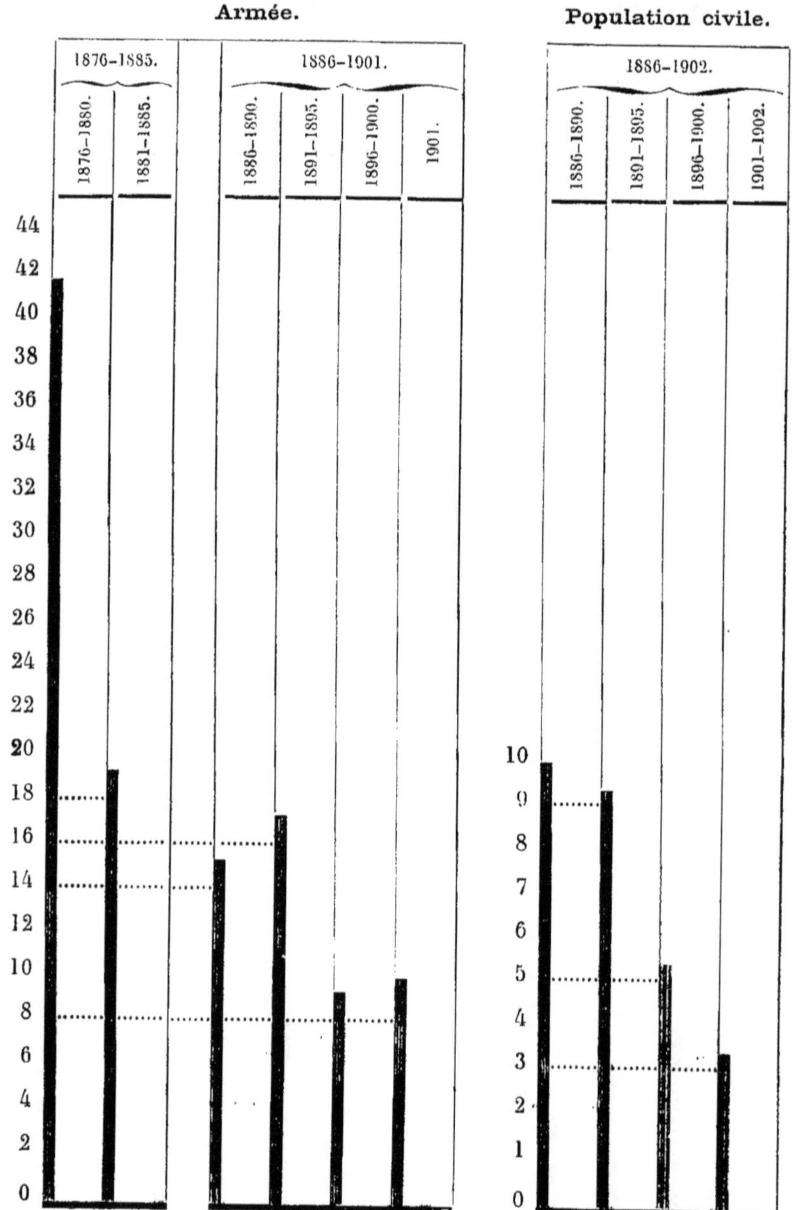

Statistique de la mortalité typhoïdique dans les villes des départements de la circonscription ayant reçu des garnisons :

EURE-ET-LOIR, MAYENNE, ORNE, SARTHE.

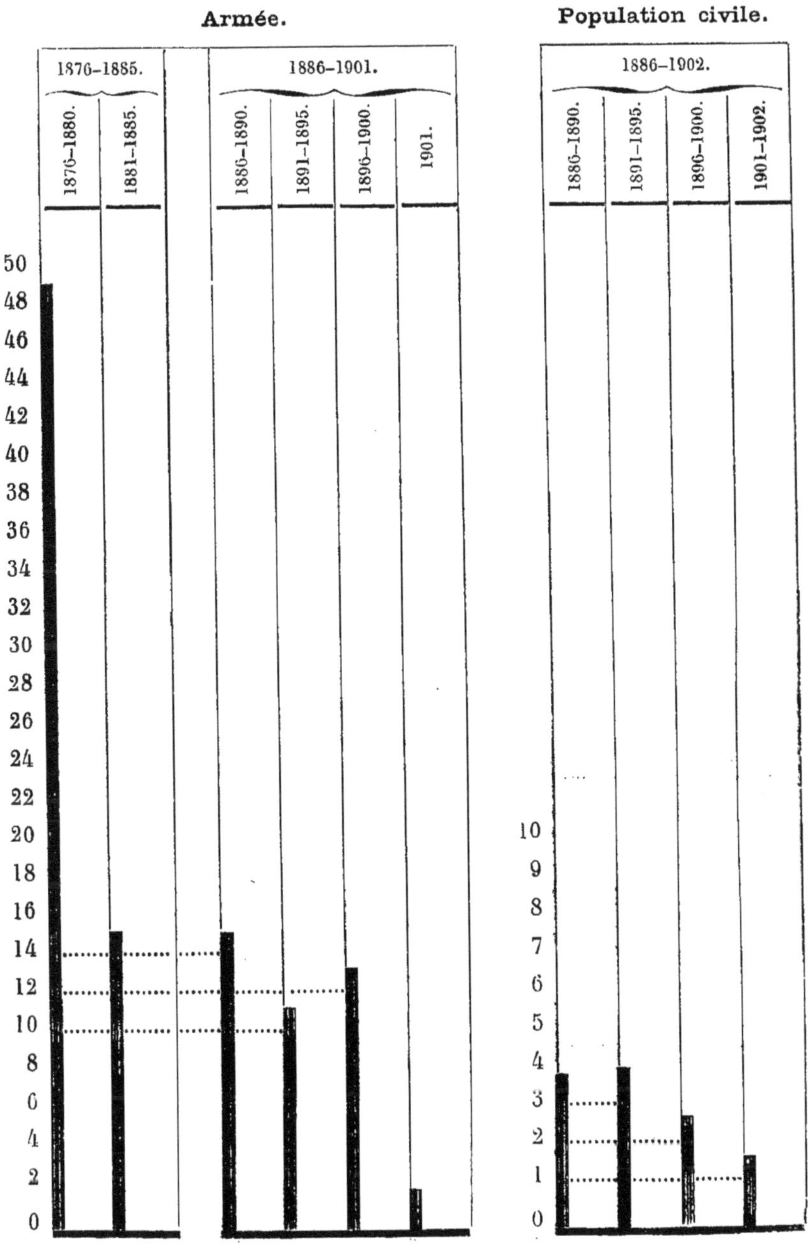

Armée.

1876-1885.

1876-1880. 1881-1885.

1886-1901.

1886-1890. 1891-1895. 1896-1900. 1901.

50
48
46
44
42
40
38
36
34
32
30
28
26
24
22
20
18
16
14
12
10
8
6
4
2
0

Population civile.

1886-1902.

1886-1890. 1891-1895. 1896-1900. 1901-1902.

10
9
8
7
6
5
4
3
2
1
0

Statistique de la mortalité typhoïdique dans les villes des départements de la circonscription ayant reçu des garnisons :

Loir-et-Cher, Loiret, Seine-et-Marne, Yonne.

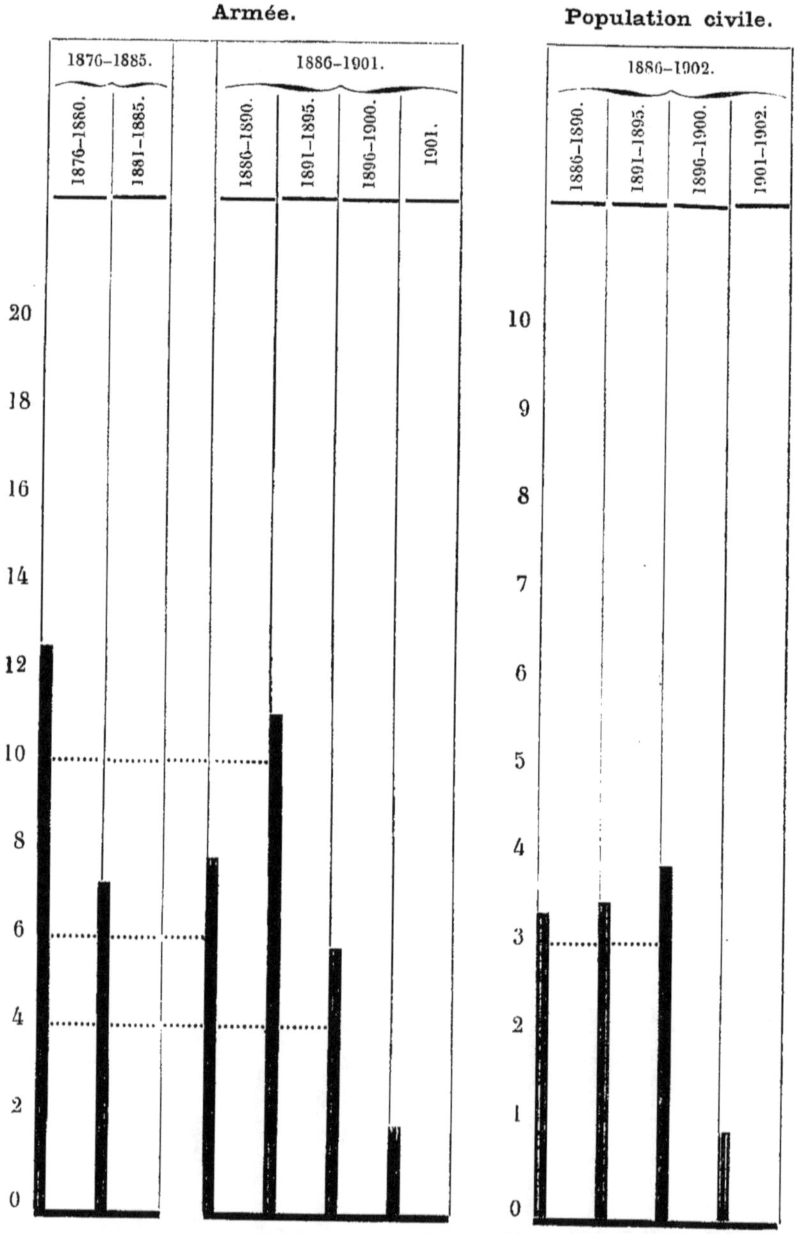

Statistique de la mortalité typhoïdique dans les villes des départements de la circonscription ayant reçu des garnisons :

Ardennes, Marne, Meuse.

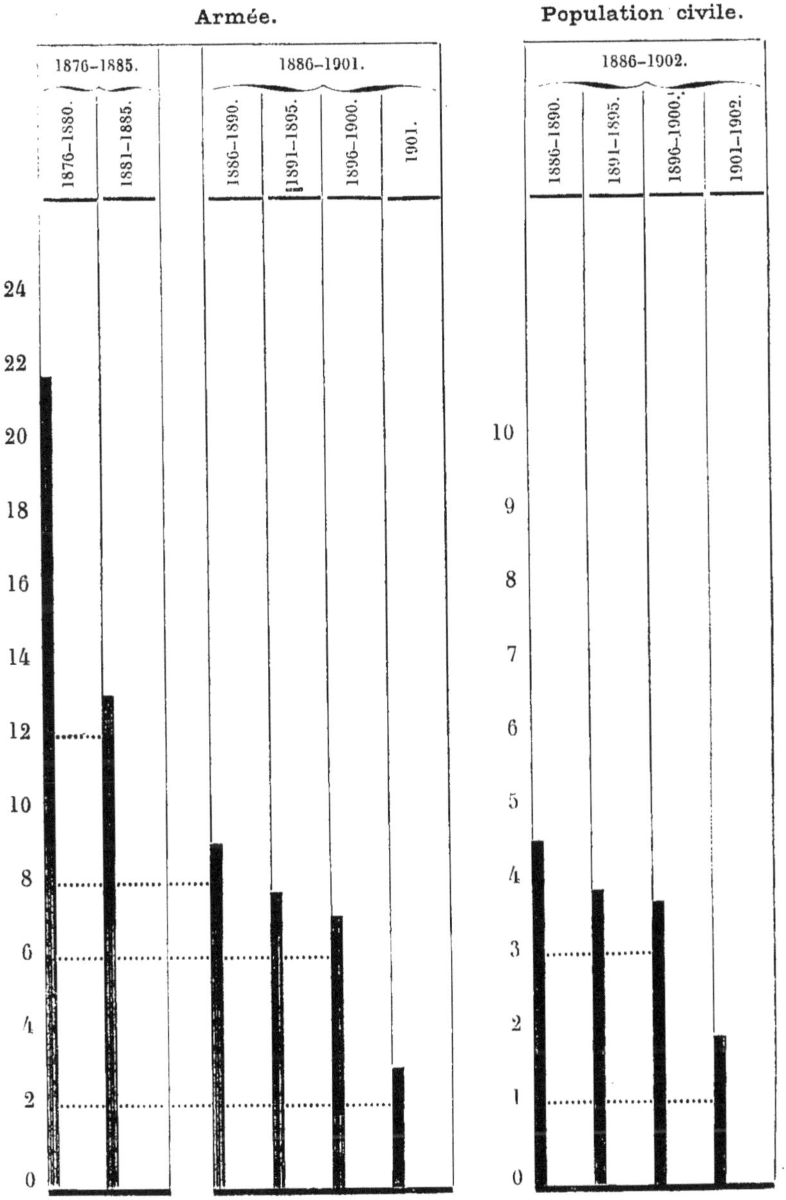

Armée.

1876-1885.

1876-1880. 1881-1885.

1886-1901.

1886-1890. 1891-1895. 1896-1900. 1901.

24 22 20 18 16 14 12 10 8 6 4 2 0

Population civile.

1886-1902.

1886-1890. 1891-1895. 1896-1900. 1901-1902.

10 9 8 7 6 5 4 3 2 1 0

Statistique de la mortalité typhoidique dans les villes des départements de la circonscription ayant reçu des garnisons :

Ain, Doubs, Jura, Marne (Haute-) Rhin (Haut-), Saône (Haute-), Vosges.

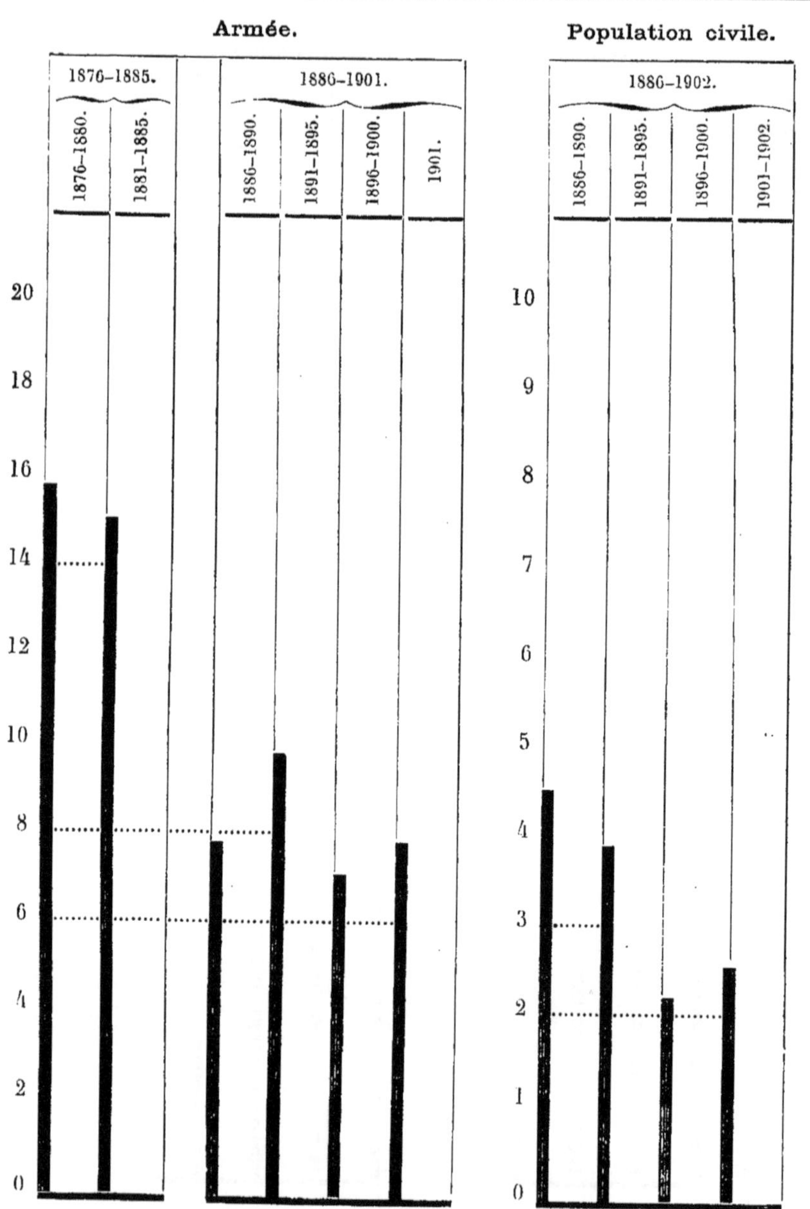

Statistique de la mortalité typhoïdique dans les villes des départements de la circonscription ayant reçu des garnisons :

Cher, Côte-d'Or, Nièvre, Saône-et-Loire.

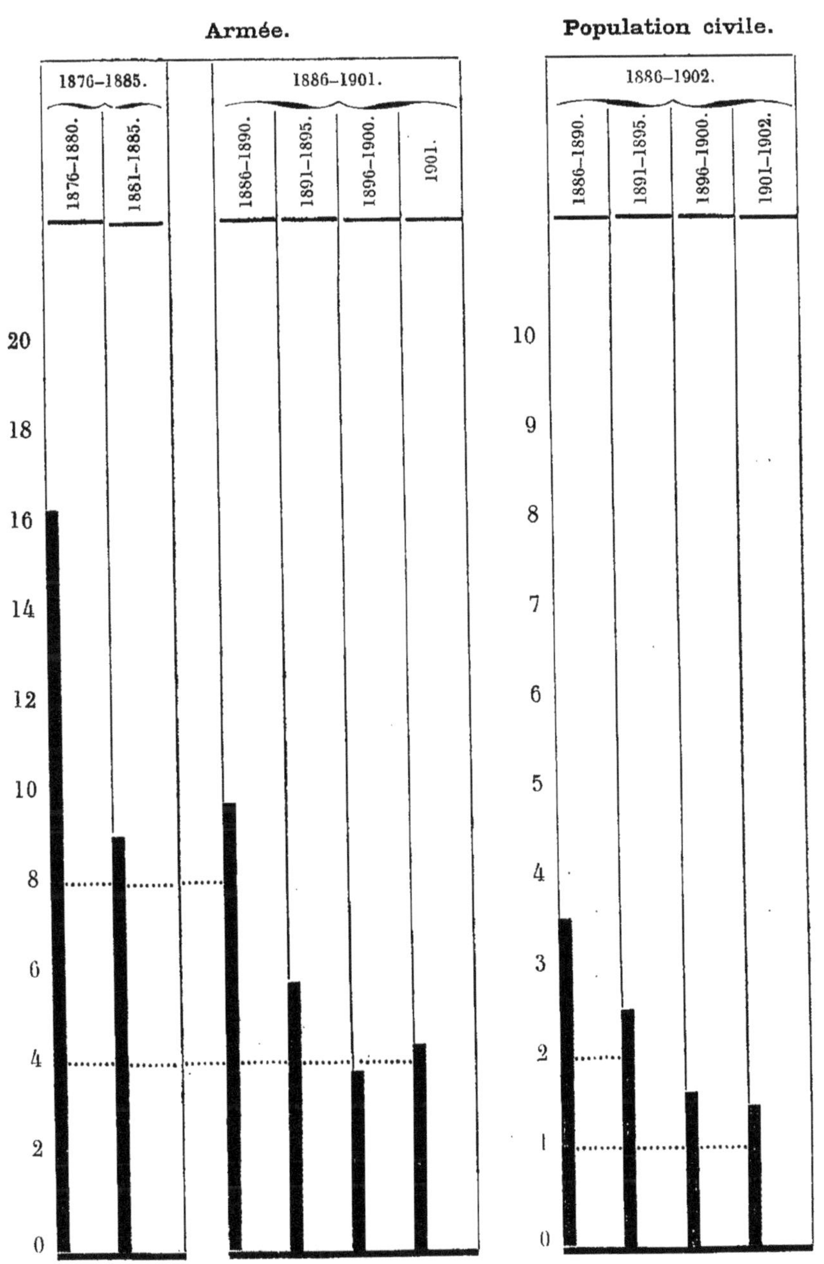

Statistique de la mortalité typhoïdique dans les villes des départements de la circonscription ayant reçu des garnisons :

Indre, Indre-et-Loire, Maine-et-Loire, Deux-Sèvres, Vienne.

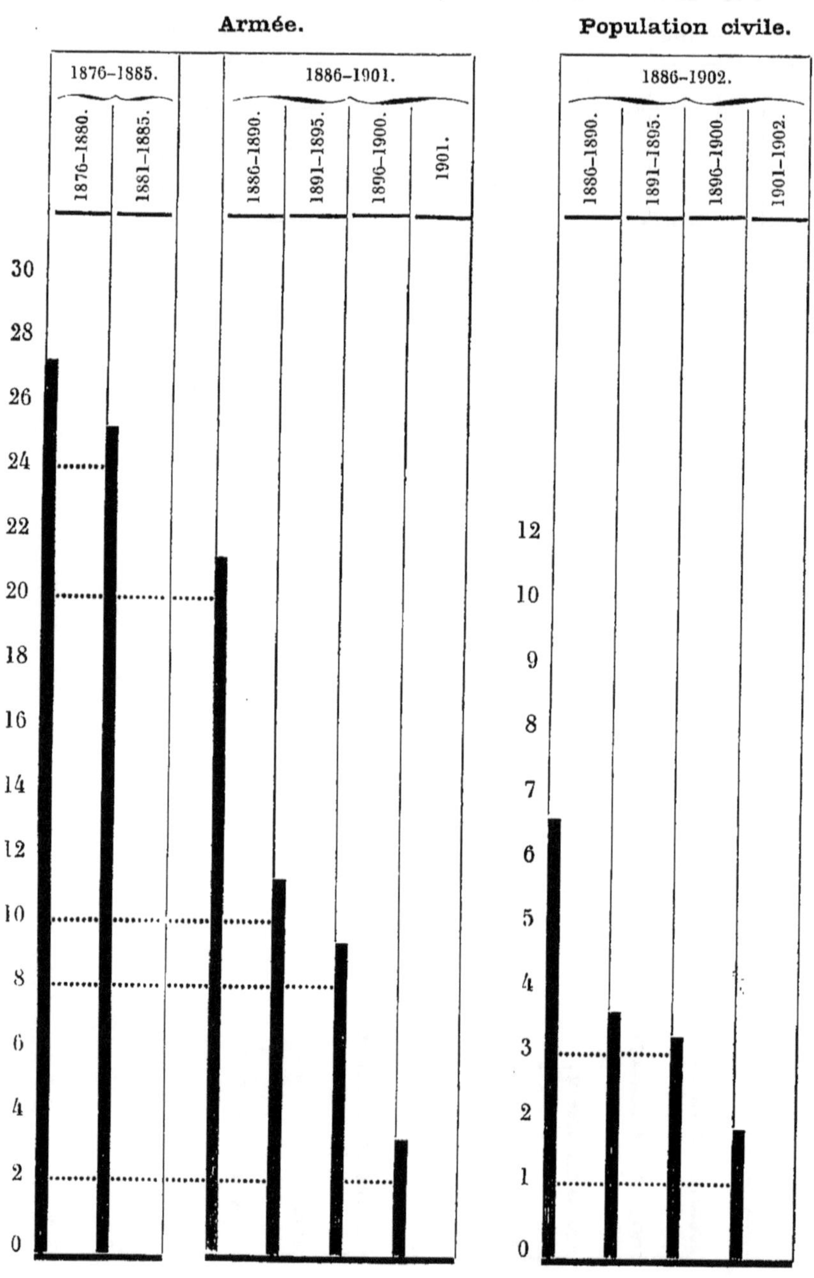

Statistique de la mortalité typhoïdique dans les villes des départements de la circonscription ayant reçu des garnisons :

CÔTES-DU-NORD, ILLE-ET-VILAINE, MANCHE.

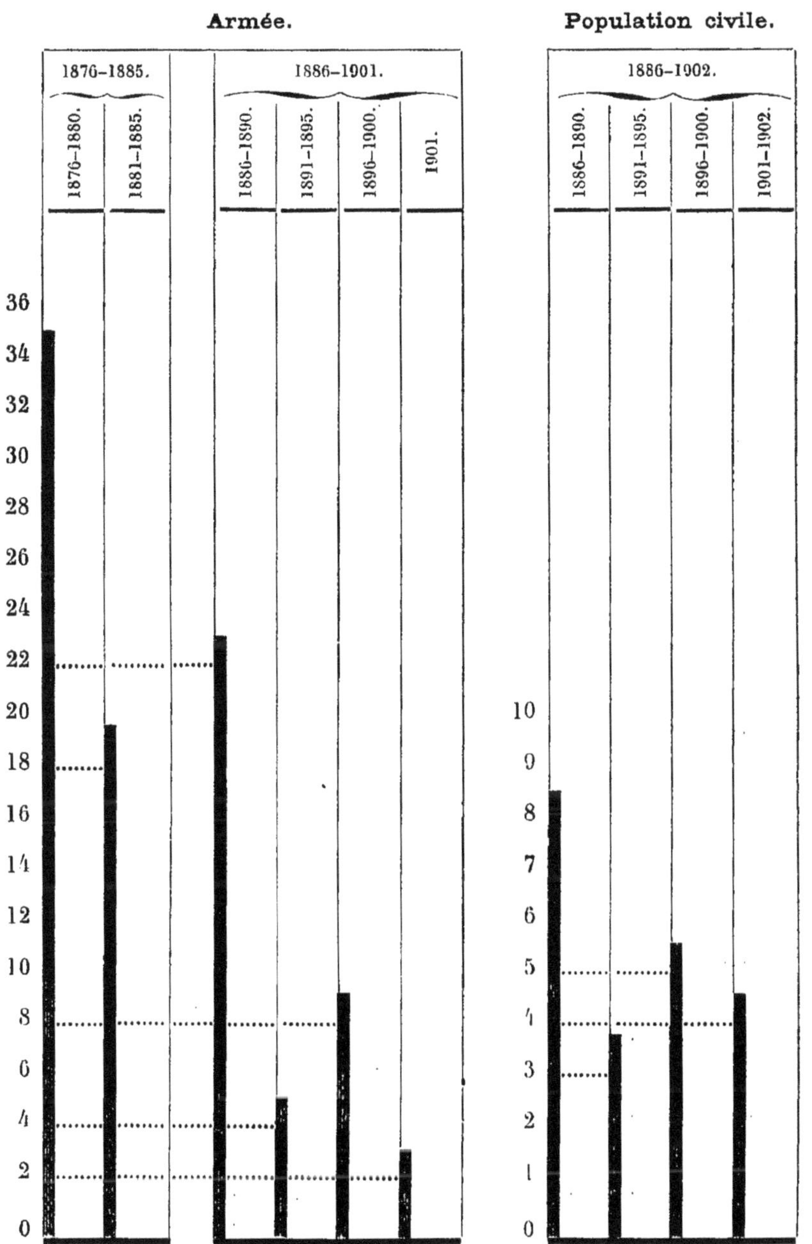

Statistique de la mortalité typhoïdique dans les villes des départements de la circonscription ayant reçu des garnisons :

Finistère, Loire-Inférieure, Morbihan, Vendée.

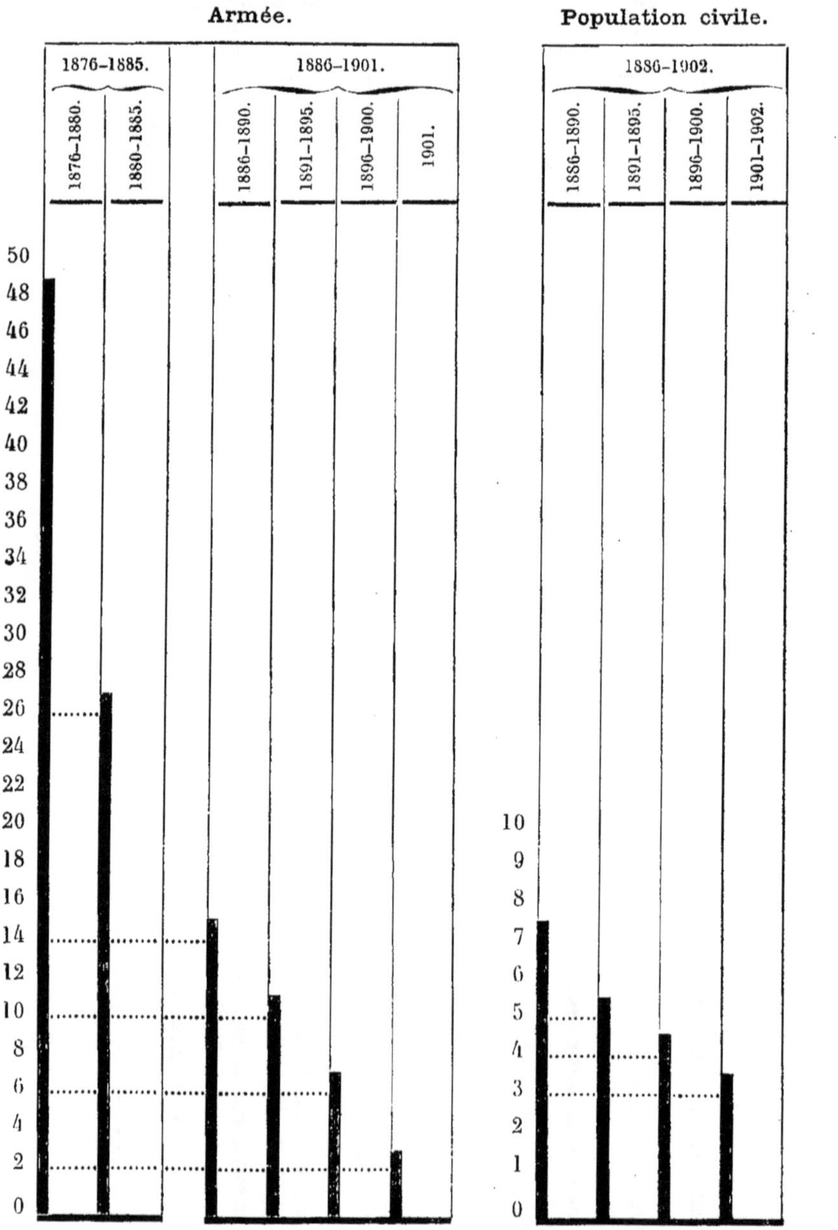

Statistique de la mortalité typhoidique dans les villes des départements de la circonscription ayant reçu des garnisons :

Charente, Corrèze, Creuse, Dordogne, Vienne (Haute-).

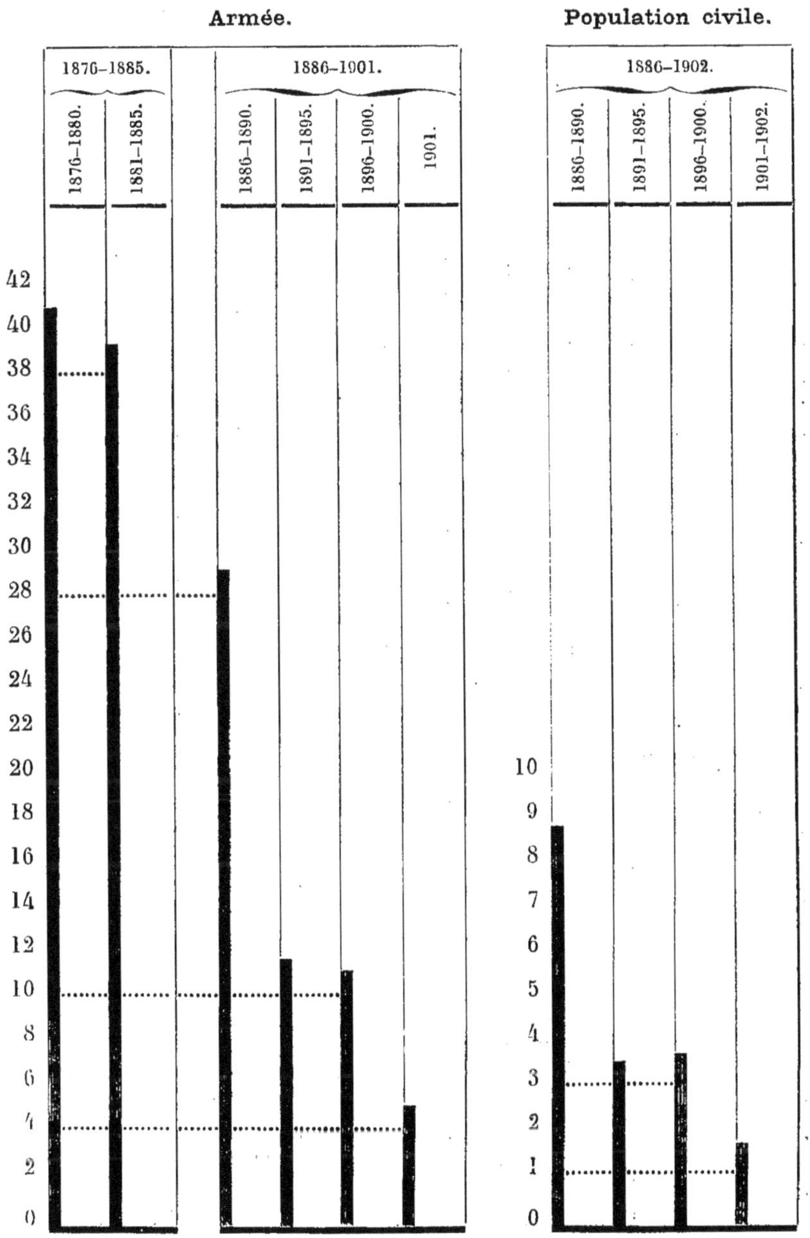

Armée.

1876-1885.

1876-1880. 1881-1885.

1886-1901.

1886-1890. 1891-1895. 1896-1900. 1901.

42 40 38 36 34 32 30 28 26 24 22 20 18 16 14 12 10 8 6 4 2 0

Population civile.

1886-1902.

1886-1890. 1891-1895. 1896-1900. 1901-1902.

10 9 8 7 6 5 4 3 2 1 0

Statistique de la mortalité typhoïdique dans les villes des départements de la circonscription ayant reçu des garnisons :

Allier, Cantal, Loire, Loire (Haute-), Puy-de-Dôme.

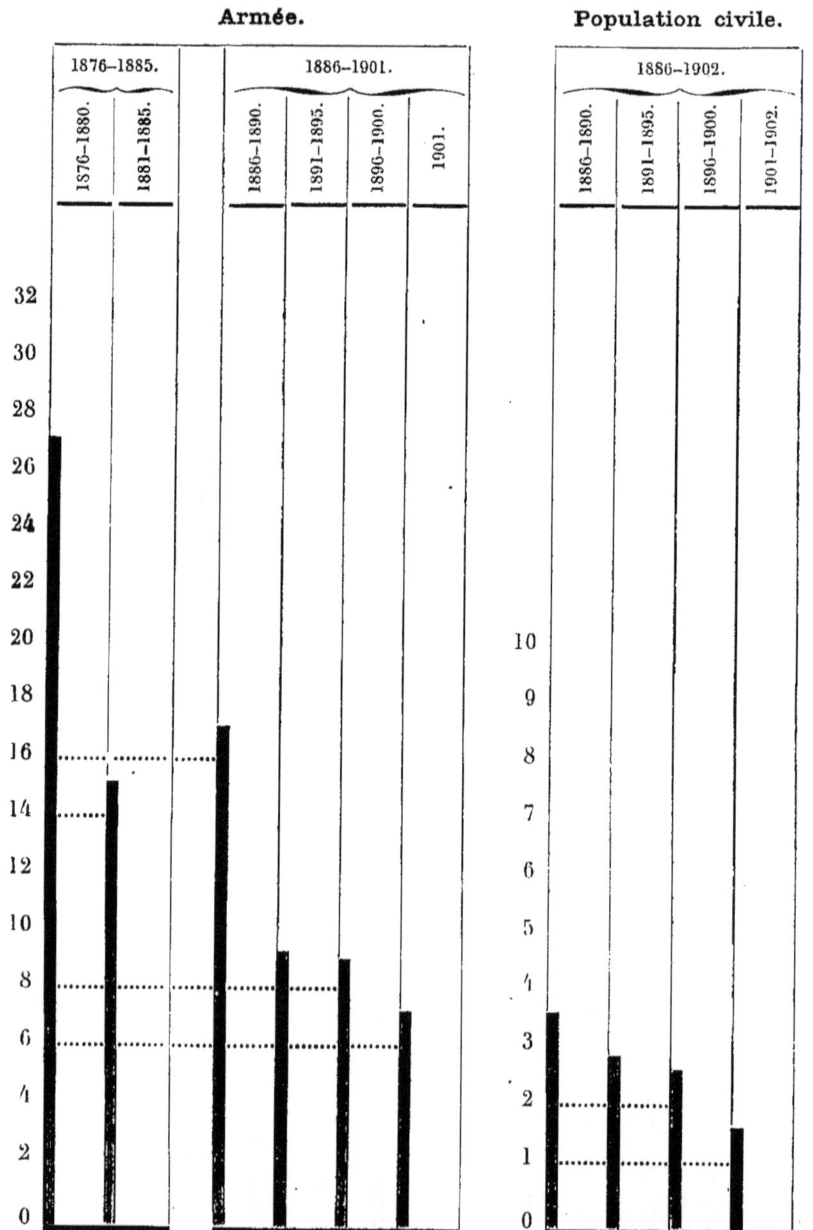

Statistique de la mortalité typhoïdique dans les villes des départements de la circonscription ayant reçu des garnisons :

Alpes (Hautes-), Drôme, Isère, Rhône, Savoie, Savoie (Haute-).

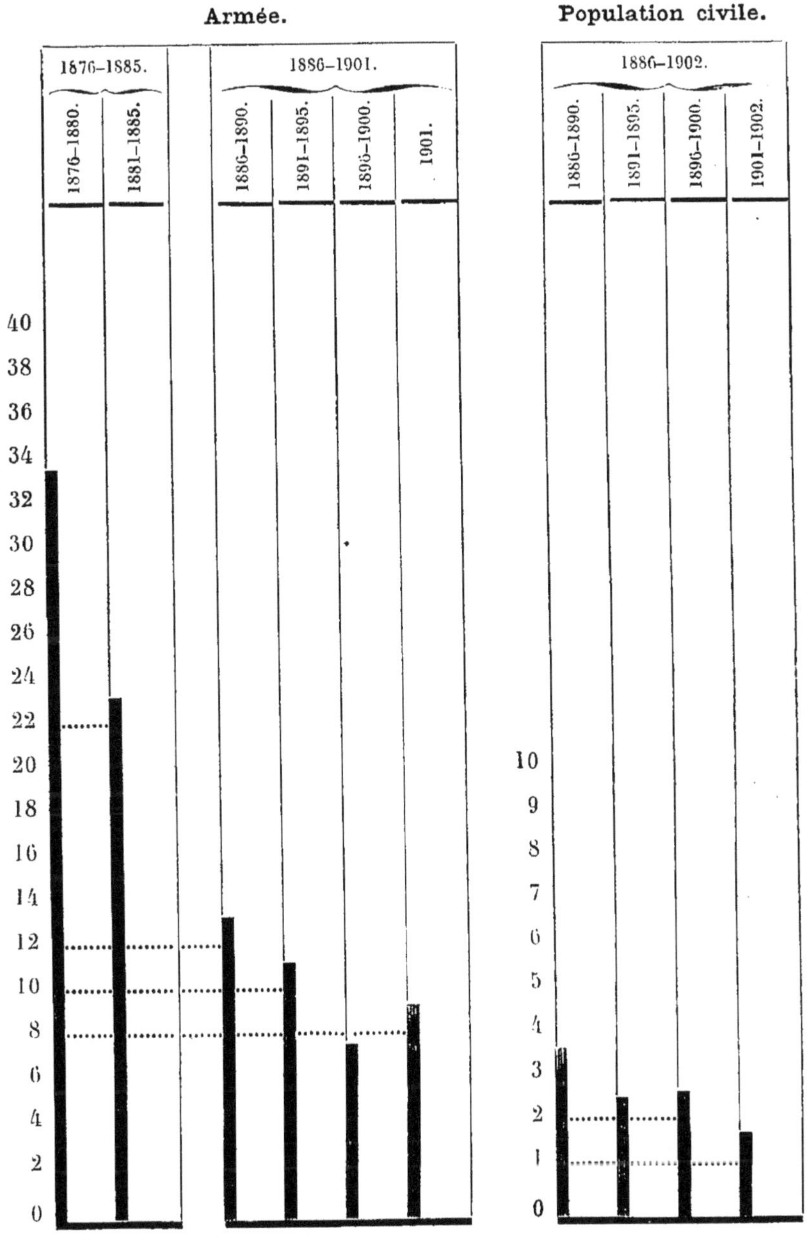

Armée.

1876–1885.

1876–1880. 1881–1885.

1886–1901.

1886–1890. 1891–1895. 1896–1900. 1901.

40 38 36 34 32 30 28 26 24 22 20 18 16 14 12 10 8 6 4 2 0

Population civile.

1886–1902.

1886–1890. 1891–1895. 1896–1900. 1901–1902.

10 9 8 7 6 5 4 3 2 1 0

Statistique de la mortalité typhoïdique dans les villes des départements de la circonscription ayant reçu des garnisons :

Alpes (Basses-), Alpes-Maritimes, Ardèche, Bouches-du-Rhône, Corse, Gard, Var, Vaucluse.

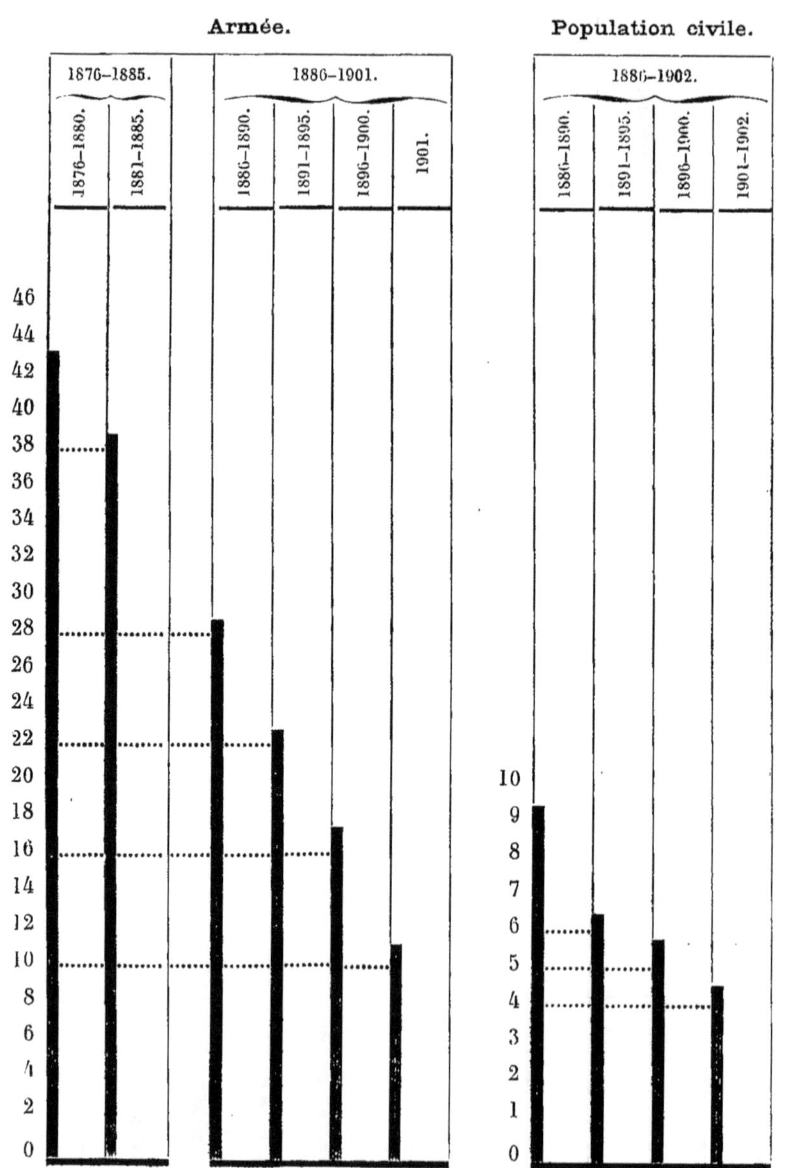

Statistique de la mortalité typhoïdique dans les villes des départements de la circonscription ayant reçu des garnisons :

Aude, Aveyron, Hérault, Lozère, Pyrénées-Orientales, Tarn.

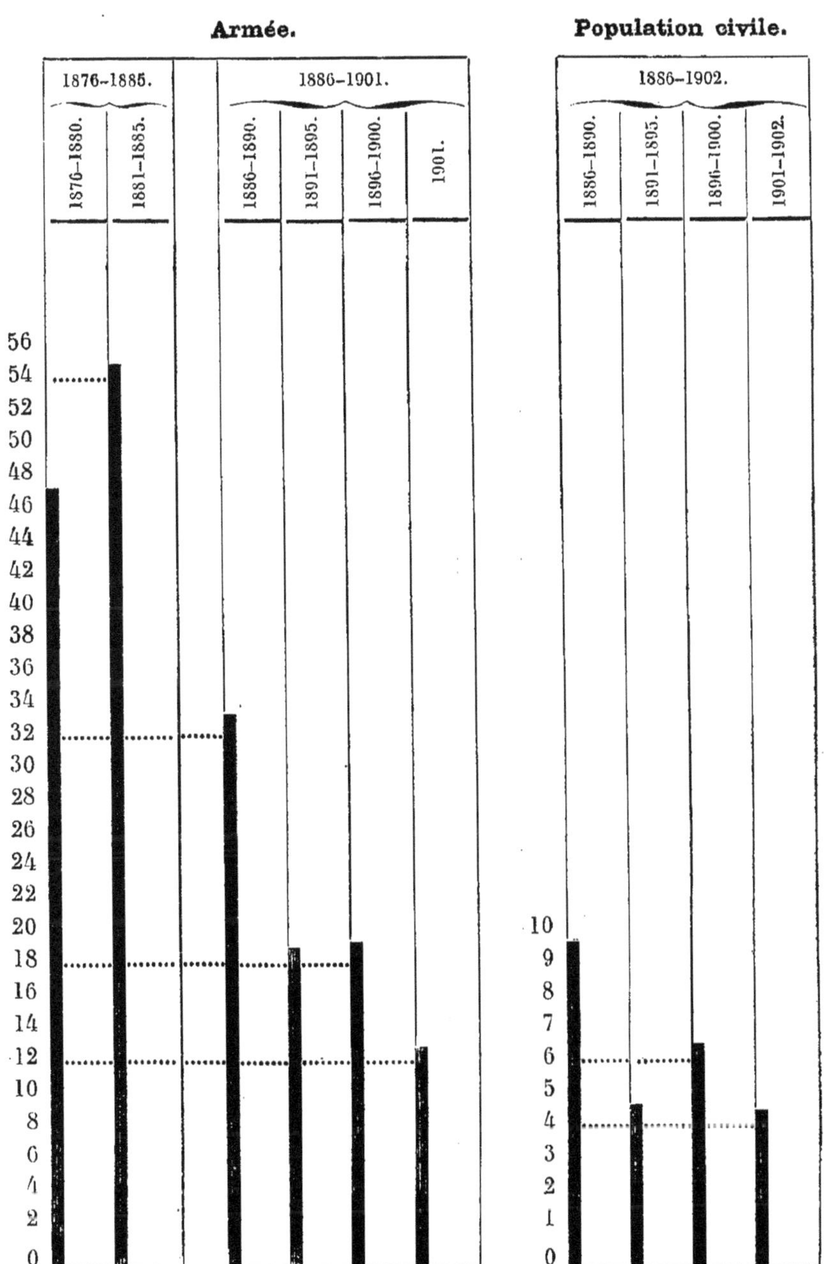

Statistique de la mortalité typhoïdique dans les villes des départements de la circonscription ayant reçu des garnisons :

Ariège, Garonne (Haute-), Gers, Lot, Lot-et-Garonne, Tarn-et-Garonne.

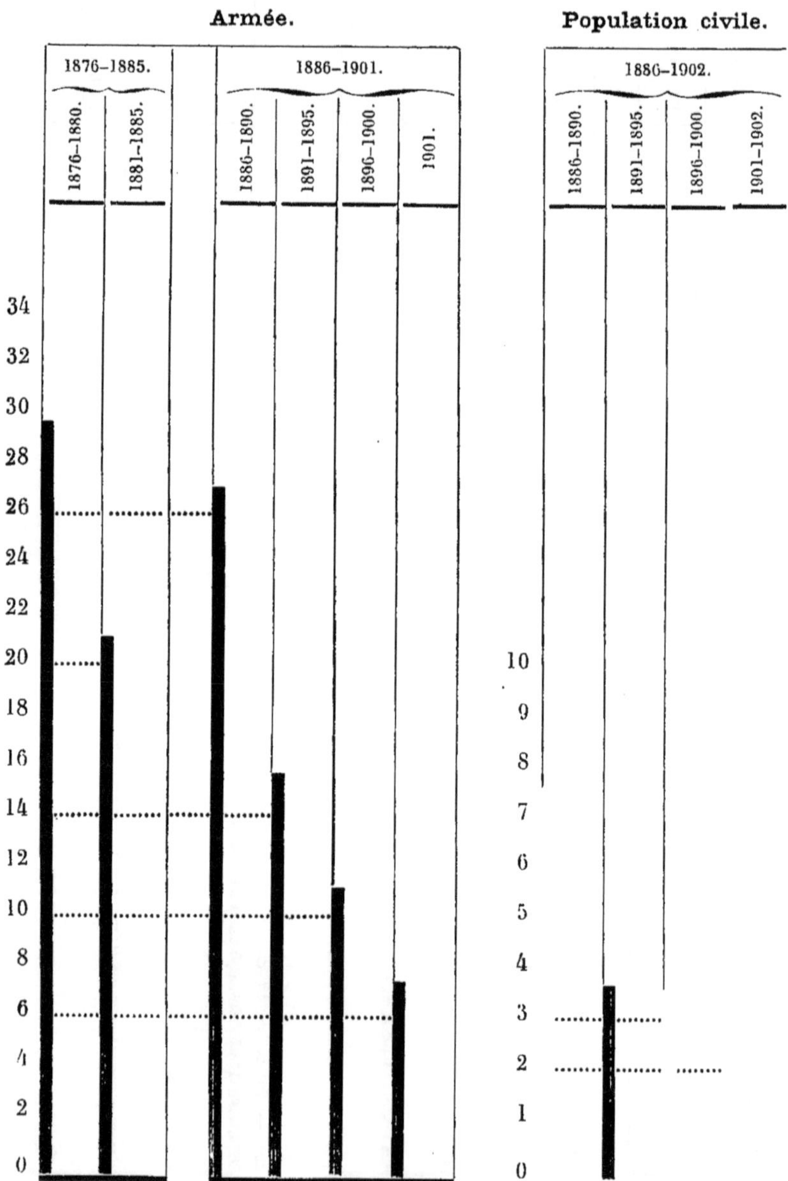

Statistique de la mortalité typhoïdique dans les villes des départe de la circonscription ayant reçu des garnisons :

Charente-Inférieure, Gironde, Landes, Pyrénées (Basse Pyrénées Hautes-).

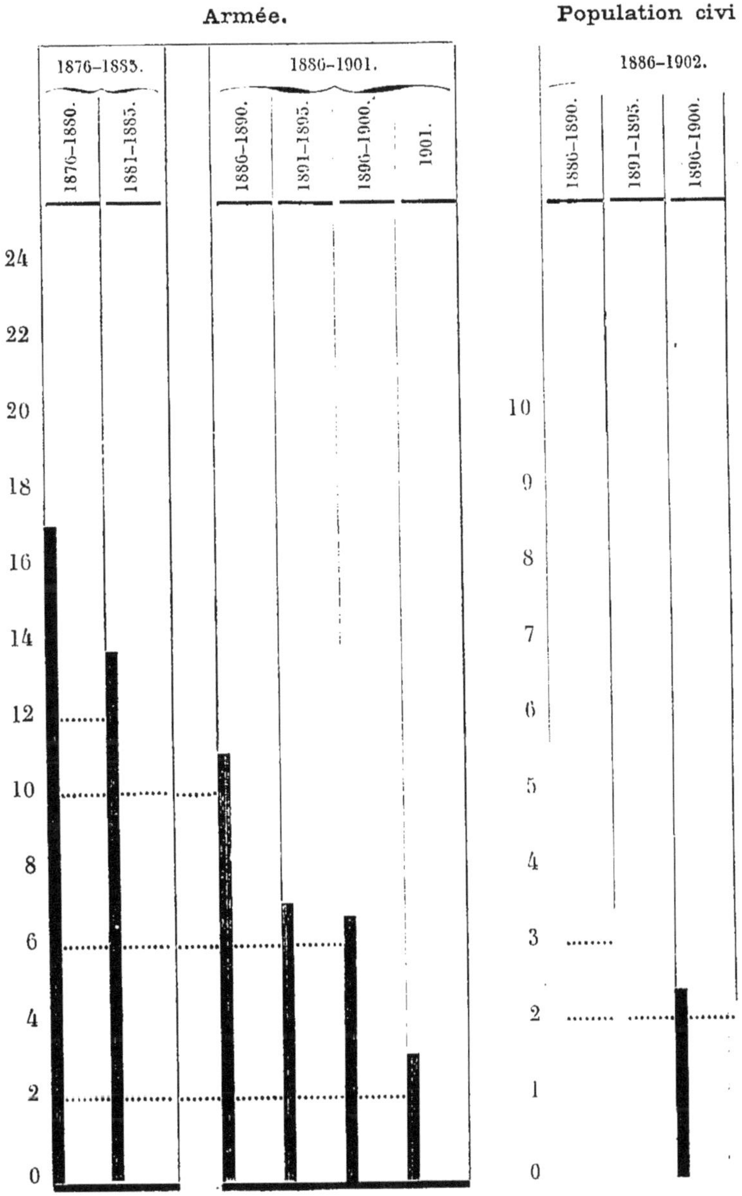

Armée.

1876-1883.

1876-1880. 1881-1885.

1886-1901.

1886-1890. 1891-1895. 1896-1900. 1901.

24 22 20 18 16 14 12 10 8 6 4 2 0

Population civi

1886-1902.

1886-1890. 1891-1895. 1896-1900.

10 9 8 7 6 5 4 3 2 1 0

Statistique de la mortalité typhoïdique dans les villes des département de la circonscription ayant reçu des garnisons :

Aube, Meurthe-et-Moselle, Vosges.

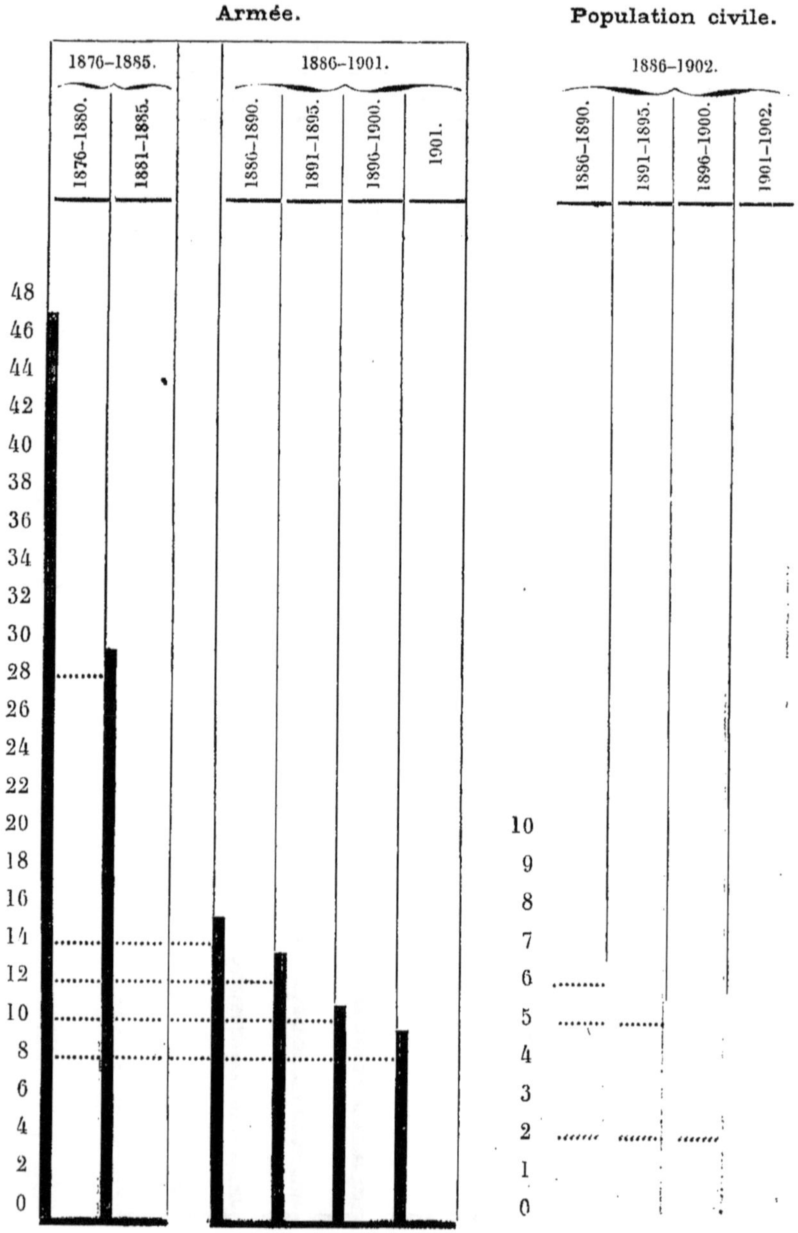

Armée.

1876-1885.

1876-1880. 1881-1885.

1886-1901.

1886-1890. 1891-1895. 1896-1900. 1901.

48 46 44 42 40 38 36 34 32 30 28 26 24 22 20 18 16 14 12 10 8 6 4 2 0

Population civile.

1886-1902.

1886-1890. 1891-1895. 1896-1900. 1901-1902.

10 9 8 7 6 5 4 3 2 1 0

Fièvre typhoïde. — *Mortalité comparée dans les corps d'*
et dans la population civile des régions occupées par les corps
(1886-1901).

ARMÉE.				POPULATION CIVILE.				DÉPART
NUMÉRO des corps d'armée.	EFFECTIF.	DÉCÈS.	MORTALITÉ pour 10,000 hommes	NUMÉRO des corps d'armée.	POPULATION.	DÉCÈS.	MORTALITÉ pour 10,000 habitants.	CORRES
I.	370,567	135	3.6	I.	9,062,099	1,803	1.9	Nord, Pas
II.	274,712	138	5.0	VIII.	4,652,543	1,164	2.5	Cher, Côte Saône-et
VIII.	314,827	193	6.1	Gouv^t de Paris.	43,922,449	11,536	2.6	Seine, Sei
VI.	734,441	548	7.5	XIII.	5,464,907	1,525	2.8	Allier, C Loire (de-Dôme
XVIII.	287,227	222	7.7	XIV.	10,907,506	3,028	2.8	Alpes (Ha Isère, F Savoie (
V.	274,859	218	7.9					
VII.	612,146	507	8.3	II.	3,736,227	1,187	3.2	Aisne, Oi
				VII.	4,202,033	1,359	3.2	Ain, Doub (Haute-), Saône (H
XIV.	661,736	690	10.4	IV.	2,846,357	929	3.3	Eure-et-L Orne, S
XI.	275,070	288	10.5	V.	3,194,691	1,061	3.3	Loir-et- Seine-et
XIII.	229,665	252	10.9	XVIII.	7,602,794	2,595	3.4	Charente-I Landes,
X.	280,127	322	11.5	VI.	4,201,284	1,552	3.7	Ardennes, the-et-M
Gouv^t de Paris.	595,434	688	11.5	IX.	3,203,070	1,298	4.0	Indre, I Maine-e Sèvres,
IV.	216,067	263	12.2	XVII.	5,055,157	2,161	4.2	Ariège, Ga Gers, L ronne, T
IX.	334,038	424	12.7	XII.	3,398,640	1,527	4.5	Charente, C Dordogn
XX.	448,730	571	12.7					
				XI.	6,012,072	3,336	5.5	Finistère, Morbih
III.	172,077	229	13.3	XX.	3,437,461	1,911	5.5	Aube, M selle, V
XII.	271,295	444	16.3	X.	3,551,603	2,056	5.8	Côtes-du-N laine,
XVII.	272,102	485	17.8	XV.	15,688,546	10,266	6.5	Ardèche, A Alpes-M ches-du- Gard,
XV.	433,931	988	21.7	XVI.	5,602,246	3,633	6.5	Aude, Ave Lozère, P tales.
XVI.	299,618	684	22.8	III.	6,192,619	4,622	7.5	Calvados, Inférieu
	7,378,669	8,289	11.2	....	151,034,304	58,540	3.8	
Moyenne annuelle des décès......		518	"	....	"	3,444	"	

La mortalité typhoïdique dans l'armée doit donc, par le fait seul de l'âge des militaires, être trois fois plus élevée que dans la population civile.

Il est entendu que ce calcul ne vise pas à la précision, qu'il ne donne qu'une indication.

Ajoutons que le jeune soldat entre à la caserne non acclimaté; ce qui pour tous les auteurs constitue une prédisposition très notable. Si on fait entrer en ligne de compte dans les aptitudes de ce jeune soldat à contracter la fièvre typhoïde, l'encombrement, le surmenage, etc., on devra admettre que la proportion que nous indiquons plus haut, fréquence de la fièvre typhoïde, trois fois plus forte pour l'armée que pour la population civile, est faible et certainement inférieure aux probabilités.

Le nombre des décès par fièvre typhoïde dans la population civile et dans la population militaire est trop élevé, mais leur proportion relative n'a rien d'anormal.

La concordance entre le taux de la mortalité typhoïdique dans l'armée et dans la population civile est à peu près constant. Si on dresse un tableau de la mortalité typhoïde par garnison (tableau V, p. 37). Si par exemple on prend les onze garnisons les plus éprouvées et les onze garnisons les moins éprouvées on trouve pour la population civile et militaire une similitude presque complète.

La moyenne de la mortalité typhoïdique dans l'armée est de 11.2, celle de la population civile est 3.8.

GARNISONS LES MOINS ÉPROUVÉES.			GARNISONS LES PLUS ÉPROUVÉES.		
GARNISONS.	MORTALITÉ pour 10,000 hommes.		GARNISONS.	MORTALITÉ pour 10,000 hommes.	
	Armée.	Population civile.		Armée.	Population civile.
Bergues	0	1.1	Lure	53.8	7.9
Noyon	0	2.6	Tarascon	52.4	5.7
Arras	0.9	1.3	Castres	42.7	10.7
Saint-Quentin	0.9	1.7	Cette	35.8	7.2
Montmédy	0.9	0.6	Pamiers	34.9	5.6
Belley	1.2	0.9	Châteaudun	34.2	6.5
Beaune	1.2	2.1	Dinan	32.8	8.1
Fougères	1.6	2.2	Béziers	32.6	6.5
Douai	1.8	2.3	Châtellerault	32.7	3.3
Lille	2.3	1.4	Privas	30.6	8.3
Châlons-ville	2.4	1.7	Cherbourg	28.6	11.5

Fièvre typhoïde. — *Mortalité dans les garnisons de France (non compris l'Algérie).*

Mortalité pour 10,000 hommes 1886-1901 (16 ans).

Garnisons, ayant compté, de 1886 à 1901.	Nombre de garnisons.	Hommes.	Décès.	Mortalité pour 10,000 hommes.
Plus de 30,000 hommes	64	4,550,195	4,986	10.9
De 20,000 à 30,000 hommes	60	1,423,219	1,610	11.3
De 10,000 à 20,000 hommes	57	834,625	897	10.7
De 5,000 à 10,000 hommes	64	452,161	629	13.9
Moins de 5,000 hommes	41	108,988	156	14.3
Total	....	7,369,188	8,278	11.2
Moyenne des décès annuels	....	"	517,4	"

Décès par fièvre typhoïde dans les garnisons de France (non compris l'Algérie.)

Mortalité pour 10,000 hommes de troupes, 1886–1901.

I. — Garnisons (64) ayant compté plus de 30,000 hommes pendant cette période.

NUMÉROS.	CORPS D'ARMÉE.	VILLES.	EFFECTIF.	DÉCÈS.	PROPORTION pour 10,000 HOMMES.	MORTALITÉ pour 10,000 HABITANTS dans la population civile.	NATURE de L'EAU D'ALIMENTATION.
1	I.	Arras	42,014	4	0.9	1.3	Sources.
2	I.	Douai	49,360	9	1.8	2.3	Eau de nappe souterraine.
3	I.	Lille	65,396	15	2.3	1.4	Eau de source.
4	I.	Cambrai	32,566	8	2.4	1.7	Eaux de sources.
5	VI.	Châlons-ville	63,476	17	2.6	1.8	Galerie filtrante.
6	V.	Orléans	74,471	21	2.8	2.9	Puits filtrants entre la Loire et le Loiret.
7	VI.	Mézières et Rocroi	37,840	12	3.1	1.0	Sources.
8	II.	Laon	36,656	12	3.2	"	Sources.
9	X.	Rennes	76,227	28	3.7	4.4	Drainages.
10	VIII.	Bourges	78,416	32	4.1	2.3	Nappe souterraine.
11	VI.	Commercy et Lérouville	68,436	34	4.9	4.9	Galeries filtrantes.
12	VII.	Langres	48,978	24	4.9	3.2	Sources.
13	IX.	Angers	56,840	29	5.1	"	Galeries filtrantes.
14	V.	Fontainebleau	42,377	23	5.4	3.2	Eau de nappe souterraine.
15	XVIII.	Bordeaux	60,899	34	5.6	3.3	Sources.
16	XI.	Vannes	58,213	33	5.6	6.8	Sources.
17	"	Versailles	139,187	79	5.7	3.0	Eaux de l'État (*Annuaire* p. 952.)
18	VI.	Givet	32,028	19	5.9	"	Eaux de sources.
19	VIII.	Dijon	67,817	42	6.2	2.4	Sources.
20	V.	Verdun	154,841	102	6.6	5.6	Galerie filtrante.
21	II.	Amiens	51,420	34	6.6	3.6	Sources.
22	VII.	Remiremont	33,550	23	6.8	4.5	Sources et drainages.
23	XIV.	Grenoble	123,488	86	6.9	6.9	Sources.
24	XX.	Toul	142,743	101	7.1	7.1	Sources et drainage.
25	VI.	Sedan	53,041	38	7.1	2.7	Sources.
26	XVIII.	Bayonne	31,527	23	7.2	3.1	Sources.
27	VII.	Épinal	84,034	63	7.4	3.8	Sources.
28	XIV.	Lyon	213,466	168	7.8	2.6	Galeries et puits filtrants.
29	VII.	Belfort	135,410	106	7.8	3.1	Puits filtrants.
30	VI.	St-Mihiel et Sampigny	82,057	68	8.2	7.1	Sources.
31	XIII.	St-Étienne	46,113	38	8.2	2.7	Sources et barrages réservoir.
32	XIV.	Chambéry	52,100	44	8.4	3.3	Sources et puits captant.

NUMÉROS.	CORPS D'ARMÉE.	VILLES.	EFFECTIF.	DÉCÈS.	PROPORTION pour 10,000 HOMMES.	MORTALITÉ pour 10,000 HABITANTS dans la population civile.	NATURE de L'EAU D'ALIMENTATIO
33	II.	Compiègne.......	30,459	30	9.8	3.8	Eau de rivière brute. Source pour la garnis
34	VI.	Châlons (Camp).	61,329	62	10.1	"	Puits.
35	VI.	Reims..........	62,108	65	10.4	3.2	Puits dans la nappe s terraine.
36	IV.	Le Mans........	66,664	73	10.9	3.1	Eau de rivière.
37	VII.	Besançon.......	92,601	107	11.5	4.3	Sources et sources Vi clusiennes.
38	XVIII.	Tarbes.........	67,691	59	11.6	5.2	Galerie filtrante.
39	XX.	Nancy..........	155,696	183	11.7	5.1	Eau de nappes sout raines et de sour — Galeries filtrant
40	III.	Rouen..........	56,312	66	11.7	6.1	Sources.
41	XVII.	Toulouse.......	88,972	107	12.0	4.4	Galerie et puits filtra
42	IX.	Tours..........	74,972	91	12.1	4.1	Eau de rivière brute
43	•	Vincennes.......	81,975	101	12.3	2.9	Eau de source. Eau rivière filtrée.
44	VIII.	Auxonne........	32,544	40	12.3	5.4	Sources.
45	XIII.	Clermont-Ferrand	80,648	102	12.6	3.8	Sources.
46	XIV.	Valence........	33,995	44	12.9	4.7	Galeries drainantes.
47	"	Paris..........	335,068	480	14.3	2.5	Eau de source et eau rivière filtrée.
48	XV.	Nîmes..........	50,153	74	14.7	5.8	Galerie filtrante et sou
49	XII.	Limoges........	76,147	114	14.9	2.9	Sources et drainages.
50	XI.	Nantes.........	48,789	78	15.9	4.6	Eau de Loire brute.
51	XIV.	Briançon.......	39,939	64	16.0	8.3	Sources et drainages.
52	XVII.	Montauban......	52,896	97	18.3	3.8	Source et galerie filtra
53	XVI.	Montpellier....	51,888	97	18.7	6.7	Sources.
54	XV.	Avignon........	49,104	93	18.9	5.6	Puits captant.
55	XV.	Nice et Villefranche..........	82,152	186	22.6	4.9	Sources. — Drainag eau de rivière.
56	XX.	Lunéville.......	68,600	156	22.7	9.1	Eau de drainage et de rivière.
57	IX.	Poitiers........	64,077	146	22.8	"	Eau de source.
58	VI.	Bar-le-Duc......	32,650	81	24.8	5.7	Source mal protégée
59	XV.	Toulon.........	32,051	82	25.5	10.1	Puits et sources.
60	XVI.	Perpignan.......	36,441	96	26.3	6.1	Galerie filtrante.
61	XV.	Marseille......	75,033	209	27.8	6.1	Eau de rivière.
62	XII.	Angoulême......	64,055	179	27.9	6.6	Eau de source Vau sienne.
63	X.	Cherbourg......	31,815	91	28.6	11.5	Eau de rivière.
64	XVI.	Castres........	38,384	164	42.7	10.7	Eau de rivière.
		Total.......	4,550,195	4,986	10.9		

c

II. — Garnisons (60) ayant compté de 20,000 à 30,000 hommes pendant la période 1886-1901.

NUMÉROS.	CORPS D'ARMÉE.	VILLES.	EFFECTIF.	DÉCÈS.	PROPORTION pour 10,000 HOMMES.	MORTALITÉ pour 10,000 HABITANTS dans la population civile.	NATURE de L'EAU D'ALIMENTATION.
1	II.	Saint-Quentin....	22,350	2	0.9	1.7	Forages artésiens.
2	VII.	Belley.........	23,699	3	1.2	0.9	Sources.
3	II.	Soissons........	24,067	4	1.6	3.5	Sources et galeries captantes.
4	I.	Saint-Omer......	22,608	6	2.6	1.5	Sources.
5	I.	Dunkerque.......	20,607	8	3.9	3.0	Eaux de nappe souterraine.
6	VII.	Bruyères et Gérardmer.......	29,728	12	4.0	1.0	Puits. Galerie drainante.
7	IX.	Cholet..........	23,245	10	4.2	2.5	Galerie de drainage.
8	I.	Valenciennes....	20,740	9	4.3	1.5	Sources et nappe souterraine.
9	VIII.	Chalon-sur-Saône.	20,976	9	4.3	2.4	Puits filtrants.
10	XVI.	Albi...........	23,508	11	4.7	2.5	Puits filtrants.
11	X.	Saint-Brieuc.....	22,992	11	4.8	5.6	Sources et drains.
12	XIV.	Annecy.........	26,091	13	4.9	2.3	Eau du lac.
13	VI.	Longwy.........	21,331	11	5.1	6.6	Puits.
14	XII.	Bergerac........	24,464	13	5.3	8.1	Puits. Caserne : puits spécial.
15	XVIII.	Libourne........	20,225	11	5.4	1.6	Eau de rivière filtrée. Puits artésien.
16	VII.	Chaumont........	23,307	14	6.0	1.2	Sources.
17	X.	Saint-Malo......	22,908	14	6.1	5.8	Drainages.
18	VIII.	Mâcon..........	23,324	15	6.4	2.4	Sources. Puits filtrants.
19	IX.	Châteauroux.....	29,331	20	6.8	3.8	Sources.
20	IV.	Chartres........	27,054	19	7.0	3.4	Eau de rivière brute. Sources pour les casernes.
21	II.	La Fère.........	28,242	20	7.1	3.9	Puits.
22	XIV.	Montélimar......	24,296	18	7.4	2.9	Sources.
23	I.	Maubeuge.......	27,041	20	7.4	2.0	Puits captant.
24	XVIII.	Mont-de-Marsan..	24,018	18	7.4	2.3	Sources.
25	XII.	Périgueux.......	25,089	19	7.5	2.3	Sources.
26	VIII.	Cosne..........	22,224	17	7.6	3.9	Puits. Caserne : eau de la Loire.
27	XI.	La Roche-sur-Yon.	24,129	19	7.8	4.1	Puits.
28	VIII.	Nevers..........	21,720	17	7.8	2.8	Sources et puits filtrants.
29	II.	Beauvais........	27,401	26	9.5	4.8	Sources.

NUMÉROS.	CORPS D'ARMÉE.	VILLES.	EFFECTIF.	DÉCÈS.	PROPORTION pour 10,000 HOMMES.	MORTALITÉ pour 10,000 HABITANTS dans la population civile.	NATURE de L'EAU D'ALIMENTATION.
30	V.	Montargis	23,588	24	10.1	2.8	Galerie filtrante.
31	XVIII.	La Rochelle	22,204	23	10.3	3.9	Nappes souterraines.
32	XIII.	Le Puy	23,016	24	10.4	2.5	Sources et galeries captantes.
33	XIV.	Vienne	21,132	22	10.4	2.7	Sources.
34	XIII.	Aurillac	20,399	22	10.7	4.2	Eau de source et eau de rivière brute.
35	XVI.	Rodez	22,295	24	10.7	4.8	Sources.
36	XII.	Brive	25,024	27	10.8	8.6	Sources (1 vauclusienne).
37	X.	Guingamp	23,997	27	11.2	2.0	Puits.
38	III.	Caen	25,584	29	11.3	3.0	Sources.
39	XI.	Brest	25,528	29	11.3	6.0	Sources.
40	VII.	Saint-Dié et Baccarat	25,155	29	11.5	3.8	Sources.
41	XV.	Antibes	25,839	30	11.6	3.9	Sources.
42	XIV.	Romans	21,063	26	12.3	3.5	Sources, galerie captante et puits artésien.
43	XVIII.	Pau	24,103	30	12.4	2.8	Source vraisemblablement vauclusienne.
44	X.	Vitré	23,402	30	12.8	"	Drainages.
45	XI.	Fontenay-le-Comte	25,126	33	13.1	6.0	Galeries captantes.
46	V.	Melun	22,649	30	13.2	3.9	Eau de rivière brute.
47	XVII.	Agen	23,326	32	13.7	4.1	Galeries filtrantes.
48	IV.	Laval	23,218	32	13.8	3.9	Eau de rivière brute.
49	X.	Granville	22,764	32	14.0	3.9	Sources.
50	III.	Le Havre	22,755	36	15.8	12.3	Sources.
51	V.	Auxerre	20,375	38	18.6	"	Sources, galeries filtrantes.
52	XVII.	Auch	28,565	57	19.9	4.8	Mélange d'eau de source et de rivière.
53	XV.	Aix	21,445	53	24.7	5.4	Eau de source et eau de rivière.
54	XII.	Tulle	23,777	63	26.4	5.0	Sources et drainages.
55	III.	Évreux	20,177	56	27.7	5.9	Galeries et puits filtrants.
56	XIV.	Gap	22,139	64	28.9	5.3	Sources et drainages.
57	XVII.	Cahors	22,877	67	29.2	5.3	Sources.
58	XX.	Troyes	22,219	66	29.6	5.9	Sources depuis 1899.
59	XVI.	Béziers	26,961	88	32.6	6.5	Galeries et puits filtrant.
60	X.	Dinan	23,772	78	32.8	8.1	Drainages.
			1,423,219	1,610	11.3		

III. — Garnisons (57) ayant compté de 10,000 à 20,000 hommes pendant la période 1886-1901.

NUMÉROS.	CORPS D'ARMÉE.	VILLES.	EFFECTIF.	DÉCÈS.	PROPORTION pour 10,000 HOMMES.	MORTALITÉ pour 10,000 HABITANTS dans la population civile.	NATURE de L'EAU D'ALIMENTATION.
1	VI.	Montmédy	10,732	1	0.9	0.6	Sources et galeries captantes.
2	II.	Abbeville	17,687	3	1.7	3.0	Sources.
3	Gouvern^t de Paris.	Rambouillet	13,058	3	2.3	0.7	Puits captants.
4	II.	Senlis	12,992	3	2.3	4.2	Forage.
5	VII.	Vesoul	13,132	4	3.0	1.9	Sources.
6	V.	Provins	12,176	4	3.2	2.1	Sources.
7	VII.	Montbéliard	15,678	4	3.2	1.1	Sources.
8	VI.	Sainte-Ménehould	11,616	4	3.4	1.6	Puits.
9	X.	Saint-Lô	18,806	7	3.7	4.5	Sources.
10	I.	Béthune	10,618	4	3.7	3.5	Eaux souterraines, forages.
11	VII.	Lons-le-Saunier	18,435	7	3.7	2.5	Sources.
12	XI.	Pontivy	12,286	5	4.0	1.1	Sources.
13	I.	Hesdin	11,008	5	4.5	"	Puits.
14	V.	Meaux	13,328	6	4.5	4.2	Eau de source, drainage, puits artésien et eau de rivière.
15	XX.	Saint-Nicolas-du-Port	12,578	6	4.7	3.9	Sources.
16	XVIII.	Saintes	19,162	9	4.7	3.0	Sources.
17	Gouvern^t de Paris.	Saint-Germain	14,784	8	5.4	5.3	Sources, drainages et puits captants.
18	XII.	Bellac	14,703	8	5.4	2.4	Sources.
19	XI.	Quimper	16,448	9	5.5	"	Drainages.
20	IX.	Issoudun	15,962	9	5.6	3.3	Puits foré.
21	VI.	Vouziers	11,884	7	5.9	1.5	
22	IV.	Alençon	16,918	10	5.9	3.4	Source probablement vauclusienne.
23	VII.	Gray	14,148	9	6.3	2.7	Puits filtrant.
24	XIV.	Albertville	17,534	12	6.7	4.1	Sources.
25	XIII.	Riom	17,253	12	6.9	4.1	Sources.
26	VII.	Autun	16,632	12	7.2	1.9	Sources.
27	XIII.	Moulins	17,437	13	7.4	1.5	Puits filtrant et sources.
28	V.	Joigny	11,886	9	7.6	1.9	Eau de source.
29	XX.	Pont-à-Mousson	11,340	9	7.9	2.9	Eau de source et galerie filtrante.

NUMÉROS.	CORPS D'ARMÉE.	VILLES.	EFFECTIF.	DÉCÈS.	PROPORTION pour 10,000 HOMMES.	MORTALITÉ pour 10,000 HABITANTS dans la population civile.	NATURE de L'EAU D'ALIMENTATION.
30	VI.	Stenay	15,538	13	8.3	"	Sources.
31	III.	Vernon	11,650	10	8.5	3.9	Source et forage.
32	XV.	Grasse	10,572	9	8.5	3.6	Sources.
33	XX.	Rambervillers	12,731	11	8.6	2.6	Sources et drainage.
34	XI.	Ancenis	18,221	18	9.9	4.2	Puits et galerie filtrante.
35	I.	Aire	12,850	13	10.1	1.5	Puits.
36	VII.	Dôle	16,586	17	10.2	3.3	Puits filtrants.
37	XV.	Bastia	13,689	15	10.9	5.6	Eau de source et eau de rivière.
38	IV.	Mayenne	18,358	20	10.9	"	Sources et eau de rivière. La caserne a un puits.
39	IX.	Saumur	11,438	13	11.3	3.7	Eau de rivière brute.
40	XVI.	Lodève	15,936	18	11.3	4.9	Sources.
41	VII.	Bourg	17,995	22	12.2	2.1	Sources.
42	V.	Blois	17,946	25	13.9	3.8	Galerie captante et eau de rivière.
43	XVI.	Narbonne	16,927	24	14.2	7.1	Galeries et puits filtrant.
44	IV.	Mamers	17,246	25	14.5	3.5	Sources.
45	Gouvernt de Paris.	Saint-Denis	11,362	17	14.8	3.8	Eau de source, eau de rivière filtrée.
46	I.	Avesnes	14,860	22	14.8	6.6	Eau de source.
47	IX.	Saint-Maixent	15,638	25	16.0	14.2	Sources.
48	V.	Vendôme	12,079	20	16.5	6.2	Puits artésien.
49	XV.	Menton	10,167	19	18.6	2.7	Eau de la Vésubie.
50	XX.	Neufchâteau	17,364	33	19.0	8.1	Sources.
51	XI.	Lorient	18,048	37	20.4	11.3	Sources et drainages.
52	XVI.	Castelnaudary	15,274	32	20.9	6.2	Source.
53	XVI.	Carcassonne	19,270	50	25.9	5.0	Galeries filtrantes.
54	IX.	Niort	12,867	37	28.7	6.4	Source vauclusienne.
55	IV.	Châteaudun	11,958	41	34.2	6.5	Sources.
56	XVII.	Pamiers	15,429	54	34.9	5.6	Eau de rivière avec filtres et drains.
57	XV.	Tarascon	12,399	65	52.4	5.7	Puits filtrant.
			834,625	897	10.7		

IV. — Garnisons (64) ayant compté de 5,000 à 10,000 hommes pendant la période 1886-1901.

NUMÉROS.	CORPS d'armée.	VILLES.	EFFECTIF.	DÉCÈS.	PROPORTION pour 10,000 hommes.	MORTALITÉ pour 10,000 habitants dans la population civile.	NATURE de l'eau d'alimentation.
1	I.	Bergues	5,692	0	0	1.1	Puits et citernes.
2	II.	Noyon	5,892	0	0	2.6	Sources.
3	II.	Ham	5,842	0	0	"	Puits.
4	XIV.	Sathonay	5,293	0	0	"	Puits filtrant.
5	VIII.	Beaune	8,392	1	1.2	2.1	Sources.
6	X.	Fougères	6,113	1	1.6	2.2	Sources et drainages.
7	III.	Dieppe	6,260	1	1.6	4.2	Sources.
8	I.	Calais	9,200	2	2.1	2.6	Sources et forages.
9	III.	Falaise	7,472	2	2.6	2.7	Sources.
10	IX.	Le Blanc	7,616	2	2.6	0.9	Puits.
11	V.	Romorantin	6,448	2	3.1	2.8	Puits.
12	XVIII.	Blaye	6,434	2	3.2	2.0	Puits.
13	I.	Condé	8,634	3	3.4	"	Puits.
14	XI.	Saint-Nazaire	5,512	2	3.6	2.6	Eaux de surface.
15	II.	Péronne	8,304	3	3.6	2.1	Puits.
16	I.	Le Quesnoy	5,296	2	3.7	1.9	Puits.
17	VI.	Vitry-le-François	5,286	2	3.7	3.3	Source.
18	X.	Saint-Servan	7,331	3	4.1	4.2	Puits. Source pour la caserne.
19	IV.	La Flèche	7,127	3	4.2	0.9	Puits. Source en 1901. Source pour la caserne.
20	XIV.	Rumilly	6,201	3	4.6	"	Source et nappe souterraine.
21	V.	Coulommiers	7,877	4	5.1	1.7	Sources.
22	III.	Bernay	7,594	4	5.2	4.1	Sources.
23	IV.	Argentan	7,401	4	5.4	2.2	Puits.
24	VII.	Salins	5,518	3	5.6	1.5	Sources.
25	XIII.	Roanne	7,752	5	6.4	1.5	Eau de barrage, réservoir et de drainage.
26	XIV.	Bourgoin	7,877	6	7.6	2.1	Sources.
27	IX.	Parthenay	7,490	6	8.0	3.3	Prise directe dans la rivière. Stérilisation.
28	XVII.	Castelsarrazin	6,757	6	8.8	2.7	Puits.
29	XII.	Guéret	9,855	9	9.1	1.6	Sources.
30	XIV.	Embrun	9,913	10	10.1	3.2	Eau de source, de drainage et de torrent.
31	VIII.	Le Creusot	6,879	7	10.1	1.9	Ruisseaux dérivés.
32	XVII.	Saint-Gaudens	7,896	8	10.1	2.5	Galeries filtrantes.
33	V.	Sens	7,674	8	10.4	2.6	Eau de source. Puits.
34	XV.	Digne	5,531	6	10.8	1.1	Eau de source.

NUMÉROS.	CORPS D'ARMÉE.	VILLES.	EFFECTIF.	DÉCÈS.	PROPORTION pour 10,000 HOMMES.	MORTALITÉ pour 10,000 HABITANTS dans la population civile.	NATURE de L'EAU D'ALIMENTATION.
35	XI.	Morlaix	6,928	8	11.5	1.0	Eau de galeries souterraines.
36	XVII.	Marmande	8,397	10	11.9	2.3	Galerie filtrante.
37	VI.	Épernay	6,654	8	12.0	4.9	Puits foré à 52 mètres.
38	XVIII.	Rochefort	5,213	7	13.4	3.8	Drainages.
39	XII.	Magnac-Laval	8,181	12	14.6	"	Drainages.
40	XI.	Belle-Ile-en-mer	7,452	11	14.7	"	Source.
41	IV.	Nogent-le-Rotrou	6,538	10	15.2	1.2	Source.
42	XV.	Sospel	5,215	8	15.3	"	
43	XVI.	Agde	6,129	10	16.3	5.9	Eau de rivière brute.
44	XIII.	Montbrison	8,100	14	17.2	3.7	Eau de ruisseau.
45	IV.	Dreux	7,280	13	17.8	3.9	Source.
46	XVI.	Mende	7,934	15	18.9	"	Sources.
47	IV.	Domfront	6,305	13	20.6	1.4	Eau de rivière.
48	VII.	Pontarlier	5,472	12	21.9	1.8	Sources depuis 1894.
49	XIII.	Montluçon	7,639	17	22.2	2.1	Eau de source et eau du Cher.
50	XV.	Pont-Saint-Esprit	5,281	12	22.7	"	Galerie filtrante.
51	XVII.	Foix	7,761	18	23.1	1.5	Sources.
52	XV.	Ajaccio	9,654	23	23.8	8.8	Eau de source et de rivière.
53	XV.	Bonifacio	5,761	14	24.3	"	Eau de source.
54	XIV.	Modane	7,784	20	25.7	"	
55	XV.	Draguignan	5,810	15	25.8	3.5	Sources et eau de rivière.
56	XIV.	Ubaye	7,316	19	25.9	"	
57	XVII.	Mirande	7,781	22	28.2	3.1	Sources et eau de rivière brute.
58	III.	Lisieux	7,412	22	29.6	7.4	Sources.
59	XV.	Privas	7,503	23	30.6	8.3	Sources.
60	IX.	Châtellerault	8,244	27	32.7	3.3	Eau de rivière brute.
61	XVI.	Lunel	5,725	19	33.1	5.7	Puits.
62	XVI.	Cette	7,262	26	35.8	7.2	Sources.
63	XIV.	Mont-Dauphin	6,446	34	51.1	"	Sources.
64	VII.	Lure	8,725	47	53.8	7.9	Source depuis 1899.
			452,161	629	13.9		

V. — Garnisons (41) ayant compté moins de 5,000 hommes pendant la période 1886-1901.

NUMÉROS.	CORPS D'ARMÉE.	VILLES.	EFFECTIF.	DÉCÈS.	PROPORTION pour 10,000 HOMMES.	MORTALITÉ pour 10,000 HABITANTS dans la population civile.	NATURE de L'EAU D'ALIMENTATION.
1	I.	Gravelines	2,115	0	0	1.2	Puits et citernes.
2	I.	Landrecies	3,833	0	0	"	Sources.
3	VIII.	Montceau-les-Mines	2,500	0	0	3.4	Puits.
4	IX.	Fontevrault	3,296	0	0	"	
5	XIV.	Fort-Barraux	2,059	0	0	"	
6	XV.	Saint-Chamas	667	0	0	"	
7	XV.	Calvi	452	0	0	4.8	Source.
8	XV.	Peira-Cava	3,238	0	0	"	
9	XX.	Brienne-le-Château	365	0	0	"	
	I.	Bouchain	1,950	0	0	"	
10	III.	Elbeuf	4,868	1	2.0	3.7	Sources.
11	II.	Hirson	3,398	1	2.9	0.7	Puits.
12	VIII.	Decize	2,619	1	3.8	0.6	Puits filtrant.
13	XX.	Clairvaux	2,401	1	4.1	"	
14	XI.	Port-Louis	2,076	1	4.8	"	
15	XI.	Auray	3,814	3	7.8	4.9	Puits.
16	XI.	Landerneau	2,500	2	8.0	1.1	Sources.
17	XIV.	Thonon	2,394	2	8.3	1.4	Sources.
18	XVI.	Montlouis	4,070	4	9.8	"	
19	III.	Eu	1,993	2	10.0	2.7	Puits artésien.
20	XVIII.	St-Martin-de-Ré	4,802	5	10.4	"	Puits.
21	XVIII.	St-Jean-d'Angély	949	1	10.5	3.9	Eau de rivière filtrée.
22	VI.	Sézanne	3,594	4	11.1	"	Puits. Source pour la caserne.
23	XV.	Uzès	1,670	2	11.9	5.9	Source.
24	I.	Boulogne-sur-Mer	3,773	5	13.2	2.8	Sources.
25	XIV.	Moutiers	2,876	4	13.9	7.0	Eau de rivière et de torrent.

NUMÉROS.	CORPS D'ARMÉE.	VILLES.	EFFECTIF.	DÉCÈS.	PROPORTION pour 10,000 HOMMES.	MORTALITÉ pour 10,000 HABITANTS dans la population civile.	NATURE de L'EAU D'ALIMENTATION.
26	XV.	Orange	4,999	7	14.0	4.2	Nappe souterraine.
27	XV.	Alais...........	3,220	5	15.5	4.5	Sources.
28	XV.	Breil-et-Saorge..	2,424	4	16.5	"	
29	XX.	Baccarat........	2,663	5	18.0	1.9	Sources.
30	XV.	Entrevaux.......	1,101	2	18.1	"	
31	V.	Pithiviers.......	1,985	4	20.1	3.8	Sources.
32	XV.	Salon	2,671	6	22.4	"	Sources.
33	XIV.	Bourg-St-Maurice.	2,784	8	28.7	"	
34	IX.	Thouars	3,022	9	29.7	"	Eau de rivière. Filtres à sable.
35	XIV.	Montmélian......	2,057	6	29.1	"	
36	XV.	Corte	1,217	4	33.0	2.4	Source.
37	XVI.	Amélie-les-Bains.	1,614	6	37.1	"	Source.
38	XIII.	Vichy...........	1,308	5	38.2	3.3	Galeries filtrantes.
39	XV.	Arles...........	4,913	22	44.7	7.6	Eau de rivière brute.
40	XVII.	Eysses-Villeneuve-sur-Lot....	1,445	7	48.4	5.5	Eau de rivière brute.
41	XIV.	Tourneux........	3,293	17	51.6	"	
			108,988	156	14.3		

Il y a toutefois certaines discordances dont nous aurons plus loin à chercher les causes, elles sont d'ailleurs relevées dans les tableaux individuels de chaque garnison.

De l'examen de ces tableaux d'ensemble et surtout de l'examen des tableaux individuels propres à chaque garnison on doit conclure qu'une *cause générale extérieure à la caserne* est le grand régisseur de la propagation de la fièvre typhoïde. Il nous sera facile de mettre en évidence que ce facteur est l'eau.

Lorsqu'on aura dégagé son influence, il sera facile d'établir ce qui appartient en propre à la vie militaire elle-même, le surmenage, l'encombrement, etc.

3° Rôle de l'eau dans le developpement de la fièvre typhoïde dans l'armée.

L'influence de l'eau et de sa contamination par les bacilles typhoïques est mise en évidence par des faits qui ont la netteté d'une expérience, par les résultats des modifications apportées au régime des eaux, qu'il s'agisse de l'amenée d'une eau nouvelle, ou de la réfection du captage et de la distribution, ou enfin de l'extension donnée au réseau de distribution.

On peut considérer comme ayant la valeur d'une expérience les faits suivants :

Épidémie d'Avesnes. — Juillet-août 1891, causée par la communication du conduit des égouts avec l'eau d'alimentation. L'effectif de 982 hommes perdit 15 hommes; dans la population civile l'épidémie fut généralisée et il y eut 54 décès. Un seul groupe d'habitants resta indemne : les individus enfermés dans la prison. L'entrepreneur est tenu de fournir une boisson faite par décoction (gentiane, mélasse, feuilles de noyer, houblon, etc.) [Voyez les rapports de MM. Thoinot, Léon Colin, Dujardin-Beaumetz, comité consultatif d'hygiène, 1er février 1892, t. 22, p. 6 et suivantes].

On fit les travaux nécessaires, en 1892 il y eut un décès par fièvre typhoïde dans la garnison; de 1892 à 1902, il n'y en a pas eu un seul.

Dans la population civile, de 1892 à 1902, il n'y eut que 5 décès par fièvre typhoïde.

Dès 1873, Belgrand avait conseillé à la *ville d'Amiens*, de supprimer l'alimentation fournie par la fontaine Marie-Caron, on ne fit cette suppression qu'en 1881. De 1875 à 1880, la mortalité typhoïdique dans la garnison était de 109 pour 10,000, dans la population civile il y avait 64 à 118 décès pour 10,000 habitants.

Dès 1881, la mortalité militaire tombe de 109 à 6; la mortalité civile descend à 3.6 pour 10,000

La ville de Valence paye un lourd tribut à la fièvre typhoïde, son alimentation en eau potable est fournie par des galeries captantes (galeries de la Trésorerie, de Bernard, de Gachet) établies de 1854 à 1874. En 1896 on prend en location une source dite source Béranger. Au commencement de 1898 la location est résiliée.

Quelle a été l'influence de ces modifications sur la mortalité dans l'armée et la population civile ?

Ancienne alimentation (1875-96) :

Armée, 21.7 pour 10,000. — Population civile, 4.1.

Alimentation par la source Béranger (1896-97):

Armée, 1.9 pour 10,000. — Population civile, 1.5.

Retour à l'ancien régime :

Armée, 26.5 pour 10,000. — Population civile, 7.1.

Jusqu'en 1886 la garnison de *La Roche-sur-Yon* était alimentée par un puits dit puits d'Equebouilles. En 1886 ce puits est fermé à la suite d'une épidémie de fièvre typhoïde. La mortalité tombe de 67.0 à 3.9.

Ces faits ont une précision presque expérimentale. Dans ces cas, on n'a pas amené une eau nouvelle, on a supprimé une eau contaminée.

Mais lorsqu'on a fourni à une ville de l'eau de bonne qualité les résultats ont été aussi nets et presque immédiats pour la garnison, plus lents en général pour la population civile. La raison de ce retard dans le bénéfice est facile à comprendre. L'eau municipale se paye, souvent elle est moins fraîche que celle du puits accoutumé, la ménagère ne change pas facilement ses habitudes. Voici quelques exemples :

Eau de source.

CORPS D'ARMÉE.	DATE de L'AMENÉE D'EAU.	VILLES.	PROPORTION pour 10,000 HOMMES.		PROPORTION pour 10,000 HABITANTS.	
			Avant.	Après.	Avant.	Après.
VII.	1889	Montbéliard	35.5	2.7	3.1	1.5
XII.	1889	Périgueux	17.3	4.7	4.8	1.6
"	1889	Angoulême	80.1	13.5	21.4	3.3
III.	1891	Caen	59.8	7.8	4.1	2.6
XI.	1892	Pontivy	29.3	1.5	2.5	0.8
II.	1898	Abbeville	7.4	0	3.8	0.9
XII.	1899	Brive	17.5	0	10.7	0.5
XX.	1899	Troyes	80.8	2.5	7.6	1.0

Eau prise dans les nappes d'eau souterraines (Puits, puits artésiens, forages, etc.).

CORPS D'ARMÉE.	DATE de L'AMENÉE D'EAU.	VILLES.	PROPORTION pour 10,000 HOMMES.		PROPORTION pour 10,000 HABITANTS.	
			Avant.	Après.	Avant.	Après.
X.	1882	Rennes	53.0	3.4	"	4.4
VIII.	1886	Bourges	14.4	3.9	"	2.3
XIV.	1893	Chambéry	24.4	4.6	"	3.1
I.	1891	Valenciennes	29.3	1.6	2.7	0.8
II.	1894	Saint-Quentin	5.4	0.5	2.7	1.9
VIII.	1895	Chalon-sur-Saône	7.6	1.1	3.3	1.2
XI.	1895	Quimper	21.5	4.9	"	"

Eau de rivière prise par galeries et puits filtrants.

CORPS D'ARMÉE.	DATE de L'AMENÉE D'EAU.	VILLES.	PROPORTION pour 10,000 HOMMES.		PROPORTION pour 10,000 HABITANTS.	
			Avant.	Après.	Avant.	Après.
VIII.	1883	Mâcon	31.2	6.6	"	2.4
XIV.	1880–1894	Lyon	23.7	5.8	3.1	3.6
III.	1880–1897	Évreux	33.9	14.4	7.2	3.2
XVI.	1888	Albi	37.6	2.9	7.7	1.6
XVIII.	1891	Tarbes	17.1	8.2	8.6	2.5
XVII.	1893	Toulouse	19.3	7.7	7.1	2.7

Les divers modes d'alimentation des villes en eaux comptent des succès, ils comptent aussi des insuccès. 70 garnisons ont reçu de l'eau de source de 1876 à 1901, 41 fois les résultats ont été excellents, 16 fois insuffisants, 13 fois mauvais.

Je considère comme insuffisants les cas dans lesquels il y a eu abaissement de la mortalité typhoïdique mais où son taux reste encore élevé. Exemple Angoulême qui avant 1889 perdait 80 hommes sur 10,000 et qui en perd encore 13.5, Poitiers qui avant 1890 perdait 45.8 hommes sur 10,000, et qui en perd encore 20.

Sont mauvais les cas dans lesquels la mortalité s'est élevée après l'adduction, par exemple Bar-le-Duc qui, avant l'adduction, perdait 13.7 et qui perd actuellement 23.8. Les causes de ces insuccès sont relevées dans les feuilles individuelles, je cite Bar-le-Duc parce que c'est là que l'échec a été le plus grave. La source de Fains, amenée en 1883, communique avec les bétoires des villages voisins de Combles et de Veel (épreuves à la fluorescéine).

Pour les autres modes d'amenées d'eau, les résultats sont :

Nappes d'eaux souterraines : 27. — Bons : 20; insuffisants ou mauvais : 7.

Galeries et puits filtrants : 20. — Bons : 12; insuffisants ou mauvais : 8.

Eau de rivière : 13. — Bons : 4; insuffisants ou mauvais : 9.

Il est vrai que, pour les eaux prises en rivière, l'inconscience du danger dépasse ce que l'on peut imaginer. Ainsi : Arles prend son eau dans le Rhône en aval de plusieurs égouts et du débouché d'un canal de dérivation. Résultat de 1880 à 1896, six épidémies; mortalité de 1886 à 1901, 44.7 pour 10,000 hommes, 7.6 pour 10,000 habitants.

D'autres villes ont augmenté le danger de l'eau prise directement en rivière en y ajoutant ce qu'elles appellent des filtres à sable, ainsi Thouars (Deux-Sèvres) prend directement l'eau de la rivière le Thouet. Il y a deux filtres à sable couverts, occupant une surface de 200 mètres carrés, et filtrant 120 mètres cubes à l'heure. Le sable n'est remplacé que tous les quatre ans.

Garnisons ayant eu des épidémies de fièvre typhoïde.

(Mortalité supérieure à 100 pour 10,000 hommes.)

CORPS D'ARMÉE.	GARNISON.	DATE.	EFFECTIF.	DÉCÈS.	PROPORTION pour 10,000 HOMMES.	MODE D'ALIMENTATION EN EAU au moment de l'épidémie.
I.	VALENCIENNES....	1880.....	1,624	33	203	*Puits.* La nappe était souillée par des communications avec les ruisseaux qui longeaient les remparts.
	AVESNES.........	1891.....	982	15	146	*Accident.* Rupture d'un égout dans la canalisation d'eau d'alimentation.
II.	AMIENS..........	1876.....	1,861	29	156	En 1881. La suppression des *fontaines Marie-Caron et des Frères* contaminées, fait tomber la mortalité de 101.2 (moyenne de 1875 à 1880) à 6.6 (moyenne de 1882 à 1901).
		1880.....	3,011	57	189	
III.	CAEN...........	1875.....	1,334	20	149	*Puits* artésiens et ordinaires publics et privés. En 1891 l'amenée d'eau de sources fait tomber la mortalité de la moyenne 60 (1875-1890) à 8 (1891-1901).
		1876.....	1,277	29	226	
		1880.....	1,464	32	218	
	LISIEUX.........	1877.....	457	7	153	*Sources* captées il y a plusieurs siècles.
		1891.....	450	9	200	
IV.	DREUX..........	1876.....	315	4	123	*Puits* publics et privés.
	CHÂTEAUDUN......	1892.....	676	14	207	*Sources* contaminées émergeant de la falaise sur laquelle est construite la ville.
		1896.....	803	13	162	
	NOGENT-LE-ROTROU.	1887.....	297	5	166	*Source* captée en 1886 à laquelle on a joint des tronçons d'aqueducs drainants.
	DOMFRONT.......	1880.....	275	5	217	*Eau de rivière* brute.
		1887.....	233	6	223	
	LE MANS........	1875.....	2,389	43	179	*Eau de rivière* l'Huisne.
		1876.....	2,906	37	127	
		1877.....	3,525	36	102	
		1878.....	3,722	39	104	
		1879.....	3,998	49	122	
	MAMERS.........	1887.....	1,208	13	107	*Eau de sources* captées en 1849 et 1862.
V.	MONTARGIS.......	1891.....	1,355	16	118	*Puits contaminé.*
	PROVINS.........	1878.....	737	13	176	*Sources.* Les unes anciennement captées, une captée en 1875.

CORPS D'ARMÉE.	GARNISON.	DATE.	EFFECTIF.	DÉCÈS.	PROPORTION pour 10,000 HOMMES.	MODE D'ALIMENTATION EN EAU au moment de l'épidémie.
V. (Suite.)	AUXERRE	1892	1,363	25	182	*Sources* de Vallan et *galeries* de la vallée de l'Yonne contaminées par le ruisseau de Vallan.
VI.	GIVET	1876	1,563	16	102	*Sources* adduction 1878 et 1879, 500 puits particuliers.
		1880	1,053	13	122	
	ÉPERNAY	1877	334	11	328	*Galeries filtrantes* actuellement abandonnées.
	St-MIHIEL et SAMPIGNY	1879	1,520	16	105	*Saint-Mihiel*, *source* spéciale pour la caserne. — *Sampigny*. *Puits*.
VII.	LURE	1893	824	18	218	*Puits artésien* et *source* captée dans une caisse en bois.
		1894	546	13	237	
		1898	810	11	135	
VIII.	MÂCON	1878	716	9	125	*Sources* captées en 1832.
IX.	ISSOUDUN	1880	931	11	118	*Puits foncé* à 5m 50 dans le tuf calcaire.
	NIORT	1881	835	12	141	*Source vauclusienne*.
		1887	671	10	144	
	SAUMUR	1893	531	7	131	*Eau de la Loire*. Pas d'épuration.
	SAINT-MAIXENT	1899	906	11	121	*Source vauclusienne*.
	POITIERS	1883	3,419	45	131	*Source* captée en 1840.
	CHÂTELLERAULT	1888	516	6	116	*Eau de rivière*.
X.	DINAN	1889	1,520	39	256	*Drainages* en terrain granitique.
		1890	1,549	16	103	
	GUINGAMP	1878	1,156	39	112	*Puits*.
		1888	1,433	16	104	
	RENNES	1878	1,770	59	123	*Puits*. En 1882 drainages profonds. La mortalité tombe de 53 p. 10,000 (moyenne de 1875 à 1881) à 3,4 (moyenne de 1883 à 1901).
	GRANVILLE	1881	872	12	137	*Source* captée en 1875.
XI.	BREST	1877	1,362	26	191	*Sources* contaminables.
		1878	1,615	27	167	
		1880	1,089	52	476	
	QUIMPER	1880	845	12	142	*Puits* et une petite source anciennement captée.
	MORLAIX	1880	538	9	167	*Sources* particulières aux casernes.

CORPS D'ARMÉE.	GARNISON.	DATE.	EFFECTIF.	DÉCÈS.	PROPORTION pour 10,000 HOMMES.	MODE D'ALIMENTATION EN EAU au moment de l'épidémie.
XI. (Suite.)	LORIENT	1878	914	10	109	*Sources* mal captées au pied de collines sur lesquelles on porte les vidanges.
		1885	1,185	23	194	
	PONTIVY	1882	665	7	105	*Source* spéciale à la garnison, naissant à l'intérieur du quartier de cavalerie.
		1884	668	11	164	
	BELLE-ILE-EN-MER.	1899	671	7	104	*Source* (la Normande) très suspecte remplacée en 1899.
	LA ROCHE-SUR-YON.	1883	1,216	38	312	*Puits* d'Équebouilles contaminé, fermé en 1886.
	FONTENAY-LE-COMTE	1882	1,183	19	160	*Galeries captantes*. Un quartier de la ville est bâti sur le bassin alimentaire. Les crues de la Vendée atteignent la galerie.
		1893	1,335	18	134	
XII.	ANGOULÊME	1880	3,860	92	238	*Eau de la Charente et de la Touvre*. En 1889 captage des sources de la Touvre (source Vauclusienne).
		1883	4,035	47	116	
		1887	3,344	62	185	
	TULLE	1881	847	12	141	*Petites sources drainées* au voisinage de la ville.
		1882	660	19	288	
	GUÉRET	1883	493	16	324	*Puits*.
XIII.	MONTBRISON	1880	481	12	249	*Eau de ruisseau* prise directement dans un bief d'usine.
		1884	392	13	331	
		1888	466	5	107	
	CLERMONT-FERRAND	1886	3.509	36	102	*Source de Royat* contaminée, abandonnée, depuis réservée aux lavages.
XIV.	GAP	1880	876	18	205	*Sources et drainages*. Les établissements militaires ont des sources spéciales.
		1881	1,242	16	127	
		1886	1,253	16	127	
	EMBRUN	1881	389	5	128	*Eau de source et de torrent* mélangées.
		1883	504	6	119	
	MONT-DAUPHIN	1880	318	11	346	*Deux sources*. Pas de renseignements sur la date du captage, ni ses conditions.
		1883	382	11	287	
		1887	245	4	163	
		1890	375	5	133	
		1893	578	6	103	
	ROMANS	1884	395	7	177	*Sources. Galeries captantes* et *puits artésien*.

CORPS D'ARMÉE.	GARNISON.	DATE.	EFFECTIF.	DÉCÈS.	PROPORTION pour 10,000 HOMMES.	MODE D'ALIMENTATION EN EAU au moment de l'épidémie.
XIV. (Suite.)	Vienne	1880	292	9	308	*Source.* En 1890 réfection de la galerie Romaine d'amenée, la mortalité tombe de 26 à 5.
	Chambéry	1880	3,135	54	172	*Source* adduction très ancienne.
	Bourg-St-Maurice.	1900	375	4	106	*Sources* captées en 1892, pas de renseignements.
XV.	Privas	1889	481	6	124	*Source* probablement Vauclusienne.
	Aix	1879	1,168	13	111	*Eau de source et de rivière.* Les casernes ont des sources particulières.
		1880	1,252	17	135	
		1883	1,109	13	117	
	Arles	1880	226	6	265	*Eau de rivière brute.* Prise en aval de plusieurs égouts et du débouché d'un canal d'évacuation.
		1885	119	2	168	
		1888	130	3	231	
		1890	128	2	156	
		1891	182	3	159	
		1896	191	4	209	
	Tarascon	1876	705	9	127	*Puits filtrant* à 150 mètres du Rhône recevant surtout les eaux de la nappe souterraine contaminée par la ville elle-même.
		1877	752	12	159	
		1878	785	10	126	
		1883	623	9	144	
		1886	645	7	108	
		1891	808	19	235	
	Ajaccio	1880	470	5	106	*Eau de source et de rivière.* L'eau parcourt à ciel ouvert 19 kilomètres.
		1881	851	9	105	
	Corte	1898	283	4	141	*Source* peu abondante alimentant quelques fontaines publiques. Pas de concessions particulières.
	Bonifacio	1879	155	3	193	*Eau de source* 20 mètres cubes par jour. Citernes.
		1894	252	4	158	
	Alais	1880	297	3	101	*Sources* captées par des tronçons de galeries. Le captage devrait être mieux protégé contre l'invasion du Gardon.
	Uzès	1878	144	10	694	*Source* avec adjonction de l'eau de la rivière de l'Eure.
	Pont-St-Esprit	1892	99	5	505	*Galerie captante* et *puits* creusé dans la cour d'une usine.

CORPS D'ARMÉE.	GARNISON.	DATE.	EFFECTIF.	DÉCÈS.	PROPORTION pour 10,000 HOMMES.	MODE D'ALIMENTATION EN EAU au moment de l'épidémie.
XV. (Suite.)	Toulon	1878	2,327	34	146	*Puits.* Eau du Ragas contaminée et contaminable.
		1879	1,913	25	130	
		1880	1,911	25	130	
		1881	1,687	25	148	
		1882	1,632	19	116	
		1884	1,463	17	116	
		1885	1,546	27	174	
		1886	1,526	19	124	
	Orange	1879	535	7	131	*Eau de nappe souterraine* en relation avec la rivière d'Eygues.
	Colmars (Basses-Alpes)	1880	19	14	7,368	Pas de renseignements.
XVI.	Carcassonne	1875	931	27	290	*Galeries filtrantes*, simples tranchées ouvertes dans les graviers de la vallée de l'Aude.
		1876	1,038	13	125	
		1878	1,110	16	144	
		1880	1,041	13	124	
		1881	1,016	12	118	
		1882	945	13	137	
		1884	1,076	12	111	
		1885	820	16	195	
	Narbonne	1883	495	5	101	*Galeries* et *puits filtrants.*
	Castelnaudary	1880	1,116	12	107	*Source* captée par un mur qui fait barrage. (J'ignore si elle est couverte.)
		1884	787	13	165	
	Béziers	1881	1,685	22	130	*Caissons filtrants* à Cartet. Eau de la rivière et un peu des nappes des coteaux.
	Lodève	1878	788	16	203	*Sources anciennement captées*, alimentant par des tuyaux en poterie 991 fontaines publiques.
	Lunel	1875	486	7	144	*Puits.*
		1881	290	3	103	
		1883	481	6	124	
		1888	321	6	187	
	Mende	1888	424	7	165	Pas de renseignements. Amenée de sources en 1895.
	Perpignan	1875	3,253	39	119	Régime antérieur à 1886, inconnu. 1886 galerie filtrante.
		1879	2,461	30	121	
		1883	1,640	25	152	
	Albi	1877	972	17	174	*Puits.*
		1882	1,595	18	112	1888, puits filtrant.

CORPS D'ARMÉE.	GARNISON.	DATE.	EFFECTIF.	DÉCÈS.	PROPORTION pour 10,000 HOMMES.	MODE D'ALIMENTATION EN EAU au moment de l'épidémie.
XVI. (Suite.)	Castres	1897	2,738	52	189	*Eau de rivière* brute.
XVII.	Pamiers	1882	686	12	175	*Eau de rivière* avec filtres défectueux.
		1883	817	9	110	
		1886	979	14	142	
		1887	927	10	107	
	Foix	1886	413	6	145	*Fontaines*. Adduction très ancienne d'une source.
	Mirande	1888	453	11	242	*Sources et eau de rivière* brute.
	Cahors	1877	866	10	115	*Source* (1853-1871) reçue dans un bassin (qui semble être à ciel ouvert.)
		1886	1,273	18	141	
		1888	1,306	19	145	
	Agen	1889	1,476	18	122	*Galerie filtrante* (80 mètres de la Garonne).
	Villeneuve-st-Lot	1899	140	6	428	*Eau de rivière* brute.
	Montauban	1877	2,800	42	150	*Galerie filtrante*. Nappes des coteaux. Il vient peu d'eau de la Garonne.
XVIII.	Rochefort	1898	193	3	155	*Drainages* et prise d'eau de la Charente après décantation.
	St-Martin-de-Ré	1879	263	5	190	*Puits*.
		1880	270	6	222	
XX.	Troyes	1876	1,147	26	226	*Eau de Seine* brute.
		1877	1,787	37	207	
		1878	1,978	45	227	
		1879	1,720	24	139	
		1882	1,891	53	280	
		1886	1,186	14	118	
	Nancy	1880	3,403	38	111	*Eau de sources* qui doivent être remplacées et galerie filtrante.
		1881	3,479	37	106	
	Pont-à-Mousson	1876	653	7	107	*Eau de source* et *puits*.

L'influence prépondérante de la pureté de l'eau d'alimentation est mise également en évidence par les exemples suivants : je trouve, dans l'annuaire de M. Imbeaux, noté 23 fois qu'on a procédé à la réfection du captage, des réservoirs, des conduites d'adduction ou de distribution. 22 fois ces réfections ont donné des résultats très bons.

Pour les garnisons, la mortalité tombe à Mézières de 14.4 à 0.3, à Dieppe de 33.4 à 1.4. A Vienne (Isère), on répare une partie d'un aqueduc dont la construction date des Romains. On ne va pas même jusqu'au captage, la mortalité, pour la garnison, tombe de 26.3 à 4.8, pour la population civile de 4.6 à 1.8.

Cette réfection réussit, je dirais volontiers, au delà de toute espérance, même quand on déplace, on refait le captage en rivière. A Nantes, la prise d'eau était placée entre quatre bouches d'égout, si bien que le flux et le reflux de la rivière apportaient leurs produits à la bouche de captage.

On reporte la prise d'eau à quelques centaines de mètres plus haut, dans la garnison la mortalité typhoïdique tombe de 33.3 à 4.6, dans la population civile de 5.5 à 3.6.

Il en est de même au Mans : il a suffi, en 1884, de déplacer la prise d'eau pour faire tomber la mortalité de 84.8 à 10.8.

Une autre cause, indirecte en apparence, influe sur la mortalité typhoïdique de la garnison. Dix des villes, où résident des troupes, ont simplement procédé à l'extension du réseau de distribution. Chaque fois qu'une opération de ce genre a été accomplie, la mortalité dans la population civile s'est abaissée, ce qui se conçoit facilement, mais chaque fois également la mortalité de la garnison par fièvre typhoïde a également diminué.

Ainsi, en 1879, Senlis étend à une plus grande partie de sa superficie le réseau de distribution, la mortalité typhoïdique de la garnison tombe de 16.1 à 6.1. Vingt ans plus tard, 1899, une nouvelle extension fait de nouveau tomber la mortalité militaire de 6.1 à 0 et la mortalité civile de 4.8 à 2.4. En 1898, Agen fait de même; la mortalité par fièvre typhoïde dans la population civile tombe de 4.3 à 3.5 et la mortalité de la garnison de 15.5 à 9.9.

Cette diminution met en évidence, suivant moi, l'influence du milieu urbain dans lequel vit la garnison sur la mortalité typhoïdique. Dans la majorité des cas, la caserne reçoit l'eau municipale dès que celle-ci est amenée en ville, mais le soldat ne vit pas, ne boit pas seulement à la caserne. Je sais qu'au café, au cabaret il consomme plutôt des boissons alcooliques, mais celles-ci sont souvent coupées d'eau (absinthe, apéritifs), le soldat, de plus, est reçu dans des maisons hospitalières de la ville. Il prend le germe de la fièvre typhoïde chez l'habitant, il le rapporte à la caserne.

Il en est de même lors des grandes manœuvres. Il y a quelques années, M. le baron Berge, gouverneur de Lyon, avait signalé certains villages du Doubs et des Alpes dans lesquels il ne conduisait plus les soldats en manœuvre parce qu'ils y contractaient la fièvre typhoïde. En Allemagne, au moment des manœuvres militaires, on fait procéder à une enquête sur l'état sanitaire des localités que traverseront les troupes.

On exclut le passage ou le séjour dans celles qui depuis trois mois ont eu des malades ayant eu l'apparence typhoïdique.

Ces constatations font comprendre pourquoi la fièvre typhoïde sévit avec intensité sur les garnisons dans les villes malsaines, pourquoi la solidarité entre les populations militaires et civiles est à peu près constante.

Dans un assez grand nombre de villes, les casernes ont une alimentation d'eau différente de celle de la ville. Dans ces cas, il y a parfois discordance entre la mortalité militaire et civile. Ainsi, le quartier Crémille à Aire (Ier corps, Pas-de-Calais) a un puits spécial de 52 mètres de profondeur. En 1900, la fièvre typhoïde a compté 22 malades et 5 morts dans la garnison; dans la population civile, aucun décès n'a été attribué à la fièvre typhoïde.

A Noyon, la caserne est alimentée par une source spéciale, il n'y a pas de décès dans la garnison par fièvre typhoïde, la population civile en compte 2.6 pour 10,000 habitants.

A Remiremont, les casernes ont des sources spéciales; en 1897, on amène pour la ville des sources nouvelles. La mortalité militaire de 6.1 s'élève à 7.8, celle de la population civile tombe de 7.1 à 1.1.

Ces exemples suffisent, je pense, pour démontrer que le grand agent de propagation de la fièvre typhoïde est l'eau contaminée, aussi bien dans la population militaire que dans la population civile.

Puis, lorsque le bacille typhique est mis à la disposition des hommes, le surmenage ne leur permet pas de résister, l'encombrement, les contacts multiplient le nombre des atteints.

Influence des modifications apportées de 1876 à 1900 dans le mode d'alimentatic

MORTALITÉ TYPHOÏDIQUE POUR 10,000 HOMMES AVAN

1er groupe, mortalité o à 4; 2e groupe, mortalité o à 9; 3e groupe, mortalité supérieu

DÉSIGNATION DES EAUX.	1er GROUPE.		
	NOMBRE des garnisons.	MORTALITÉ. Avant.	MORTALITÉ. Après.
Eau de sources	22	20.0	3.1
Eau prise dans les nappes souterraines	13	18.9	3.2
Sources et eau de nappe simultanément	4	14.4	2.2
Eau de rivière	2	6.4	4.6
Galeries, puits filtrants	4	17.9	3.4
Suppression d'eau contaminée	2	84.1	5.9
Réfection du captage ou des conduites	8	19.3	3.3
Extension de la distribution	5	14.3	3.6
		1876-1885.	1886-1901.
Modifications certaines sans précision suffisante	5	9.4	2.5
Pas de modification *signalée* dans le régime antérieur	6	5.8	2.1

des garnisons en eau de boisson sur la fréquence de la fièvre typhoïde.

ET APRÈS LES MODIFICATIONS APPORTÉES AU RÉGIME.

à 10; 4e groupe, mortalité augmentée d'après les modifications du régime des eaux.

2e GROUPE.			3e GROUPE.			4e GROUPE.			TOTAL DES GARNISONS.
NOMBRE des garnisons.	MORTALITÉ.		NOMBRE des garnisons.	MORTALITÉ.		NOMBRE des garnisons.	MORTALITÉ.		
	Avant.	Après.		Avant.	Après.		Avant.	Après.	
17	19.0	6.9	16	42.1	14.9	13	10.9	12.5	68
6	26.8	8.8	5	29.9	12.1	1	5.3	6.1	25
2	19.0	7.5	3	72.9	16.4	2	7.4	16.2	11
2	15.4	7.3	4	31.0	23.6	5	8.9	18.4	13
8	20.2	9.6	6	57.1	19.6	2	5.5	10.0	20
"	"	"	"	"	"	"	"	"	2
3	23.8	8.4	11	40.1	16.8	1	30.0	32.7	23
3	17.5	9.6	2	23.3	11.2	2	"	"	10
	1876-1885.	1886-1901.		1876-1885.	1886-1901.		1876-1885.	1886-1901.	
2	11.5	7.7	6	38.7	19.4	2	2.9	13.3	15
4	15.6	6.7	14	35.6	23.6	16	8.2	10.5	40

Tableau d'ensemble.

DÉSIGNATION DES EAUX.	EFFECTIF.		DÉCÈS.		PROPORTION pour 10,000 HOMMES.		GAIN.	PERTE.
	Avant.	Après.	Avant.	Après.	Avant.	Après.		
Amenées d'eau :								
De sources	1,365,522	1,461,717	3,165	1,430	23.2	9.7	13.5	»
D'eau prise dans les nappes souterraines :								
Puits-forages	326,354	336,551	474	185	14.5	5.5	9.0	
Drainages, galeries souterraines	247,962	286,571	712	212	28.7	7.4	21.3	
							Gain 16.3	»
Simultanée d'eau de sources et d'eau prise dans les nappes souterraines. — Puits, drainages, barrages, réservoirs	177,901	201,198	606	223	34.1	11.1	23.0	
De rivière, de torrent, de lac, de ruisseau (Brute)	181,958	283,152	318	524	17.5	18.5	»	1.0
Recueillie par des galeries ou des puits filtrants	709,382	1,018,145	1,854	984	26.1	9.6	16.5	»
Suppression d'une eau contaminée	29,930	84,592	252	50	84.2	5.9	78.3	»
Réfection du captage ou des conduites d'amenées et de distribution	547,709	522,461	1,576	645	28.8	12.3	16.6	»
Extension de la distribution antérieure	250,601	139,271	438	88	17.4	6.3	11.1	»
	1876-1885.	1886-1901.	1876-1885.	1886-1901.	1876-1885.	1886-1901.		
Il y a eu des modifications. Elles sont insuffisamment précisées comme nature ou comme date	188,099	348,751	336	286	17.8	8.2	9.6	»
Pas de modification *signalée* dans le régime des eaux	395,608	913,180	717	1,093	18.1	11.9	6.2	»

Adduction d'eaux de source.

CORPS D'ARMÉE.	GARNISON.	DATE de L'ADDUCTION.	EFFECTIF.		DÉCÈS.		PROPORTION pour 10,000 hommes.		NATURE DES EAUX.
			AVANT.	APRÈS.	AVANT.	APRÈS.	AVANT.	APRÈS.	
			Ier GROUPE.						
I.	LANDRECIES	1887	5,014	3,412	"	"	"	"	
II.	ABBEVILLE	1898	24,080	3,348	18	"	7.4	"	
VII.	BELLEY	1899	28,176	4,885	19	"	6.7	"	
	LURE	1899	7,137	1,588	47	"	65.8	"	
XII.	BRIVE	1899	32,547	3,157	57	"	17.5	"	
XV.	SALON	1896	3,240	870	9	"	27.8	"	
XI.	PONTIVY	1892	12,940	6,836	38	1	29.3	1.5	
IX.	CHÂTEAUROUX	1899	38,950	5,788	46	1	11.8	1.7	
XVI.	RODEZ	1898	26,873	4,528	45	1	16.7	2.2	
XX.	TROYES	1899	34,409	3,995	278	1	80.8	2.5	
VII.	CHAUMONT	1899	32.363	3,754	22	1	6.8	2.6	
I.	SAINT-OMER	1885	13.785	22,608	7	6	5.1	2.6	
VII.	MONTBÉLIARD	1886	12,650	14,425	45	4	35.5	2.7	
X.	SAINT-LÔ	1890	8,540	14,270	9	4	10.5	2.8	
VII.	SAINT-DIÉ	1899	28,525	3,459	37	1	12.9	2.9	
III.	LISIEUX	1894	8,751	3.223	41	1	46.8	3.1	
VI.	VITRY-LE-FRANÇOIS	1883	2,696	5.805	3	2	11.1	3.4	
VI.	SAINT-MIHIEL-SAMPIGNY	1895-1898	56,455	25,939	74	10	13.1	3.8	
II.	COMPIÈGNE	1890	28.646	29.949	58	12	20.2	4.0	
XVIII.	BAYONNE	1894	43,416	14,438	49	6	11.2	4.1	
XII.	PÉRIGUEUX	1889	19,074	18.697	33	8	17.3	4.2	
	STENAY	1893	5.489	10.533	13	5	23.6	4.7	
	22 GARNISONS		473,756	205,507	948	64	20.0	3.1	
			IIe GROUPE.						
XIV.	MONTÉLIMAR	1891	21,414	15.138	56	8	26.1	5.2	
XI.	VANNES	1889	40,192	45,965	55	25	13.6	5.4	
XVIII.	SAINTES	1882	7,380	22,258	4	12	5.4	5.4	
XVI.	LODÈVE	1893	14,532	8,339	58	5	39.9	5.9	
XVIII.	MONT-DE-MARSAN	1887	12,225	21,824	9	13	7.3	5.9	
XX.	SAINT-NICOLAS-DU-PORT	1885	2,465	13,293	5	8	20.2	6.0	
VII.	LANGRES	1880	14,421	65,865	6	41	11.1	6.2	
IV.	ALENÇON	1892	16,270	12,333	16	8	9.8	6.4	Source Vauclusienne.

CORPS D'ARMÉE.	GARNISON.	DATE de L'ADDUCTION.	EFFECTIF.		DÉCÈS.		PROPORTION pour 10,000 hommes.		NATURE DES EAUX.
			AVANT.	APRÈS.	AVANT.	APRÈS.	AVANT.	APRÈS.	
	IIe GROUPE. (Suite.)								
VII.	Lons-le-Saunier..	1878.....	3,151	27,969	9	19	28.5	6.7	
VIII.	Dijon...........	1894.....	76,323	27,238	71	19	9.3	6.9	
XIV.	Grenoble........	1885.....	55,257	123,488	69	86	12.4	6.9	
III.	Caen	1891.....	24,399	17,920	146	14	59.8	7.8	
XIII.	Clermont-Ferrand	1888.....	55,116	67,754	137	56	24.8	8.2	
XV.	Antibes.........	1891.....	14,471	18,255	28	16	19.3	8.7	
III.	Vernon..........	1885.....	7,686	11,650	15	10	19.5	8.5	
X.	Vitré...........	1889.....	16,271	9,872	28	9	17.2	9.1	
XIV.	Albertville.....	1882.....	2,932	18,526	5	17	17.0	9.2	
XI.	Landerneau......	1888.....	1,860	2,109	3	2	16.1	9.5	
	17 garnisons.............		386,365	529,796	720	368	19.0	6.9	
	IIIe GROUPE.								
II.	Beauvais........	1880-1896	6,228	31,470	11	32	17.6	10.1	
XIV.	Rumilly.........	1880.....	738	4,676	1	5	13.5	10.7	
VI.	Givet...........	1879.....	6,383	35,819	22	39	34.4	10.9	
III.	Rouen	1882.....	19,476	65,508	96	75	49.3	11.4	
XIV.	Montmélian......	1891.....	2,081	1,019	7	2	33.6	11.7	
XVI.	Mende..........	1895.....	8,046	3,373	18	4	22.3	11.8	
VII.	Besançon........	1884.....	58,231	97,999	92	117	15.7	11.9	
I.	Avesnes.........	1882.....	5,622	17,891	28	22	49.8	12.3	Accident.
XII.	Angoulême.......	1889.....	50,649	48,957	406	66	80.1	13.5	Source Vauclusienne.
XV.	Draguignan......	1899.....	6,737	705	21	1	31.1	14.1	
XVII.	Foix............	1889.....	5,595	6,028	14	9	25.0	14.9	
VII.	Pontarlier......	1894.....	4,567	2,456	20	4	43.8	16.2	
XV.	Alais...........	1877.....	341	5,657	1	11	29.3	19.4	
IX.	Poitiers	1890.....	49,915	49,888	229	100	45.8	20.0	
XVI.	Montpellier.....	1882.....	20,665	58,357	92	138	44.5	23.6	
XX.	Neufchâteau.....	1885.....	13,664	17,366	34	41	24.8	23.7	
	16 garnisons		258,938	447,169	1,092	666	42.1	14.9	

CORPS D'ARMÉE.	GARNISON.	DATE de L'ADDUCTION.	EFFECTIF.		DÉCÈS.		PROPORTION pour 10,000 hommes.		NATURE DES EAUX.
			AVANT.	APRÈS.	AVANT.	APRÈS.	AVANT.	APRÈS.	
			IVe Groupe.						
VIII.	Beaune	1894	3,158	5,234	"	1	"	1.9	
V.	Coulommiers	1881	2,593	10,065	"	6	"	5.9	
VII.	Remiremont	1884	5,894	34,752	3	23	5.1	6.6	
VII.	Épinal	1888	31,819	72,988	23	61	7.3	8.3	
XI.	Belle-Ile-en-Mer	1899	8,946	1,162	7	1	7.8	8.5	
V.	Sens	1881	2,786	9,581	2	9	7.1	9.4	Eau de la Vanne.
I.	Boulogne-sur-Mer	1882	2,094	4,615	2	5	9.5	10.8	
XX.	Rambervillers	1893	6,007	7,300	1	11	1.6	15.0	
VII.	Bourg	1880	3,704	24,613	6	38	13.9	15.4	
III.	Le Havre	1891	22,183	15,147	38	24	12.6	15.8	
IV.	Dreux	1892	7,634	4,292	11	8	14.9	18.6	
IX.	Saint-Maixent	1890	10,540	10,082	22	22	20.8	21.8	Source Vauclusienne.
VI.	Bar-le-Duc	1883	8,746	36,098	12	86	13.7	23.8	Source contaminée. Épreuve fluorescéine.
	13 garnisons		116,104	235,929	127	295	10.9	12.5	
			Modifications successives.						
XII.	Guéret	1886	5,711	7,953	25	7	43.8	8.7	1886, source.
		1900	7,953	1,311	7	1	8.7	7.6	1900, nouvelle source.
XI.	Brest	1880	8,289	4,086	141	14	165.1	34.2	1880, source.
		1884	4,086	20,466	14	21	34.2	10.2	1884, nouvelle source.
		1898	20,466	6,309	21	8	10.2	12.6	1898, nouvelle source.
XIV.	Valence	1896	41,810	5,036	91	1	21.7	1.9	1896-1897, location d'une source (Béranger).
		1898	5,036	7,922	1	21	1.9	26.5	1898, retour à l'ancien régime.

Adduction d'eau prise dans les nappes souterraines.
(Puits, forages, drainages et galeries captantes.)

CORPS D'ARMÉE.	GARNISON.	DATE de L'ADDUCTION.	EFFECTIF.		DÉCÈS.		PROPORTION pour 10,000 hommes.		NATURE DES EAUX.
			AVANT.	APRÈS.	AVANT.	APRÈS.	AVANT.	APRÈS.	
			Ier GROUPE.						
II.	SAINT-QUENTIN...	1889-1894	18,411	17,508	10	1	5.4	0.5	Puits artésien.
I.	BÉTHUNE........	1888-1895	10,852	9,042	10	1	9.2	1.1.	Puits.
VIII.	CHALON-SUR-SAÔNE.	1895.....	18,273	9,010	14	1	7.6	1.1	Puits.
I.	VALENCIENNES....	1891.....	25,177	12,571	74	2	29.3	1.6	Puits.
I.	DOUAI..........	1885.....	29,600	49,360	17	9	5.7	1.8	Puits.
X.	RENNES.........	1882.....	39,040	89,292	207	31	53.0	3.4	Drainage.
XVIII.	LIBOURNE.......	1900.....	9,012	2,708	5	1	5.5	3.7	Puits artésien.
X.	VITRÉ..........	1897.....	9,872	8,188	9	3	9.1	3.6	Drainage.
VIII.	BOURGES........	1886.....	54,028	77,882	78	31	14.4	3.9	Puits-Bassin.
IX.	CHOLET.........	1893.....	20,526	12,392	18	5	8.7	4.0	Drainage.
I.	DUNKERQUE......	1892.....	21,442	11,985	13	5	6.4	4.1	Puits.
XIV.	CHAMBÉRY.......	1890.....	48,802	37,121	119	17	24.4	4.6	Puits.
XI.	QUIMPER........	1895.....	16,724	8,111	36	4	21.5	4.9	Galeries captantes.
	13 GARNISONS............		321,759	345,173	610	110	18.9	3.2	
			IIe GROUPE.						
X.	DINAN..........	1898.....	29.898	4,577	92	3	30.7	6.5	Drainage.
III.	EU.............	1895.....	4,042	1,493	7	1	17.3	6.6	Puits artésien.
I.	MAUBEUGE.......	1881.....	6,420	31,143	16	22	24.9	7.0	Puits.
XIV.	RUMILLY........	1898.....	4,676	1.369	5	1	10.7	7.3	Puits.
X.	SAINT-MALO.....	1879.....	4,226	29,523	7	25	16.5	8.5	Drainages.
XX.	NANCY..........	1892.....	100,755	96,536	275	93	27.2	9.6	Puits. Galeries filtrantes.
	6 GARNISONS............		150,017	164,041	402	145	26.8	8.8	

CORPS D'ARMÉE.	GARNISON.	DATE de L'ADDUCTION.	EFFECTIF.		DÉCÈS.		PROPORTION pour 10,000 HOMMES.		NATURE DES EAUX.
			AVANT.	APRÈS.	AVANT.	APRÈS.	AVANT.	APRÈS.	
	IIIe GROUPE.								
XVIII.	LA ROCHELLE....	1883.....	10,245	24,185	13	26	12.6	10.8	Drainages.
IX.	ISSOUDUN........	1877.....	1,242	22,787	19	28	152.9	12.2	Puits.
XI.	MORLAIX........	1890.....	7,762	4,680	36	6	46.3	12.8	Drainages.
V.	VENDÔME........	1890.....	10,823	8,286	16	11	14.6	13.2	Puits artésien.
VI.	ÉPERNAY........	1895.....	5,964	5,271	24	8	40.1	15.1	Puits.
	5 GARNISONS............		36,036	65,209	108	79	29.9	12.1	
	IVe GROUPE.								
V.	FONTAINEBLEAU...	1894.....	48,255	17,842	26	11	5.3	6.1	Puits.
	ADDUCTIONS MIXTES OU SUCCESSIVES.								
XIV.	ROMANS.........	1881.....	2,576	6,759	5	16	19.4	23.6	Puits artésien.
		1892.....	6,759	14,411	16	19	23.6	13.1	Galerie captante.
XII.	MAGNAC-LAVAL...	1882.....	2,872	6,042	4	15	13.9	24.8	Drainage.
		1895.....	6,042	3,045	15	1	24.8	3.2	

Alimentation mixte. — Sources et eaux souterraines.

(Puits. — Galeries captantes, drainages, barrages, réservoirs.)

CORPS D'ARMÉE.	GARNISON.	DATE de L'ADDUCTION.	EFFECTIF. AVANT.	EFFECTIF. APRÈS.	DÉCÈS. AVANT.	DÉCÈS. APRÈS.	PROPORTION pour 10,000 hommes. AVANT.	PROPORTION pour 10,000 hommes. APRÈS.	NATURE DES EAUX.
				Ier Groupe.					
X.	Fougères........	1895.....	8,336	2,371	8	"	9.6	"	
X.	Saint-Brieuc.....	1895.....	26,237	9,067	34	1	12.9	1.1	
XIII.	Le Puy.........	1897.....	22,036	6,010	40	2	14.1	3.3	
XIII.	Roanne..........	1892.....	7,536	4,796	11	2	14.5	4.1	
	4 garnisons..........		64,145	22,244	93	5	14.4	2.2	
				IIe Groupe.					
XIV.	Embrun.........	1890.....	7,216	7,340	27	5	37.4	6.8	
XIII.	Saint-Étienne....	1886.....	25,824	57,607	36	44	13.9	7.6	
	2 garnisons..........		33,040	64,947	63	49	19.0	7.5	
				IIIe Groupe.					
XI.	Lorient.........	1889.....	14,544	13,989	68	19	46.7	13.6	
XII.	Tulle..........	1895.....	20,458	9,369	120	14	58.6	14.9	
XV.	Toulon.........	1887.....	23,553	28,928	239	53	101.4	18.3	
	3 garnisons..........		58,555	52,286	427	86	72.9	16.4	
				IVe Groupe.					
IV.	Nogent-le-Rotrou	1885.....	2,139	6,538	2	10	9.2	15.2	
V.	Auxerre.........	1882.....	7,300	25,611	5	42	6.8	16.3	
	2 garnisons..........		9,439	32,149	7	52	7.4	16.2	

Adduction d'eau de rivière, de torrent, de lac, de ruisseau.

CORPS D'ARMÉE.	GARNISON.	DATE de L'ADDUCTION.	EFFECTIF. AVANT.	EFFECTIF. APRÈS.	DÉCÈS. AVANT.	DÉCÈS. APRÈS.	PROPORTION pour 10,000 hommes. AVANT.	PROPORTION pour 10,000 hommes. APRÈS.	NATURE DES EAUX.
	Ier Groupe.								
VIII.	Le Creusot......	1895.....	5,866	3,293	4	1	10.2	3.0	
XIV.	Annecy	1889.....	16,111	20,726	10	10	6.2	4.8	
	2 garnisons..........		21,977	24,019	14	11	6.4	4.6	
	IIe Groupe.								
XVIII.	Libourne........	1892.....	19,157	9,012	26	5	13.5	5.5	Filtre Anderson.
XV.	Bastia..........	1886.....	8,122	12,781	16	11	19.5	8.6	
	2 garnisons..........		27,279	21,793	42	16	15.4	7.3	
	IIIe Groupe.								
XV.	Nice	1892.....	42,289	54,753	102	113	24.1	20.6	Dégrossisseur et revolvers Anderson.
XII.	Montluçon	1882.....	3,791	9,444	9	20	23.7	21.2	
XVII.	Auch	1881.....	9,926	34,604	39	95	39.2	27.4	
XVII.	Pamiers.........	1886.....	7,756	14,450	48	40	61.9	27.9	
	4 garnisons..........		63,762	113,251	198	268	31.0	23.6	
	IVe Groupe.								
VIII.	Cosne...........	1885.....	10,085	22,224	6	17	5.9	7.6	
IX.	Parthenay.......	1895.....	9,616	3,508	8	3	8.3	8.5	Stérilisation par la chaleur.
VI.	Givet...........	1899.....	35,819	6,012	39	8	10.9	13.3	
XV.	Menton..........	1884.....	378	10,216	"	19	"	18.6	
XX.	Lunéville.......	1880.....	13,042	82,135	9	182	6.9	22.1	
	5 garnisons..........		68,940	124,095	62	229	8.9	18.4	

Eau amenée par galeries et puits filtrants.

CORPS D'ARMÉE.	GARNISON.	DATE DE L'ADDUCTION.	EFFECTIF. AVANT.	EFFECTIF. APRÈS.	DÉCÈS. AVANT.	DÉCÈS. APRÈS.	PROPORTION pour 10,000 hommes. AVANT.	PROPORTION pour 10,000 hommes. APRÈS.	NATURE DES EAUX.
				Ier GROUPE.					
XV.	Pont-St-Esprit. .	1899.....	9,423	1,205	19	"	20.1	"	
XVI.	Albi............	1888.....	15,686	20,142	59	6	37.6	2.9	
VI.	Châlons-ville . . .	1878.....	5,964	91,215	2	28	3.3	3.0	
VI.	Commercy - Lérouville.........	1892.....	26,802	45,567	24	20	8.9	4.4	
	4 garnisons		57,875	158,129	104	54	17.9	3.4	
				IIe GROUPE.					
XIV.	Lyon...........	1880.....	80,935	73,400	277	174	34.2	23.7	Opérations successives.
		1886.....	73,400	95,425	174	75	23.7	7.8	
		1894.....	95,425	91,045	75	53	7.8	5.8	
VIII.	Mâcon..........	1883.....	8,015	25,843	25	17	31.2	6.6	
VII.	Dôle...........	1892.....	11,304	9,970	11	7	9.7	7.0	
XVII.	Toulouse.......	1893.....	105,462	52,702	204	41	19.3	7.7	
VII.	Belfort........	1886.....	58,999	135,410	122	106	20.6	7.8	
XVIII.	Tarbes.........	1891.....	59,010	43,868	101	36	17.1	8.2	
XIII.	Moulins........	1891.....	17,441	12,310	41	10	23.5	8.3	
XX.	Pont-à-Mousson. .	1880.....	2,441	14,250	9	14	36.8	9.8	
	8 garnisons		512,432	554,223	1,039	533	20.2	9.6	
				IIIe GROUPE.					
XI.	Ancenis.........	1881.....	5,825	23,393	8	28	13.7	11.9	
XVI.	Carcassonne.....	1890.....	15,780	13,578	165	17	104.5	12.5	
III.	Évreux..........	1880.....	5,609	21,792	18	64	33.9	29.4	Opérations successives.
		1897.....	21,792	4,862	64	7	29.4	14.4	
XVII.	Montauban......	1880.....	13,837	68,181	68	113	49.1	16.6	
XVI.	Béziers.........	1889.....	22,299	10,506	139	25	62.3	23.8	Opérations successives.
		1896.....	10,506	10,158	25	20	23.8	19.6	
XVI.	Perpignan.......	1886.....	27,216	36,441	215	96	78.9	26.3	
	6 garnisons		122,864	188,911	702	370	57.1	19.6	
				IVe GROUPE.					
VIII.	Decize..........	1891.....	4,343	1,506	1	1	2.3	6.6	
V.	Montargis.......	1884.....	11,868	25,376	8	26	6.7	10.2	1891. Épidémies par puits contaminé. 16 décès.
			16,216	26,882	9	27	5.5	10.0	

Réfection du captage, des réservoirs, des conduites d'adduction ou de distribution.

CORPS D'ARMÉE.	GARNISON.	DATE de L'ADDUCTION.	EFFECTIF.		DÉCÈS.		PROPORTION pour 10,000 hommes.		NATURE DES EAUX.
			AVANT.	APRÈS.	AVANT.	APRÈS.	AVANT.	APRÈS.	
	Ier Groupe.								
VI.	Mézières........	1890.....	29,749	26,153	43	1	14.4	0.3	
III.	Dieppe..........	1882.....	2,097	7,360	7	1	33.4	1.4	
IV.	Chartres........	1896.....	35,114	8,516	50	3	14.2	3.5	Réfection du captage en rivière.
III.	Bernay..........	1889.....	6,462	5,699	10	2	15.4	3.7	
XVIII.	Bordeaux.......	1888.....	48,553	49,974	41	20	8.4	4.0	
VII.	Salins..........	1894.....	7,388	2,226	8	1	10.8	4.5	
XI.	Nantes..........	1895.....	58,413	19,265	195	9	33.3	4.6	Réfection du captage en rivière.
XIV.	Vienne..........	1890.....	12,639	14,633	33	7	26.3	4.8	
	8 garnisons.........		200,415	134,826	387	44	19.3	3.3	
	IIe Groupe.								
XII.	Limoges.........	1897.....	98,796	24,030	226	16	22.9	6.6	
XVI.	Narbonne........	1899.....	19,470	3,609	50	3	25.6	8.3	
VI.	Sedan...........	1876.....	3,379	70,730	14	64	41.4	9.0	
	3 garnisons.........		121,645	98,369	290	83	23.8	8.4	
	IIIe Groupe.								
IV.	Le Mans.........	1884.....	31,488	70,278	267	76	84.8	10.8	Réfection du captage en rivière.
VI.	Reims...........	1887.....	20,392	57,934	26	65	12.7	11.2	
XV.	Nîmes...........	1896.....	63,469	17,905	122	21	19.2	11.7	Protection de la galerie filtrante.
XV.	Orange..........	1884.....	5,162	5,512	13	7	25.2	12.7	
V.	Blois...........	1884.....	12,957	17,946	28	25	21.6	13.9	Réfection du captage en rivière.
XVIII.	Pau.............	1886.....	14,890	22,735	56	34	36.2	14.9	
XVI.	Agde............	1890.....	955	5,536	7	9	73.2	16.2	
XIII.	Montbrison......	1896.....	9,229	3,347	38	6	41.1	17.9	
XVI.	Lunel...........	1889.....	5,673	4,414	38	8	66.9	18.1	
XVI.	Castelnaudary...	1891.....	10,880	9,408	37	22	34.0	23.3	
XV.	Marseille.......	1884.....	44,555	78,845	249	224	55.8	28.4	Bassin de décantation.
	11 garnisons.........		219,650	293,860	881	497	40.1	16.8	
	IVe Groupe.								
XVI.	Cette...........	1887.....	5,999	6,406	18	21	30.0	32.7	

Suppression d'une eau contaminée.

CORPS D'ARMÉE.	GARNISON.	DATE de L'ADDUCTION.	EFFECTIF.		DÉCÈS.		PROPORTION pour 10,000 hommes.		NATURE DES EAUX.
			AVANT.	APRÈS.	AVANT.	APRÈS.	AVANT.	APRÈS.	
			Ier Groupe.						
II.	Amiens..........	1881.....	15,008	62,033	152	41	101.2	6.6	Sup. Marie-Caron.
XI.	La Roche-sur-Yon.	1886.....	14,922	22,559	100	9	67.0	3.9	Sup. Puits-d'Équebouilles.
	2 garnisons........		29,930	84,592	252	50	84.1	5.9	

Extension de la distribution antérieure.

CORPS D'ARMÉE.	GARNISON.	DATE de L'EXTENTION.	EFFECTIF.		DÉCÈS.		PROPORTION pour 10,000 hommes.		NATURE DES EAUX.
			AVANT.	APRÈS.	AVANT.	APRÈS.	AVANT.	APRÈS.	
			Ier Groupe.						
II.	Senlis..........	1879.....	3,094	16,239	5	10	16.1	6.1	Opérations successives.
		1899.....	16,239	2,291	10	0	6.1	0	
I.	Calais..........	1859.....	4,803	9,200	4	2	8.3	2.1	Depuis 1859, 15 forages successifs.
IX.	Angers..........	1891.....	51,153	38,121	48	11	9.4	2.9	
	Fontenay-le-Comte	1898.....	33,727	5,286	91	2	26.9	3.8	
V.	Meaux..........	1885.....	8,397	13,328	10	6	11.9	4.5	
	5 garnisons........		117,413	84,465	168	31	14.3	3.6	
			IIe Groupe.						
XIV.	Bourgoin........	1891.....	6,596	5,396	10	5	15.1	9.2	
XIV.	Briançon........	1895.....	34,454	17,459	68	17	19.7	9.7	
XVII.	Agen...........	1898.....	28,944	6,062	45	6	15.5	9.9	
	3 garnisons........		69,994	28,917	123	28	17.5	9.7	
			IIIe Groupe.						
XIII.	Aurillac........	1886.....	4,857	20,399	9	22	18.5	10.7	
XVI.	Montpellier.....	1900.....	58,357	5,490	138	7	23.6	12.7	
	2 garnisons........		63,214	25,889	147	29	23.3	11.2	

Modifications insuffisamment précisées, comme nature ou comme date, pour pouvoir classer les villes dans une catégorie spéciale.

(COMPARAISON ENTRE LES PÉRIODES 1876–1885 ET 1886–1901.)

CORPS D'ARMÉE.	GARNISON.	DATE de la MODIFICATION initiale.	EFFECTIF.		DÉCÈS.		PROPORTION pour 10,000 hommes.		NATURE DES EAUX.
			1876–1885.	1886–1901.	1876–1885.	1886–1901.	1876–1885.	1886–1901.	
			Ier Groupe.						
VI.	Montmédy	....	7,457	10,732	14	1	18.7	0.9	
I.	Lille	1870–73..	36.588	65,396	15	15	4.1	2.3	N. Trav. 2,316,000f
I.	Cambrai	1864.....	18,226	32,366	17	8	9.3	2.4	
V.	Orléans	1864.....	39,479	74,471	33	21	8.3	2.8	N. Trav. 2 millions.
V.	Provins	1875.....	7,593	12,176	24	4	31.6	3.2	N. Trav. 140,000f
	5 garnisons		100,343	195,341	103	49	9.4	2.5	
			IIe Groupe.						
VIII.	Autun	1850.....	11,911	16,632	12	12	10.1	7.2	N. Trav. 450,000f
XVI.	Mont-Louis	....	1,107	4,070	3	4	27.1	9.8	
	2 garnisons		13,018	20,702	15	16	11.5	7.7	
			IIIe Groupe.						
XV.	Uzès	....	565	1,670	10	2	176.9	11.9	Sans autres précisions.
IX.	Tours	....	40,881	74,972	131	91	32.0	12.1	Amélioration ultérieure.
IV.	Domfront	....	2,163	6,305	12	13	55.4	20.6	
XV.	Bonifacio	....	1,402	5,761	5	14	35.6	24.3	
IX.	Niort	1857.....	8,353	12,867	32	37	38.3	28.6	N. Trav. 1 million.
XIV.	Mont-Dauphin ...	....	2,148	6,646	25	34	116.3	51.1	
	6 garnisons		55,512	98,221	215	191	38.7	19.4	
			IVe Groupe.						
XII.	Bellac	....	6,255	14,703	0	8	0	5.4	
XVII.	Mirande	....	3,971	7,781	3	22	7.5	28.2	
	2 garnisons		10,226	22,484	3	30	2.9	13.3	

Pas de modification signalée dans le régime des eaux de 1876 à 1901.

(COMPARAISON ENTRE LES PÉRIODES 1876-1885 ET 1886-1901.)

CORPS D'ARMÉE.	GARNISONS.	DATE du RÉGIME antérieur.	EFFECTIF.		DÉCÈS.		PROPORTION pour 10,000 hommes.		NATURE DES EAUX.
			1876-1885.	1886-1901.	1876-1885.	1886-1901.	1876-1885.	1896-1901.	
				Ier Groupe.					
I	Arras.........	1869.....	31,212	42,414	15	4	4.8	0.9	
II	Soissons........	1867.....	12,955	24,067	5	4	3.8	1.6	
III	Elbeuf.........	1876.....	2,303	4,868	3	1	13.0	2.0	
III	Falaise.........	1875.....	4,425	7,472	5	2	11.3	2.6	
VII	Vesoul.........	1845-1864	7,700	13,132	6	4	7.7	3.0	
II	Laon...........	1874.....	19,030	36,656	11	12	5.7	3.2	
	6 garnisons.........		77,685	128,609	45	27	5.8	2.1	
				IIe Groupe.					
VII	Gray...........	....	7,889	14,148	5	9	6.3	6.3	
VI	Verdun.........	1868.....	38,654	154,841	70	102	18.1	6.6	
XIII	Riom...........	1852.....	4,959	17,253	8	12	16.1	6.9	
VIII	Nevers.........	1859.....	12,398	21,720	17	17	13.7	7.8	
	4 garnisons.........		63,900	207,902	100	140	15.6	6.7	
				IIIe Groupe.					
XVIII	St-Jean-d'Angély..	1872.....	596	949	3	1	50.3	10.5	
IV	Mayenne........	....	9,012	18,358	10	20	11.9	10.9	
XVIII	Rochefort......	1874-1876	1,480	5,213	2	7	13.5	13.4	
IV	Laval..........	1867.....	12,175	23,218	17	32	13.9	13.8	
X	Granville.......	1875.....	8,415	22,764	16	32	19.1	14.0	
XV	Avignon........	1863.....	30,887	49,104	75	93	24.3	18.9	
XV	Ajaccio.........	1876.....	6,208	9,654	32	23	51.5	23.8	
XV	Aix............	1876.....	12,075	21,445	69	53	57.1	24.7	
X	Cherbourg......	1871-1873.	21,797	31,815	68	91	31.2	28.6	
XIV	Gap............	1852.....	11,482	22,139	61	64	53.1	28.9	

Pas de modification signalée dans le régime des eaux de 1876 à 1901.

COMPARAISON ENTRE LES PÉRIODES 1876-1885 ET 1886-1901.

CORPS D'ARMÉE.	GARNISONS.	DATE du RÉGIME antérieur.	EFFECTIF.		DÉCÈS.		PROPORTION pour 10,000 hommes.		NATURE DES EAUX.
			1876-1885.	1886-1901.	1876-1885.	1886-1901.	1876-1885.	1886-1901.	
			IIIe Groupe. (Suite.)						
XVI	Castres.........	1853-1871.	11,233	22,877	35	67	31.0	29.2	
IX	Châtellerault...	....	4,494	8,244	15	27	33.3	32.7	
XV	Arles...........	1891.....	2,316	4,913	18	22	77.6	44.7	
XV	Tarascon........	1867.....	6,507	12,399	56	65	86.0	52.4	
	14 garnisons........		133,677	253,092	477	597	35.6	23.6	
			IVe Groupe.						
VII	Bruyères-Gérardmer..........	....	2,287	29,728	0	12	0	4,0	
IV	La Flèche......	1860.....	2,386	7.127	0	3	0	4.2	
XX	Toul...........	1869-1870.	27,473	142,753	19	101	6.9	7.1	
V	Joigny..........	1867.....	7,672	11,886	5	9	6.5	7.6	
XIV	Thonon.........	1850.....	2.414	2.394	2	2	8.2	8.3	
XVI	Saint-Gaudens...	1872.....	3,343	7,896	2	8	5.9	10.1	
XV	Digne..........	1824.....	2,022	5,531	3	6	10.1	10.8	
IX	Saumur.........	1873.....	4,842	11,438	3	13	6.2	11.3	
XVI	Marmande.......	1872.....	3,320	8,397	0	10	0	11.9	
XIII	Auxonne........	1858.....	23,115	32,544	26	40	11.2	12.3	
V	Melun..........	....	13,910	22,649	7	30	5.0	13.2	
IV	Mamers.........	1849.....	7,459	17,246	10	25	13.4	14.5	
IX	Thouars........	1863.....	1,505	3,022	2	9	13.2	29.7	
XV	Privas..........	1865.....	5,017	7,503	3	23	5.9	30.6	
IV	Châteaudun.....	1855.....	6,053	11,958	12	41	19.8	34.2	
XVI	Eysses-Villeneuve-sur-Lot....	1872-1879.	1,628	1,445	1	7	6.1	48.4	
	16 garnisons........		115,346	323,517	95	339	8.2	10.5	

Nos confrères de l'armée ont, par les précautions, par la surveillance dans les casernes, diminué dans une large proportion le nombre des cas intérieurs, je dirais volontiers qu'ils l'ont à peu près fait disparaître. Je voudrais qu'ils portent les yeux sur les conditions du milieu urbain dans lequel ils vivent. La loi sur la santé publique réserve une place dans les conseils d'hygiène aux médecins militaires, il faut qu'ils y fassent entendre leur voix. Ils trouveront des collègues prêts à appuyer leurs revendications, des médecins, des ingénieurs, des pharmaciens.

Il n'est pas admissible que si l'on signale à un conseil le danger des prises d'eau en rivière, parfois au-dessous d'égouts, parfois avec adjonction de filtres organisés pour renforcer le danger, le médecin militaire ne soit pas écouté. En assainissant la ville, il fera son devoir vis-à-vis de l'armée et il rendra un grand service à la population civile.

La surveillance des amenées d'eau propres à certaines casernes, lui appartient et appartient à lui seul. La surveillance des eaux communes aux casernes et aux villes n'importe pas moins à la santé des militaires.

Il faut donc établir des laboratoires de bactériologie, je ne dis pas dans chaque ville de garnison, mais un ou deux par corps d'armée.

A mon sens, l'action des médecins militaires ne doit pas se limiter à l'enceinte de la ville dans laquelle réside la garnison. Bien souvent ce sont des hommes qui rentrent de permission qui apportent la fièvre typhoïde dans la caserne. Quand la localité où ils paraissent avoir contracté le germe typhique se trouve dans le département, le médecin militaire devrait signaler le fait au représentant de l'armée qui siège dans le conseil d'hygiène ou dans la commission sanitaire. Quand cette localité n'est pas le département lui-même, on pourrait centraliser les renseignements au Ministère de la Guerre et celui-ci préviendrait le représentant au conseil d'hygiène de la circonscription intéressée.

On connaîtrait rapidement les localités dangereuses et on pourrait ainsi arriver à raréfier et peut-être à éteindre la fièvre typhoïde en France.

Ce travail sur la répartition de la fièvre typhoïde en France est indispensable. Un petit foyer suffit à allumer un incendie. Je tiens à redire que la solidarité la plus étroite relie la salubrité du pays tout entier et l'hygiène propre de l'armée. Que si on néglige un des deux termes du problème, la défense nationale peut être gravement compromise.

L'armée n'est plus constituée par un groupe de jeunes gens restant sous les drapeaux plusieurs années et ayant peu de communications avec la population au milieu de laquelle ils vivent. Des appels successifs font revenir à la caserne toute la partie valide de la nation pendant un certain nombre d'années. La durée de ces appels est en général limitée, mais suffisante pour que, si la caserne ou la ville dans laquelle a lieu ce rassemblement est infectée de fièvre typhoïde, les appelés dans la ville prennent et reportent après leur libération dans leurs pays des germes morbides et y créent des foyers secondaires. A la fin de 1886, M. Chantemesse et moi avons constaté le fait suivant : la fièvre typhoïde sévissait à Clermont-Ferrand, les réservistes firent treize jours d'exercices militaires en octobre ; aucun d'eux ne tomba malade à Clermont, mais plusieurs reportèrent dans leurs villages le germe de la maladie qu'ils avaient pris à Clermont et créèrent des foyers secondaires à Arlanc, Saint-Germain-l'Herm, Saint-Amand, Roche-Savine, etc.

Par contre, la troupe peut être casernée dans une ville saine, être exempte de toute affection infectieuse. Mais elle peut pendant les manœuvres prendre dans les villes et les villages qu'elle traverse le germe de la maladie.

On lit dans le rapport général qui précède la statistique médicale de l'armée pendant l'année 1888 (1) :

Quatorzième corps d'armée : il n'y a pas eu de foyer méritant d'être signalé dans les autres garnisons du corps d'armée, mais les nombreux cas constatés dans les groupes alpins méritent une mention spéciale. Chaque année, ces troupes signalent un nombre plus ou moins considérable de fièvres typhoïdes, survenant particulièrement à la fin des manœuvres. On met en avant la fatigue, le surmenage même, et les défectuosités du cantonnement dans les localités où le logement de l'habitant laisse à désirer sous bien des rapports, et où la fièvre typhoïde est endémique. Rentrés dans leurs garnisons, ces corps de troupe voient leur état sanitaire s'améliorer rapidement : au bout de trois semaines, toute trace de fièvre typhoïde a disparu.

Un groupe alpin composé du 13e bataillon de chasseurs, d'une batterie de montagne de Grenoble et d'une demi-compagnie du génie, en présente un exemple tout particulier. Ce groupe a tout d'abord, pendant son séjour à Lans-le-Bourg, deux artilleurs atteints de fièvre typhoïde; puis, quelques jours

(1) Rapport, p. 46.

après, trois chasseurs. Un mois et demi se passe sans nouveau malade. Le 15 juillet, on quitte Lans-le-Bourg pour exécuter des marches en montagne, et le 18, à Moutiers, a lieu la dislocation : deux compagnies rentrent en Maurienne, et les deux autres restent jusqu'au 1er août dans la Tarentaise, chaque fraction conservant une section d'artillerie.

Les compagnies rentrées dans la Maurienne n'éprouvent tout d'abord qu'un seul cas de fièvre typhoïde parmi les chasseurs, à Bramans, où la maladie est signalée dans la population civile; mais les artilleurs qu'ils accompagnent ont, dans le courant d'août, plusieurs typhoïdiques, et en septembre la maladie prend assez d'extension dans le groupe entier, pour qu'il *soit nécessaire de licencier, pour ainsi dire, la petite colonne*, par l'envoi d'un grand nombre d'hommes en permission.

Les compagnies opérant dans la Tarentaise étaient passées beaucoup plus tôt par les mêmes épreuves; dès le 1er août s'était manifesté un premier cas de fièvre typhoïde; puis les malades se multipliant rapidement parmi les chasseurs et les artilleurs, force avait été de *terminer les manœuvres* et de renvoyer les troupes à Lans-le-Bourg.

Le 11e régiment de hussards, après avoir pris part aux manœuvres dans l'Isère, présente, peu de jours après son retour à Valence, quelques embarras gastriques sans fièvre et des diarrhées légères, puis un embarras gastrique fébrile, et enfin quelques fièvres typhoïdes confirmées. Parti pour Belfort en septembre, il a 3 fièvres typhoïdes en route; 4 autres se déclarent dès l'arrivée dans cette garnison; puis 2 derniers cas, six jours et trois semaines après. La forme de la maladie est grave : 12 cas, 4 décès (médecin-major de 2e classe Adam).

Ici encore, ce n'est pas la caserne qui a été le foyer, ce sont les petits villages dans lesquels la troupe a cantonné, et on a été forcé d'interrompre les manœuvres.

Dans l'important rapport adressé le 16 juin 1889, au Président de la République par M. le Ministre de la Guerre, on lit :

Le danger dont les épidémies civiles menacent constamment l'armée est bien plus grave qu'on ne le croit généralement, et ne se réduit pas à la fièvre typhoïde et à la variole. Plus nous allons, plus certaines manifestations épidémiques sont fréquentes dans les casernements, et ce n'est pas dans l'armée qu'elles prennent naissance. L'appel toujours renouvelé des réservistes, des territoriaux, des hommes « à la disposition » apporte nécessairement dans les casernes les germes morbides qui existent en permanence dans les populations civiles de tous les âges. Les épidémies de scarlatine, de rougeole, d'oreillons, de diphtérie, rares autrefois dans la troupe, sont d'une fréquence dont le commandement se préoccupe et s'alarme à juste titre. On ne saurait, d'ailleurs, méconnaître que les soldats quittant les foyers épidémiques militaires, pour se rendre dans leurs familles, ne fassent courir à celles-ci les chances de la contagion.

Ainsi la solidarité entre l'armée et la population civile est complète; négliger l'hygiène des villes et des campagnes, c'est menacer l'armée et compromettre les intérêts de la défense nationale.

Cette conclusion n'a rien d'exagéré. Il y a quelques années, j'ai soumis à l'Académie de médecine le récit médical de l'expédition de Tunisie.

Le corps expéditionnaire comptait 20,000 hommes, sur lesquels, en quelques semaines, 4,200 furent atteints de fièvre typhoïde, soit un cinquième de l'effectif. L'importation avait été faite par un régiment venant de Perpignan, le 142e de ligne, qui infecta la 3e brigade. La 1re et la 2e brigades furent, elles, infectées par le séjour de quelques détachements dans la ville de Toulon.

En 1885, la statistique militaire donne l'histoire de l'épidémie du camp du Pas-des-Lanciers. Le 62e de ligne, venant de Lorient, comptait un certain nombre de malades atteints de fièvre typhoïde ou d'embarras gastrique fébrile. L'effectif total fut de 8,500 hommes, sur lesquels 1,500 hommes furent atteints de fièvre typhoïde; 122 succombèrent, c'est-à-dire que le cinquième de l'effectif fut en quelques semaines hors d'état de combattre. On dut disloquer la division.

Ces exemples montrent quelle gravité peut présenter la fièvre typhoïde au point de vue de la défense nationale. Ceux que nous avons rapportés plus haut établissent que l'insalubrité d'un des points du territoire sur lesquels se fait un rassemblement de troupes peut suffire à contaminer une division, un corps d'armée, et, par suite, annihiler l'effort que la France fait depuis trente ans pour reconstituer sa puissance militaire.

M. le Ministre de la Guerre, dans son rapport du 16 juin 1889, les médecins militaires qui veillent avec tant de compétence à l'amélioration de l'hygiène de l'armée; ont prescrit les mesures qui assurent la salubrité de la caserne; par leur présence dans les conseils d'hygiène, ils doivent agir sur l'autre terme du problème, tout aussi important, la salubrité des villes et des campagnes.

En cas de guerre, en effet, le rassemblement ne se fera pas dans des casernes. Il se fera dans les villes et les villages voisins de la frontière menacée. Nous n'avons pas encore de renseignements sur la santé publique dans les villages, mais nous trouvons dans les villes insuffisamment assainies :

Sur la frontière des Pyrénées :

Perpignan, Béziers, Narbonne, Montpellier.

Sur la frontière des Alpes :

Marseille, Tarascon, Toulon, Gap, Draguignan, Pontarlier, Nice, Menton.

Sur la frontière des Vosges :

Nancy, Lunéville, Besançon.

Un premier devoir national est d'assainir ces régions d'une façon absolue ; mais tout ne sera pas fait, car l'exemple de la Tunisie et du camp des Lanciers est là pour le démontrer, un régiment venant d'une ville infectée peut suffire à contaminer toute une armée, à mettre le cinquième de son effectif hors de combat.

Le Ministère de la Guerre fait des efforts pour assainir les casernes, il a réussi dans une large mesure, les statistiques de ces dernières années le prouvent; mais ces efforts n'auraient aucune valeur au moment du danger, si nous n'avions pas réussi à assainir le territoire tout entier.

Les médecins militaires ont charge de la santé des hommes confiés à leurs soins, ils ont donc autorité pour intervenir, ils ont toute compétence; il ne faut pas que leur action soit limitée à la caserne ; elle doit s'étendre sur l'ensemble de la France. Orientée dans ce sens, leur influence sera prépondérante ; nul n'osera s'élever contre leurs revendications quand ils parleront au nom de l'armée.

Avant de terminer, je dois appeler l'attention sur une des causes de pollution des cours d'eau. Son importance va chaque jour en croissant.

Pour assainir les villes, les municipalités font construire des égouts ; le résultat pour la ville elle-même est bon, mais elles rejettent les eaux de ces égouts dans les rivières, les ruisseaux, et rendent dangereuse l'eau qui coule en aval de la localité. Ce rejet n'est précédé d'aucune tentative d'épuration.

Le danger pour les localités en aval n'est pas douteux ; il ne l'est pas non plus pour les troupes en manœuvre ou en campagne. L'homme qui a soif ne peut pas résister à l'ingestion d'une eau quelconque et s'inquiète peu de sa provenance; la saurait-il contaminable ou contaminée, il ne résisterait pas davantage.

Or, en lisant l'annuaire de M. Imbeaux et de ses collègues, on voit que, dès maintenant, plus de mille localités, les seules qui aient des égouts, rejettent dans les cours d'eau leurs eaux usées tout venant.

Si, comme je l'espère, les expériences en cours sur les septic-tangs donnent de bons résultats, on ne devra autoriser le rejet à la rivière qu'après épuration. Il appartient aux conseils d'hygiène de donner ou de refuser les autorisations.

Si le concours des conseils d'hygiène semble assuré, il ne faut pas se dissimuler qu'un certain nombre de municipalités éléveront une objection qui, malheureusement, est souvent très justifiée. Elles diront que les ressources de la commune ne permettent pas de faire les travaux demandés; il est certain que dans les localités peu peuplées, où parfois les nécessités d'ordre purement militaire obligent à entretenir de grosses garnisons, l'argument doit être accepté; la commune ne peut pas faire les dépenses, quelque impérieuses qu'elles soient.

Mais il s'agit de l'intérêt national, et l'État ne peut se désintéresser. Or, il y a trois ou quatre ans, la loi autorisa, dans l'intérêt de l'agriculture surtout, à faire des adductions d'eau en établissant un barême basé sur des règles analogues à celui de l'assistance publique gratuite. Lorsque le centime additionnel produit un chiffre élevé, l'État ne donne son concours que dans une proportion faible, 5 à 10 p. 100; lorsque le centime additionnel ne produit, comme cela est pour les petites communes, qu'un chiffre minime, l'État prend à sa charge les 90 ou 95 p. 100 de la dépense.

Il faut faire pour l'armée nationale ce que l'on fait pour l'agriculture.

Nous ne sommes pas compétents pour discuter cette question ; votre rapporteur a pourtant cru devoir l'indiquer.

En résumé, je crois démontré que, dans les villes de garnison, la solidarité la plus étroite existe, pour la fièvre typhoïde, entre les populations civiles et militaires; que, pour elles deux, la pureté de l'alimentation de l'eau est une première nécessité absolue; je demande à la Commission d'insister pour que, dans les conseils d'hygiène des départements et dans les commissions sanitaires, les représentants de la médecine militaire appellent l'attention de leurs collègues sur les conditions de l'alimentation en eau des villes où siègent les garnisons, sur les foyers petits ou gros qui se trouvent dans la circonscription, et pour qu'ils signalent au Ministère de la Guerre tous les faits qui leur révéleraient la présence de la fièvre typhoïde sur un point quelconque du territoire.

II.

Influence du casernement et de l'individu sur le développement de la fièvre typhoïde.

Nous croyons avoir démontré que, sous l'influence de causes extérieures à la caserne, les hommes de la garnison avaient à leur disposition les germes de la fièvre typhoïde. Tous se trouvent dans les mêmes conditions, quelques-uns seulement se trouvent atteints. Pourquoi?

Ceux qui ont déjà eu la fièvre typhoïde sont à peu près réfractaires à une nouvelle contamination; ceux qui ont une robuste santé, qui digèrent bien restent souvent indemnes, bien qu'on ne puisse souvent pas décéler l'existence d'une fièvre typhoïde antérieure.

Il semble que si le germe a pénétré dans les voies digestives d'un grand nombre d'hommes, celui-ci se développe surtout quand il survient des influences secondes, je ne dis pas secondaires, mais secondes dans le temps, si le soldat est surmené, mal nourri, s'il vit dans des conditions de renouvellement insuffisantes de l'air, s'il subit de fâcheuses impressions morales, en un mot si son équilibre moral ou physique vient à fléchir.

Je ne voudrais pas soulever ici une discussion sur la pathogènie intime qui rend nocifs des germes qui passent indifférents à travers le tube digestif de ceux qui continuent à jouir d'une bonne santé. Je n'ai pas oublié les travaux de notre collègue, M. Kelsch, sur le microbisme latent, ni ceux de Mentsnicoff, ni ceux de Borel sur le choléra à Camaran, ni de Guiard sur le rôle du tricocéphale.

Ce qui ressort de tous ces travaux, ce qui ressortira également de ceux que vous abordez sur le recrutement, le casernement, l'alimentation du soldat, c'est qu'il faut d'abord que le germe spécifique pénètre dans l'économie, c'est qu'ensuite des causes favorisantes interviennent pour exalter sa nocuité ou la révéler.

Cette deuxième partie du travail ne sera possible à rédiger que lorsque vous aurez discuté les diverses questions soumises à vos commissions.

FICHES INDIVIDUELLES

PAR GARNISON.

GOUVERNEMENT DE PARIS.

PARIS. (Gouvernement de Paris. — Seine.)

ARMÉE.				POPULATION CIVILE.			
ANNÉES.	EFFECTIF.	DÉCÈS.	PROPORTION pour 10,000 hommes.	ANNÉES.	POPULATION.	DÉCÈS.	PROPORTION pour 10,000 habitants.
1876-1880 / 1881-1885 / 1876-1885 (A)	"	"	"	1876-1880 / 1881-1885 / 1876-1885 (A)	"	"	"
1888-1890...	65,296	153	23.4	1886-1890...	11,304,725	4,759	4.2
1891-1895...	114,907	179	15.6	1891-1895...	12,124,725	2,705	2.2
1896-1900...	124,874	138	11.0	1896-1900...	12,559,145	2,482	1.9
1901........	29,991	10	3.3	1901-1902...	5,428,136	722	1.3
1886-1901.	335,068	480	*14.3*	1886-1902.	41,416,731	10,668	2.5

(A) Jusqu'en 1888 la statistique du Ministère de la guerre a donné les chiffres en bloc pour tout le Gouvernement de Paris nous ne donnons que les chiffres qui commencent en 1888.

Annuaire. [Eau de source et eau de rivière filtrée. — 1865, eau de la Dhuys. — 1868, eau de la Vanne. — 1863, usine d'Austerlitz, de Saint-Maur. — 1860 puits de Passy. — 1888, puits de la place Hébert, de la Butte-aux-Cailles (non en fonction). — 1892, Avre : Loing et Lunin.]

VINCENNES. (Gouvernement de Paris. — Seine.)

ARMÉE.				POPULATION CIVILE.			
ANNÉES.	EFFECTIF.	DÉCÈS.	PROPORTION pour 10,000 hommes.	ANNÉES.	POPULATION.	DÉCÈS.	PROPORTION pour 10,000 habitants.
1876-1880... / 1881-1885... / 1876-1885...	"	"	"	1876-80..... / 1881-86..... / 1876-85.....	"	"	"
1888-1890...	11,167	30	26.8	1888-90.....	96,516	50	5.2
1891-1895...	31,168	36	11.5	1891-95.....	180,365	73	4.0
1896-1900...	35,219	32	9.1	1896-1900...	201,255	41	2.0
1901........	4,421	3	6.8	1901-1902...	94,262	12	1.3
1888-1901.	81,975	101	*12.3*	1888-1902.	572,398	176	*3.1*

Nota. Vincennes et Saint-Mandé sont réunis parce que les hôpitaux de Vincennes sont sur le territoire de Saint-Mandé.

Annuaire. [Vincennes est alimenté par la Compagnie générale des eaux de Paris, traité du 30 septembre 1880.]

SAINT-DENIS et forts environnants.
(GOUVERNEMENT DE PARIS. — **Seine.**)

ARMÉE.				POPULATION CIVILE.			
ANNÉES.	EFFECTIF.	DÉCÈS.	PROPORTION pour 10,000 hommes.	ANNÉES.	POPULATION.	DÉCÈS.	PROPORTION pour 10,000 habitants.
1876-1880 ... 1881-1885 ... 1876-1885 ...	"	"	"	1876-1880 ... 1881-1885 ... 1876-1885 ...	"	"	"
1886-1890 ...	"	"	"	1886-1890 ...	234,145	109	4.6
1891-1895 ...	"	"	"	1891-1895 ...	252,510	114	4.5
1896-1900 ...	8.778	16	18.2	1896-1900 ...	270,575	78	2.9
1901	2,584	1	3.8	1901-1902 ...	121,616	8	0.6
1896-1901 .	11,362	17	*14 8*	1886-1902 .	878,846	309	*3.5*

Annuaire. [Saint-Denis est alimenté par la Compagnie générale des eaux de Paris depuis 1902.]

VERSAILLES.
(GOUVERNEMENT DE PARIS. — **Seine-et-Oise.**)

ARMÉE.				POPULATION CIVILE.			
ANNÉES.	EFFECTIF.	DÉCÈS.	PROPORTION pour 10,000 hommes.	ANNÉES.	POPULATION.	DÉCÈS.	PROPORTION pour 10,000 habitants.
1876-1880 ... 1881-1885 ... 1876-1885 ...	"	"	"	1876-1880 ... 1881-1885 ... 1876-1885 ...	"	"	"
1888-1890 ...	29,837	23	7.7	1888-1890 ...	149,556	59	3.9
1891-1895 ...	49,339	35	7.1	1891-1895 ...	266,790	105	3.9
1896-1900 ...	51,708	19	3.6	1896-1900 ...	268,875	62	2.3
1901	8,303	2	2.4	1901-1902 ...	109,964	23	2.1
1888-1901 .	139,187	79	5.7	1888-1902 .	795,185	249	*3.1*

Annuaire. [Versailles est alimenté par les eaux de l'État. — Voyez *Annuaire* p. 952.]

SAINT-GERMAIN.

(Gouvernement de Paris. — **Seine-et-Oise.**)

ARMÉE.				POPULATION CIVILE.			
ANNÉES.	EFFECTIF.	DÉCÈS.	PROPORTION pour 10,000 hommes.	ANNÉES.	POPULATION.	DÉCÈS.	PROPORTION pour 10,000 habitants.
1876-1880 ...				1876-1880 ...			
1881-1885 ...	"	"	"	1881-1885 ...	"	"	"
1876-1885 ...				1876-1885 ...			
1886-1890 ...	2,982	3	10.0	1886-1890 ...	48,936	34	6.9
1891-1895 ...	5,069	0	0	1891-1895 ...	71.310	45	6.3
1896-1900 ...	5,609	5	8.9	1896-1900 ...	82,445	36	4.4
1901	1,124	0	0	1901-1902 ...	34,594	13	4.3
1886-1901 .	14,784	8	*5.4*	1886-1902 .	237,286	128	*5.3*

Annuaire. [Sources, drainages et puits captants. — 1789, drainage du parc de Retz. — 1832, puits captant du Pecq sur la rive gauche de la Seine. Son niveau varie avec celui du fleuve.]

RAMBOUILLET.

(Gouvernement de Paris. — **Seine-et-Oise.**)

ARMÉE.				POPULATION CIVILE.			
ANNÉES.	EFFECTIF.	DÉCÈS.	PROPORTION pour 10,000 hommes.	ANNÉES.	POPULATION.	DÉCÈS.	PROPORTION pour 10,000 habitants.
1876-1880 ...				1876-1880 ...			
1881-1885 ...	"	"	"	1881-1885 ...	"	"	"
1876-1885 ...				1876-1885 ...			
1888-1890 ...	3,535	0	0	1889-1890 ...	11,266	1	0.9
1891-1895 ...	4,357	1	2.2	1891-1895 ...	29.210	4	1.4
1896-1900 ...	4,389	2	4.5	1896-1900 ...	30,195	2	0.6
1901	777	0	0	1901-1902 ...	12.352	0	0
1886-1901 .	13,058	3	*2.3*	1889-1902 .	83,023	7	*0.8*

Annuaire. [Puits captants exécutés de 1897 à 1899. — Réorganisation du régime des eaux en 1902.] Comité d'hygiène. 1899. Rapport d'Ogier.

Ier CORPS D'ARMÉE.

LILLE. (Ier Corps. — Nord.)

ARMÉE.				POPULATION CIVILE.			
ANNÉES.	EFFECTIF.	DÉCÈS.	PROPORTION pour 10,000 hommes.	ANNÉES.	POPULATION.	DÉCÈS.	PROPORTION pour 10,000 habitants.
1876-1880...	18,256	8	4.3	1876-1880...	"	"	"
1881-1885...	18,334	7	3.7	1881-1885...	"	"	"
1876-1885.	36,588	15	*4.1*	1876-1885.	"	"	"
1886-1890...	18,424	3	1.6	1886-1890...	930,860	195	2.1
1891-1895...	20,913	3	1.4	1891-1895...	1,001,625	171	1.7
1896-1900..	21,760	6	2.8	1896-1900...	1,077,750	69	0.6
1901........	4,299	3	6.9	1901-1902...	421,392	58	1.3
1886-1901.	65,396	15	*2.3*	1886-1902.	3,431,627	493	*1.4*

Annuaire. [Eau de source. — 1869, adduction des eaux d'Emmerin. — 1872, adjonction des sources de Séclin et Houplin. — 1898, distribution de l'eau de rivière de l'Arbonnoise pour l'industrie. — Nombreux puits particuliers.]

DOUAI. (Ier Corps. — Nord.)

ARMÉE.				POPULATION CIVILE.			
ANNÉES.	EFFECTIF.	DÉCÈS.	PROPORTION pour 10,000 hommes.	ANNÉES.	POPULATION.	DÉCÈS.	PROPORTION pour 10,000 habitants.
1876-1880...	15,317	9	5.8	1876-1880...	"	"	"
1881-1885...	13,764	8	5.8	1881-1885...	"	"	"
1876-1885.	29,081	17	5.8	1876-1885.	"	"	"
1886-1890...	12,749	3	2.3	1886-1890...	147,885	54	3.6
1891-1895...	16,437	6	3.6	1891-1895...	151,350	48	3.2
1896-1900...	17,109	0	0	1896-1900...	159,555	18	1.1
1901........	3,065	0	0	1901-1902...	67,298	8	1.2
1886-1901.	49,360	9	*1.8*	1886-1902.	526,088	128	*2.3*

Annuaire. [Eau souterraine. — 1885. Deux forages de 34 mètres de profondeur amenant de l'eau prise dans la craie fendillée (vallée de l'Escrébieux).]

État avant et après la modification apportée au régime des eaux.

ARMÉE.				POPULATION CIVILE.			
ANNÉES.	EFFECTIF.	DÉCÈS.	PROPORTION pour 10,000 hommes.	ANNÉES.	POPULATION.	DÉCÈS.	PROPORTION pour 10,000 habitants.
1875-1884...	29,600	17	5.7	1875-1884...	"	"	"
1885 (A).							
1886-1901...	49,360	9	1.8	1886-1902...	526,088	128	2.3

(A) Eau prise dans la nappe souterraine.

CAMBRAI. (Ier Corps. — Nord.)

ARMÉE.				POPULATION CIVILE.			
ANNÉES.	EFFECTIF.	DÉCÈS.	PROPORTION pour 10,000 hommes.	ANNÉES.	POPULATION.	DÉCÈS.	PROPORTION pour 10,000 habitants.
1876-1880...	8,903	5	5.6	1876-1880...	"	"	"
1881-1885..	9,323	12	12.8	1881-1885...	"	"	"
1876-1885.	18,226	17	*9.3*	1876-1885.	"	"	"
1886-1890...	9,615	5	5.2	1886-1890...	118,085	28	2.4
1891-1895...	10,105	1	0.9	1891-1895...	123,510	13	1.0
1896-1900...	10,614	2	1.8	1896-1900...	126,420	29	2.3
1901........	2,232	0	0	1901-1902...	53,172	3	0.6
1886-1901.	32,566	8	*2.4*	1886-1902.	421,187	73	*1.7*

Annuaire. [Sources : en 1864, adduction de cinq sources sortant de la craie blanche sénonienne. Il y a encore 5 puits publics et 600 puits particuliers.]

MAUBEUGE. (Ier Corps. — **Nord.**)

ARMÉE.				POPULATION CIVILE.			
ANNÉES.	EFFECTIF.	DÉCÈS.	PROPORTION pour 10,000 hommes.	ANNÉES.	POPULATION.	DÉCÈS.	PROPORTION pour 10,000 habitants.
1876-1880...	5,474	13	23.4	1876-1880...	"	"	"
1881-1885...	5,127	3	5.8	1881-1885...	"	"	"
1876-1885.	10,601	16	*15.1*	1876-1885.	"	"	"
1886-1890...	6,270	5	7.9	1886-1890...	87,900	28	3.2
1891-1895...	8,905	14	15.7	1891-1895...	92,060	31	3.4
1896-1900...	10,184	1	0.9	1896-1900...	97,865	2	0.2
1901........	1,682	0	0	1901-1902...	41,652	3	0.7
1886-1901.	27,041	20	7.4	1886-1902.	319,477	64	*2.0*

Annuaire. [Puits captant. — 1881, un puits de 6 mètres de diamètre et 2m 35 de profondeur a été établi à Maubeuge, sur la rive gauche et près la Sambre. Il y aurait encore 7 puits publics.]

État avant et après la modification apportée au régime des eaux.

ARMÉE.				POPULATION CIVILE.			
ANNÉES.	EFFECTIF.	DÉCÈS.	PROPORTION pour 10,000 hommes.	ANNÉES.	POPULATION.	DÉCÈS.	PROPORTION pour 10,000 habitants.
1875-1880...	6,420	16	24.9	1875-1880...	"	"	"
1881 (A). 1882-1901...	31,143	22	7.0	1886-1902...	319,477	63	2.0

(A) 1881 : Puits captant.

VALENCIENNES. (Ier Corps. — Nord.)

ARMÉE.				POPULATION CIVILE.			
ANNÉES.	EFFECTIF.	DÉCÈS.	PROPORTION pour 10,000 hommes.	ANNÉES.	POPULATION.	DÉCÈS.	PROPORTION pour 10,000 habitants.
1876-1880 ...	8,096	49	60.5	1876-1880 ...	"	"	"
1881-1885 ...	8,583	21	24.4	1881-1885 ...	"	"	"
1876-1885.	16,679	70	*41.9*	1876-1885.	"	"	"
1886-1890 ...	6,870	4	5.8	1886-1890 ...	136,635	27	2.7
1891-1895 ...	6,349	5	7.8	1891-1895 ...	144,485	24	1.6
1896-1900 ...	6,484	0	0	1896-1900 ...	147,955	8	0.5
1901	1,037	0	0	1901-1902 ...	61,892	5	0.8
1886-1901.	20,740	9	*4.3*	1886-1902.	490,967	74	*1.5*
ÉPIDÉMIE.							
1880	1,624	33	*20.3*	1880	"	"	"

Annuaire. [Sources et forages dans la nappe souterraine. — 1862-1863 adduction de la source de la Rhonelle — 1891, deux forages dans la nappe souterraine. — Il y aurait encore 10 puits publics et 1,200 particuliers.] Voy. *Manouvrier*, acad. méd., 24 avril 1894.

État avant et après la modification apportée au régime des eaux.

ARMÉE.				POPULATION CIVILE.			
ANNÉES.	EFFECTIF.	DÉCÈS.	PROPORTION pour 10,000 hommes.	ANNÉES.	POPULATION.	DÉCÈS.	PROPORTION pour 10,000 habitants.
1875-1890 ...	25,177	74	29.3	1886-1890 ...	136,635	37	2.7
1891 (A).							
1892-1902 ...	12,574	2	1.6	1892-1902 ...	325,435	26	0.8

(A) 1891 : Forages dans la nappe d'eau souterraine.

DUNKERQUE. (Ier Corps. — Nord.)

ARMÉE.				POPULATION CIVILE.			
ANNÉES.	EFFECTIF.	DÉCÈS.	PROPORTION pour 10,000 hommes.	ANNÉES.	POPULATION.	DÉCÈS.	PROPORTION pour 10,000 habitants.
1876-1880...	6,401	3	4.7	1876-1880...	"	"	"
1881-1885...	6,449	7	10.8	1881-1885...	"	"	"
1876-1885.	12,850	10	*7.8*	1876-1885.	"	"	"
1886-1890...	6,240	2	3.2	1886-1890...	191,200	56	2.9
1891-1895...	6,031	5	8.3	1891-1895...	202,595	78	3.8
1896-1900...	6,974	1	1.4	1896-1900...	201,480	51	2.5
1901........	1,353	0	0	1901-1902...	77,850	19	2.4
1886-1901.	20,607	8	*3.9*	1886-1902.	673,095	204	*3.1*

Annuaire. [1892, 7 forages dans la nappe d'eau souterraine située à Houlle.] Comité d'hygiène 1887. Rapport de Pouchet.

État avant et après la modification apportée au régime des eaux.

ARMÉE.				POPULATION CIVILE.			
ANNÉES.	EFFECTIF.	DÉCÈS.	PROPORTION pour 10,000 hommes.	ANNÉES.	POPULATION.	DÉCÈS.	PROPORTION pour 10,000 habitants.
1875-1891...	21,442	13	6.4	1886-1891...	272,226	89	3.0
1892 (A).							
1893-1901...	11,985	5	4.1	1893-1902...	400,869	115	2.6

(A) 1892 : Prise d'eau dans une nappe souterraine.

AVESNES. (Ier Corps. — Nord.)

ARMÉE.				POPULATION CIVILE.			
ANNÉES.	EFFECTIF.	DÉCÈS.	PROPORTION pour 10,000 hommes.	ANNÉES.	POPULATION.	DÉCÈS.	PROPORTION pour 10,000 habitants.
1876-1880...	4,038	21	52.0	1876-1880...	"	"	"
1881-1885...	3,843	7	18.2	1881-1885...	"	"	"
1876-1885.	7,881	28	*35.5*	1876-1885.	"	"	"
1886-1890...	4,295	6	13.9	1889-1890...	12,184	0	0
1891-1895...	4,949	16	32.3	1891-1895...	31,370	57	17.6
1896-1900...	4,780	0	0	1896-1900...	31,670	2	0.6
1901........	836	0	0	1901-1902...	12,434	0	0
1886-1901.	14,860	22	*14.8*	1886-1902.	88,658	59	*6.6*

Annuaire. [Source 1882 : adduction d'une source voisine de la ville prise au niveau des sables verts d'Avesnes (cénomaniens) surmontant le calcaire carbonifère.] Comité : 1892, rapport de MM. Thoinot, Léon Collin, Dujardin-Beaumetz, p. 16. — Ponchet, p. 16.

État avant et après la modification apportée au régime des eaux.

ARMÉE.				POPULATION CIVILE.			
ANNÉES.	EFFECTIF.	DÉCÈS.	PROPORTION pour 18,000 hommes.	ANNÉES.	POPULATION.	DÉCÈS.	PROPORTION pour 10,000 habitants.
1875-1881...	5,622	28	49.8	—	"	"	"
1882 (A).							
1883-1901...	17,891	22	12.3	1889-1902...	88.658	59	6.6

(A) 1882 : Eau de source.

(A) En 1891, il y eut une communication accidentelle, par rupture d'un égout, entre l'eau souillée qu'il contenait et l'amenée d'eau. La garnison dont l'effectif était de 982, perdit 15 hommes par fièvre typhoïde et la population civile 54 habitants.

CONDÉ. (Ier Corps. — Nord.)

ARMÉE.				POPULATION CIVILE.			
ANNÉES.	EFFECTIF.	DÉCÈS.	PROPORTION pour 10,000 hommes.	ANNÉES.	POPULATION.	DÉCÈS.	PROPORTION pour 10,000 habitants.
1876–1880 ...	3,047	2	6.5	Pas de renseignements. Condé ne compte pas 5,000 habitants.			
1881–1885 ...	3,438	8	23.2				
1876–1885 .	6,485	10	*15.4*				
1886–1890 ...	2,342	0	0				
1891–1895 ...	2,323	2	8.6				
1896–1900 ...	3,408	1	2.9				
1901	561	0	0				
1886–1901 .	8,634	3	*3.4*				

Annuaire. [Pas de distribution d'eau : 12 puits publics et 400 puits particuliers.]

BERQUES. (Ier Corps. — Nord.)

ARMÉE.				POPULATION CIVILE.			
ANNÉES.	EFFECTIF.	DÉCÈS.	PROPORTION pour 10,000 hommes.	ANNÉES.	POPULATION.	DÉCÈS.	PROPORTION pour 10,000 habitants.
1876–1880 ...	"	"	"	1876–1880 ...	"	"	"
1881–1885 ...	979	0	0	1881–1885 ...	"	"	"
1876–1885 .	979	0	*0*	1876–1885 .	"	"	"
1886–1890 ...	1,508	0	0	1889–1900 ...	10,870	1	0.9
1891–1895 ...	1,762	0	0	1891–1895 ...	26,945	4	1.5
1896–1900 ...	2,036	0	0	1896–1900 ...	26,490	3	1.1
1901	386	0	0	1901–1902 ...	10,454	0	0
1886–1901 .	5,692	0	*0*	1886–1902 .	74,759	8	*1.1*

Annuaire. [Pas de distribution d'eau. — Il y a une cinquantaine de puits particuliers et des citernes. La ville possède deux grandes citernes recueillant l'eau de pluie. La *caserne Thémines* a une citerne particulière.]

LE QUESNOY. (1er Corps. — Nord.)

ARMÉE.				POPULATION CIVILE.			
ANNÉES.	EFFECTIF.	DÉCÈS.	PROPORTION pour 10,000 hommes.	ANNÉES.	POPULATION.	DÉCÈS.	PROPORTION pour 10,000 habitants.
1876-1880...	1,335	1	7.5	1876-1880...	"	"	"
1881-1885...	1,251	2	15.9	1881-1885...	"	"	"
1876-1885.	2,586	3	11.6	1876-1885.	"	"	"
1886-1890...	1,415	2	14.1	1889-1890...	10,128	5	4.9
1891-1895...	1,596	0	0	1891-1895...	27,030	6	2.2
1896-1900...	1,907	0	0	1896-1900...	26,510	0	0
1900-1901...	378	0	0	1901-1902...	10,080	0	0
1886-1901.	5,296	2	3.7	1889-1902.	73,748	11	1.5

Annuaire. [Pas de distribution d'eau. — Environ 900 puits particuliers.]

LANDRECIES. (1er Corps. — Nord.)

ARMÉE.				POPULATION CIVILE.			
ANNÉES.	EFFECTIF.	DÉCÈS.	PROPORTION pour 10.000 hommes.	ANNÉES.	POPULATION.	DÉCÈS.	PROPORTION pour 10,000 habitants.
1876-1880...	2,091	0	0	Pas de renseignements. La ville ne compte pas 5.000 habitants.			
1881-1885...	1,914	0	0				
1876-1885.	4,005	*0*	*0*				
1886-1890...	775	0	0				
1891-1895...	843	0	0				
1896-1900...	1,799	0	0				
1901........	416	0	0				
1886-1901.	3,833	*0*	*0*				

Annuaire. [Sources appartenant au génie militaire (nappe des marlettes), concédées à la ville en 1887.]

État avant et après la modification apportée au régime des eaux.

ARMÉE.				POPULATION CIVILE.			
ANNÉES.	EFFECTIF.	DÉCÈS.	PROPORTION pour 10,000 hommes.	ANNÉES.	POPULATION.	DÉCÈS.	PROPORTION pour 10,000 habitants.
1875-1886...	5,014	0	0	1875-1886...	"	"	"
1887 (A).							
1888-1901...	3,412	0	0	1887-1901...	"	"	"

(A) 1887 : Amenée d'eau.

GRAVELINES. (Ier Corps. — Nord.)

ARMÉE.				POPULATION CIVILE.			
ANNÉES.	EFFECTIF.	DÉCÈS.	PROPORTION pour 10,000 hommes.	ANNÉES.	POPULATION.	DÉCÈS.	PROPORTION pour 10,000 habitants.
1876-1880...	"	"	"	1876-1880...	"	"	"
1883-1885...	224	0	0	1881-1885...	"	"	"
1876-1885.	224	0	*0*	1876-1885.	"	"	"
1886-1890...	495	0	0	1886-1890...	11,886	4	3.4
1891-1895...	564	0	0	1891-1895...	29,760	5	1.7
1896-1900...	878	0	0	1896-1900...	29,535	0	0
1901........	178	0	0	1901-1902...	12,404	1	0.8
1886-1901.	2,115	0	*0*	1886-1902.	83,585	10	*1.2*

Annuaire. [Pas de distribution d'eau. Citerne. 9 puits publics et 325 puits particuliers.]

BOUCHAIN. (Ier Corps. — Nord.)

ARMÉE.				POPULATION CIVILE.			
ANNÉES.	EFFECTIF.	DÉCÈS.	PROPORTION pour 10,000 hommes.	ANNÉES.	POPULATION.	DÉCÈS.	PROPORTION pour 10,000 habitants.
1876-1880...	293	0	0	Pas de renseignements. Bouchain ne compte pas 5,000 habitants.			
1881-1885...	294	1	34.0				
1876-1885.	587	1	*17.1*				
1886-1890...	419	0	0				
1891-1895...	564	0	0				
1896-1900...	815	0	0				
1901........	152	0	0				
1886-1901.	1,950	0	*0*				

Annuaire. [Pas de renseignements.]

ARRAS. (Ier Corps. — Pas-de-Calais.)

ARMÉE.				POPULATION CIVILE.			
ANNÉES.	EFFECTIF.	DÉCÈS.	PROPORTION pour 10,000 hommes.	ANNÉES.	POPULATION.	DÉCÈS.	PROPORTION pour 10,000 habitants.
1876-1880...	15,488	8	5.1	1876-1880...	"	"	"
1881-1885...	15,724	7	4.4	1881-1885...	"	"	"
1876-1885.	31,212	15	*4.8*	1876-1885.	"	"	"
1886-1890...	13,597	2	1.4	1886-1890...	132,450	31	2.3
1891-1895...	12,801	2	1.5	1891-1895...	123,060	17	1.4
1896-1900...	13,544	0	0	1896-1900...	130,985	7	0.5
1901........	2,472	0	0	1901-1902...	51,626	2	0.3
1886-1901.	42,414	4	*0.9*	1886-1902.	438,121	57	*1.3*

Annuaire. [Sources. — 1860, distribution des sources du Vivier très abondantes.]

SAINT-OMER. (Ier Corps. — Pas-de-Calais.)

ARMÉE.				POPULATION CIVILE.			
ANNÉES.	EFFECTIF.	DÉCÈS.	PROPORTION pour 10,000 hommes.	ANNÉES.	POPULATION.	DÉCÈS.	PROPORTION pour 10,000 habitants.
1876-1880...	6,979	4	5.7	1876-1880...	"	"	"
1881-1885...	6,672	4	5.9	1881-1885...	"	"	"
1876-1885.	13,651	8	*5.8*	1876-1885.	"	"	"
1886-1890...	7,177	2	2.8	1886-1890...	105,745	14	1.3
1891-1895...	7,272	3	4.1	1891-1895...	107,550	26	2.4
1896-1900...	6,967	1	1.4	1896-1900...	106,345	13	1.2
1901........	1,192	0	0	1901-1902...	41,734	2	0.4
1886-1901.	22,608	6	*2.6*	1886-1902.	361,374	55	*1.5*

Annuaire. [1884, captage des sources de la Cunette. — Environ 25 sources sortant de la craie fendillée (partie supérieure du Sénonien). Les sources proviendraient des collines de l'Artois et des plateaux de l'Aa.]

État avant et après la modification apportée au régime des eaux.

ARMÉE.				POPULATION CIVILE.			
ANNÉES.	EFFECTIF.	DÉCÈS.	PROPORTION pour 10,000 hommes.	ANNÉES.	POPULATION.	DÉCÈS.	PROPORTION pour 10,000 habitants.
1875-1884...	13,785	7	5.1	1875-1884...	"	"	"
1885 (A).							
1886-1901...	22,608	6	2.6	1886-1902...	361,574	55	1.5

(A) Adduction d'eau de source.

AIRE. (Ier Corps. — Pas-de-Calais.)

ARMÉE.				POPULATION CIVILE.			
ANNÉES.	EFFECTIF.	DÉCÈS.	PROPORTION pour 10,000 hommes.	ANNÉES.	POPULATION.	DÉCÈS.	PROPORTION pour 10,000 habitants.
1876-1880 ...	3,129	5	15.9	1876-1880 ...	"	"	"
1881-1885 ...	2,698	0	0	1881-1885 ...	"	"	"
1876-1885.	5,827	5	*8.6*	1876-1885.	"	"	"
1886-1890 ...	3,423	6	17.5	1889-1890 ...	16,750	6	3.6
1891-1895 ...	4,098	0	0	1891-1895 ...	42,350	7	1.6
1896-1900 ...	4,534	5	11.0	1896-1900 ...	42,040	3	0.7
1901	801	2	24.9	1901-1902 ...	16,916	2	1.2
1886-1901.	12,856	13	*10.1*	1886-1902.	112,056	18	*1.5*

Annuaire. [Pas de distribution d'eau. Il y a 5 puits publics et une cinquantaine de puits particuliers, descendant à la nappe des sables landeniens sur l'argile de Louvil. Mais il y a quelques puits artésiens qui descendent jusqu'à la nappe de la craie, ainsi 1 puits de 65 mètres de profondeur à l'hospice mixte, 1 puits de 52 mètres au *quartier Crémille* et 1 puits de 54^m 50 à la prison militaire au fort Gassion.]

Les eaux de la caserne ou d'une caserne lui sont propres. En 1900, la fièvre typhoïde a compté 22 malades et 5 morts dans la garnison; dans la population civile, il n'y a eu aucun décès attribué à la fièvre typhoïde.

HESDIN. (Ier Corps. — Pas-de-Calais.)

ARMÉE.				POPULATION CIVILE.			
ANNÉES.	EFFECTIF.	DÉCÈS.	PROPORTION pour 10,000 hommes.	ANNÉES.	POPULATION.	DÉCÈS.	PROPORTION pour 10,000 habitants.
1876-1880 ...	1,964	1	5.1				
1881-1885 ...	2,704	6	22.2				
1876-1885.	4,668	7	*14.9*				
1886-1890 ...	3,354	3	8.9	Pas de renseignements. Hesdin n'a pas 5.000 habitants.			
1891-1895 ...	3,329	2	6.0				
1896-1900 ...	3,695	0	0				
1901	630	0	0				
1886-1901.	11,008	5	*4.5*				

Annuaire. [13 puits publics et 150 puits particuliers.]

BÉTHUNE. (Ier Corps. — Pas-de-Calais.)

ARMÉE.				POPULATION CIVILE.			
ANNÉES.	EFFECTIF.	DÉCÈS.	PROPORTION pour 10,000 hommes.	ANNÉES.	POPULATION.	DÉCÈS.	PROPORTION pour 10,000 habitants.
1876-1880...	4,284	5	11,6	1876-1880...	"	"	"
1881-1885...	4,162	2	4,8	1881-1885...	"	"	"
1876-1885.	8,446	7	*8,2*	1876-1885.	"	"	"
1886-1890...	3,561	3	8.4	1886-1890...	53,900	28	5,2
1891-1895...	3,210	0	0	1891-1895...	58,215	13	2,2
1896-1900...	3,494	0	0	1896-1900...	61,895	7	1,1
1901.........	353	1	28.3	1901-1902...	24,808	22	8,8
1886-1901.	10,618	4	*3,7*	1886-1902.	198,818	70	*3,5*

Annuaire. [Eau souterraine. Forages : 1875, 1er forage, 100 mètres de profondeur; 1888, 2 nouveaux forages à 50 mètres. 1895, 2 autres forages à 50 mètres. — Tous les forages descendent dans la craie après avoir traversé des sables verdâtres (landéniens) et l'argile de Louvil (13 à 25 mètres d'épaisseur). — L'eau est presque aseptique (2 bactéries par centimètre cube).]

État avant et après la modification apportée au régime des eaux.

ARMÉE.				POPULATION CIVILE.			
ANNÉES.	EFFECTIF.	DÉCÈS.	PROPORTION pour 10,000 hommes.	ANNÉES.	POPULATION.	DÉCÈS.	PROPORTION pour 10,000 habitants.
1875-1887...	10,852	10	9,2	1886-1887...	21,560	11	5,1
1888 (A)-95 (B)	5,195	0	0	1888-1895...	90,555	30	3,3
1896-1901...	3,847	1	2,6	1896-1902...	86,703	29	3,3

(A, B) Eau souterraine, forages.

CALAIS. (Ier Corps. — Pas-de-Calais.)

ARMÉE.				POPULATION CIVILE.			
ANNÉES.	EFFECTIF.	DÉCÈS.	PROPORTION pour 10,000 hommes.	ANNÉES.	POPULATION.	DÉCÈS.	PROPORTION pour 10,000 habitants.
1876-1880 ...	2,661	3	11,2	1876-1880...	"	"	"
1881-1855 ...	2,142	1	4,6	1881-1885 ...	"	"	"
1876-1885.	4,803	4	*8,3*	1876-1885.	"	"	"
1886-1890 ...	2,638	0	0	1886-1890 ...	293,550	111	3,8
1891-1895 ...	2,554	1	3,9	1891-1895 ...	284,745	79	2,8
1896-1900 ...	3,217	0	0	1896-1900 ...	281,405	46	1.6
1901	791	1	12.6	1901-1902 ...	119,486	18	1.5
1886-1901.	9,200	2	*2,1*	1886-1902.	979,186	254	*2,6*

Annuaire. [Sources et forages. — 1859 : adduction de deux sources provenant de la nappe de la craie (Sénonien). — On a pratiqué douze forages tubés (profondeur : 25 à 42 mètres). Les deux derniers ont été forés en 1899. — En 1899, on a établi une zone de protection pour les sources. — Il y aurait encore 2,000 puits. Ils seraient peu utilisés.]

BOULOGNE-SUR-MER. (Ier Corps. — Pas-de-Calais.)

ARMÉE.				POPULATION CIVILE.			
ANNÉES.	EFFECTIF.	DÉCÈS.	PROPORTION pour 10,000 hommes.	ANNÉES.	POPULATION.	DÉCÈS.	PROPORTION pour 10,000 habitants.
1876-1880...	1,483	1	6.7	1876-1880...	"	"	"
1881-1885...	1,395	0	0	1881-1885...	"	"	"
1876-1885.	2,878	1	3.5	1876-1885.	"	"	"
1886-1890...	862	0	0	1886-1890...	225,370	84	3.7
1891-1895...	585	2	34.2	1891-1895...	225,925	66	2.9
1896-1900...	1,821	3	16.4	1896-1900...	232,160	44	1.9
1901........	505	0	0	1901-1902...	99,898	29	2.9
1886-1901.	3,773	5	*13.2*	1886-1902.	783,353	223	*2.8*

Annuaire. [Sources. Adduction des sources de Tingry. Elles sortent de la craie sénonienne.]

État avant et après la modification apportée au régime des eaux.

ARMÉE.				POPULATION CIVILE.			
ANNÉES.	EFFECTIF.	DÉCÈS.	PROPORTION pour 10,000 hommes.	ANNÉES.	POPULATION.	DÉCÈS.	PROPORTION pour 10,000 habitants.
1875-1881...	2,094	2	9.5	1875-1881...	"	"	"
1882 (A).							
1883-1901...	4,615	5	10.8	1886-1902...	783,353	223	2.8

(A) 1882 : Sources. Les chiffres de l'effectif sont trop peu élevés, et la différence entre 9.5 et 10.8 pour permettre d'apprécier la valeur des sources de Tingry.

IIE CORPS D'ARMÉE.

LAON. (IIe Corps. — Aisne.)

ARMÉE.				POPULATION CIVILE.			
ANNÉES.	EFFECTIF.	DÉCÈS.	PROPORTION pour 10,000 hommes.	ANNÉES.	POPULATION.	DÉCÈS.	PROPORTION pour 10,000 habitants.
1876-1880 ...	11,011	4	3.6	Laon n'a fourni que des renseignements insuffisants.			
1881-1885 ...	8,019	7	8.7				
1876-1885.	19,030	11	5.7				
1886-1890 ...	10,646	3	2.8				
1891-1895 ...	11,247	2	1.7				
1896-1900 ...	12,302	7	5.7				
1901	2.461	0	0				
1886-1901.	36,656	12	3.2				

Annuaire. [1874. Adduction des sources du Plumet, émergeant de la craie, à 800m au-dessous de la ville.]

LA FÈRE. (IIe Corps. — Aisne.)

ARMÉE.				POPULATION CIVILE.			
ANNÉES.	EFFECTIF.	DÉCÈS.	PROPORTION pour 10,000 hommes.	ANNÉES.	POPULATION.	DÉCÈS.	PROPORTION pour 10,000 habitants.
1876-1880 ...	8,156	16	19.6	Pas de renseignements. La Fère ne compte pas 5,000 habitants.			
1881-1885 ...	8,313	8	9.6				
1876-1885.	16,469	24	14.5				
1886 1890 ...	8,365	4	4.7				
1891-1895 ...	9,813	9	9.1				
1896-1900 ...	8,559	6	7.0				
1901	1,505	1	6.6				
1886-1901.	28,242	20	7.1				

SOISSONS. (IIe Corps. — Aisne.)

ARMÉE.				POPULATION CIVILE.			
ANNÉES.	EFFECTIF.	DÉCÈS.	PROPORTION pour 10,000 hommes.	ANNÉES.	POPULATION.	DÉCÈS.	PROPORTION pour 10,000 habitants.
1876-1880...	7,085	3	4.2	1876-1880...	"	"	"
1881-1885...	5,870	2	3.4	1881-1885...	"	"	"
1876-1885.	12,955	5	*3.8*	1876-1885.	"	"	"
1886-1890...	6,678	2	2.9	1886-1890...	58,945	25	4.1
1891-1895...	7,084	0	0	1891-1895...	60,645	23	3.8
1896-1900...	8,630	1	1.1	1896-1900...	62,660	19	3.0
1901	1,675	1	5.9	1901-1902...	26,480	7	2.6
1886-1901.	24,067	4	*1.6*	1886-1902.	208,730	74	*3.5*

Annuaire. [Sources et galeries captantes. — Jusqu'en 1867, sources d'Orcamp et Sainte-Geneviève sortant de la base des sables du Soissonnais. — En 1867, galeries de Villeneuve recueillant les eaux de la nappe souterraine des coteaux de l'Aisne. — Les galeries sont exposées à être envahies par les fortes crues de la rivière.]

SAINT-QUENTIN. (IIe Corps. — Aisne.)

ARMÉE.				POPULATION CIVILE.			
ANNÉES.	EFFECTIF.	DÉCÈS.	PROPORTION pour 10,000 hommes.	ANNÉES.	POPULATION.	DÉCÈS.	PROPORTION pour 10,000 habitants.
1876-1880 ...	5.550	5	9.1	1876-1880 ...	"	"	"
1881-1885 ...	5,937	4	6.7	1881-1885 ...	"	"	"
1876-1885.	11,487	9	*7.8*	1876-1885.	"	"	"
1886-1890 ...	6,240	1	1.5	1886-1890 ...	235,010	62	2.6
1891-1895 ...	6.926	0	0	1891-1895 ...	239.185	39	1.6
1896-1900 ...	7.725	1	1.3	1896-1900 ...	243.445	38	1.6
1901	1.459	0	0	1901-1902 ...	100.556	1	0.1
1886-1901.	22.350	2	*0.9*	1886-1902.	818.196	140	*1.7*

Annuaire. [Forages artésiens. — 1889, 1er forage. — 1894, 2e forage; tous deux poussés jusqu'à 62 mètres de profondeur, dans la craie.]

État avant et après la modification apportée au régime des eaux.

ARMÉE.				POPULATION CIVILE.			
ANNÉES.	EFFECTIF.	DÉCÈS.	PROPORTION pour 10,000 hommes.	ANNÉES.	POPULATION.	DÉCÈS.	PROPORTION pour 10,000 habitants.
1875-1888 (A).	18,411	10	5.4	1886-1888 ...	188,008	33	1.7
1889-1894 (B).	6.783	0	0	1889-1894 ...	238,350	64	2.7
1895-1900 ...	10.725	1	0.9	1895-1902 ...	391,838	43	1.9

(A) 1889 : 1er forage.
(B) 1894 : 2e forage.

HIRSON. (IIe Corps. — Aisne.)

ARMÉE.				POPULATION CIVILE.			
ANNÉES.	EFFECTIF.	DÉCÈS.	PROPORTION pour 10,000 hommes.	ANNÉES.	POPULATION.	DÉCÈS.	PROPORTION pour 10,000 habitants.
1884-1885...	571	0	0	1884-1885...	"	"	"
1886-1890...	1,123	1	8.8	1889-1890...	11,486	4	3.4
1891-1895...	1,159	0	0	1891-1895...	31,615	2	0.6
1896-1900...	1,003	0	0	1886-1901...	33,715	0	0
1901........	113	0	0	1901-1902...	14,922	1	0.6
1886-1901.	3,398	1	2.9	1889-1902.	91,738	7	0.7

Annuaire. [Pas de distribution d'eau. — 20 puits publics et nombreux puits particuliers.]

COMPIÈGNE. (IIe Corps. — Oise.)

ARMÉE.				POPULATION CIVILE.			
ANNÉES.	EFFECTIF.	DÉCÈS.	PROPORTION pour 10,000 hommes.	ANNÉES.	POPULATION.	DÉCÈS.	PROPORTION pour 10,000 habitants.
1876-1880...	10,045	30	29.8	1876-1880...	"	"	"
1881-1885...	9,091	10	10.9	1881-1885...	"	"	"
1876-1885.	19,136	40	*20.8*	1876-1885.	"	"	"
1886-1890...	9,510	18	18.9	1886-1890...	71,565	41	5.7
1891-1895...	9,307	9	9.6	1891-1895...	72,275	37	5.1
1896-1900...	9,682	3	3.1	1896-1900...	76,740	15	1.9
1901........	1,960	0	0	1901-1902...	33,006	4	1.2
1886-1901.	30,459	30	*9.8*	1886-1902...	253,586	97	*3.8*

Annuaire. [Eau de rivière brute. — 12 puits publics et 750 puits particuliers. — Les établissements militaires ont de l'eau de la source de Clairoix, naissant des sables glauconieux, au pied du mont Ganelon. (4 mètres cubes par jour.).] Comité 1891. Brouardel, p. 198. — 1897. Pouchet. — Eau de source dans les quartiers. 1890.

État avant et après la modification apportée au régime des eaux.

ARMÉE.				POPULATION CIVILE.			
ANNÉES.	EFFECTIF.	DÉCÈS.	PROPORTION pour 10,000 hommes.	ANNÉES.	POPULATION.	DÉCÈS.	PROPORTION pour 10,000 habitants.
1875-1890...	28,646	58	20.2	1876-1885...	"	"	"
1890 (A).							
1891-1901...	29,949	12	4.0	1886-1902...	253,286	97	3.8

(A) 1890 : Eau de source dans les quartiers.

BEAUVAIS. (IIe Corps. — Oise.)

ARMÉE.				POPULATION CIVILE.			
ANNÉES.	EFFECTIF.	DÉCÈS.	PROPORTION pour 10,000 hommes.	ANNÉES.	POPULATION.	DÉCÈS.	PROPORTION pour 10,000 habitants.
1876-1880 ...	6,228	11	17.6	1876-1880 ...	"	"	"
1881-1885 ...	5,706	6	10.5	1881-1885 ...	"	"	"
1876-1885 .	11,934	17	*14.3*	1876-1885 .	"	"	"
1886-1890 ...	7,943	13	16.3	1886-1890 ...	91,505	75	8.2
1891-1895 ...	8,890	9	10.1	1891-1895 ...	96,555	52	5.4
1896-1900 ...	8,954	4	4.4	1896-1900 ..	99,755	27	2.7
1901	1,614	0	0	1901-1902 ...	40,600	5	1.2
1886-1901 .	27,401	26	*9.5*	1886-1902 .	328,415	159	*4.8*

Annuaire. [Sources. — Jusqu'en 1880, il n'y avait que des puits (il existerait encore environ 3,000 puits particuliers). — En 1880, adduction des sources du Canada et de Saint-Quentin. — En 1897, adduction des sources de Friancourt.] Comité : 1893, rapport Ogier, p. 34.

État avant et après les modifications apportées au régime des eaux.

ARMÉE.				POPULATION CIVILE.			
ANNÉES.	EFFECTIF.	DÉCÈS.	PROPORTION pour 10,000 hommes.	ANNÉES.	POPULATION.	DÉCÈS.	PROPORTION pour 10,000 habitants.
1875-1880 ...	6,228	11	17.6	1875-1880 ...	"	"	"
1880 (A).							
1881-1895 ...	22,539	28	12.4	1886-1895 ...	188,060	127	6.7
1896 (B).							
1897-1901 ...	8,931	4	4.6	1896-1902 ...	140,355	32	2.3

(A) 1880 : Sources du Canada et de Saint-Quentin.
(B) 1896 : Sources de Friancourt.

SENLIS. (IIe Corps. — Oise.)

ARMÉE.				POPULATION CIVILE.			
ANNÉES.	EFFECTIF.	DÉCÈS.	PROPORTION pour 10,000 hommes.	ANNÉES.	POPULATION.	DÉCÈS.	PROPORTION pour 10,000 habitants.
1876-1880...	4,068	9	22.1	1876-1880...	"	"	"
1881-1885...	3,944	1	2.5	1881-1885...	"	"	"
1876-1885.	8,012	10	*12.4*	1876-1885.	"	"	"
1886-1890...	3,994	1	2.5	1886-1890...	14,254	9	6.3
1891-1895...	4,156	1	2.3	1891-1895...	35,810	20	5.6
1896-1900...	4,052	1	2.4	1896-1900...	36,080	10	2.8
1901......	790	0	0	1901-1902...	14,230	3	2.1
1886-1901.	12,992	3	*2.3*	1886-1902.	100,374	42	*4.2*

Annuaire. — [1863, forage dans les sables verts, sables de Brocheux. Extension de la distribution en 1879 et en 1899.]

État avant et après les modifications apportées au régime des eaux.

ARMÉE.				POPULATION CIVILE.			
ANNÉES.	EFFECTIF.	DÉCÈS.	PROPORTION pour 10,000 hommes.	ANNÉES.	POPULATION.	DÉCÈS.	PROPORTION pour 10,000 habitants.
1875-1878...	3,094	5	16.1	1875-1885...	"	"	"
1879 (A).							
1879-1898...	16,329	10	6.1	1886-1898...	71,712	35	4.8
1899 (A).							
1899-1901...	2,291	0	0	1899-1902...	28,668	7	2.4

(A) Extension de la distribution.

NOYON. (IIe Corps. — Oise.)

ARMÉE.				POPULATION CIVILE.			
ANNÉES.	EFFECTIF.	DÉCÈS.	PROPORTION pour 10,000 hommes.	ANNÉES.	POPULATION.	DÉCÈS.	PROPORTION pour 10,000 habitants.
1876-1880...	"	"	"	1876-1890...	"	"	"
1881-1885...	"	"	"	1881-1885...	"	"	"
1876-1885.	"	"	"	1876-1885.	"	"	"
1886-1893...	"	"	"	1886-1890...	12,408	6	4.8
1894-1895...	983	0	0	1891-1895...	31,210	11	3.5
1896-1900...	4,150	0	0	1896-1900...	37,390	4	1.1
1901........	759	0	0	1901-1902...	14,886	4	2.7
1894-1901.	5,892	0	0	1886-1902.	95,894	25	2.6

Annuaire. — [1869. Adduction des sources de Quirinval, et en 1900 des sources de Bourbeleuse. Encore 300 puits particuliers. Les sources naissent de la base des sables du Soissonnais sur l'argile plastique.

Le *Quartier de Cavalerie* est alimenté par une source spéciale captée en 1894, à Poilbarbe, base des sables du Soissonnais.]

AMIENS. (IIᵉ Corps. — Somme.)

ARMÉE.				POPULATION CIVILE.			
ANNÉES.	EFFECTIF.	DÉCÈS.	PROPORTION pour 10,000 hommes.	ANNÉES.	POPULATION.	DÉCÈS.	PROPORTION pour 10,000 habitants.
1876-1880...	13,451	148	109.2	1876-1880...	"	"	"
1881-1885...	13,345	13	9.7	1881-1885...	"	"	"
1876-1885.	26,796	161	*60.1*	1876-1885.	"	"	"
1886-1890...	14,370	9	6.2	1886-1890...	396,535	159	4.0
1891-1895...	16,962	10	5.9	1891-1895...	419,885	139	3.3
1896-1900...	16,951	14	8.2	1896-1900...	441,920	142	3.2
1901........	3,137	1	3.1	1901-1902...	181,516	86	4.7
1886-1901.	51,420	34	*6.6*	1886-1902.	1,439,856	526	*3.6*
ÉPIDÉMIES.							
1876........	1,861	29	156.0	1876........	"	"	"
1880........	3,011	57	189.0	1880........	"	"	"

Annuaire. [Sources : 1753, eaux de la vallée de la Selle. — 1829, deux puits artésiens. Jusqu'en 1881 on utilisait les sources de Marie-Caron et des Frères qui naissent dans l'intérieur de la ville. Elles furent supprimées en 1881.] Comité. — 1890, rapport du Dʳ Thoinot, p. 408.

État avant et après la modification apportée au régime des eaux.

ARMÉE.				POPULATION CIVILE.			
ANNÉES.	EFFECTIF.	DÉCÈS.	PROPORTION pour 10,000 hommes.	ANNÉES.	POPULATION.	DÉCÈS.	PROPORTION pour 10,000 habitants.
1875-1880...	15,008	152	101.2				
1881 (A).							
1882-1901...	62,033	41	6.6	1886-1902...	1,439,856	526	3.6

(A) Suppression des fontaines Marie-Caron et des Frères.

ABBEVILLE. (IIe Corps. — Somme.)

ARMÉE.				POPULATION CIVILE.			
ANNÉES.	EFFECTIF.	DÉCÈS.	PROPORTION pour 10,000 hommes.	ANNÉES.	POPULATION.	DÉCÈS.	PROPORTION pour 10,000 habitants.
1876-1880...	5,141	11	21.4	1876-1880...	"	"	"
1881-1885...	4,800	2	4.2	1881-1885...	"	"	"
1876-1885.	9,941	13	*13.1*	1876-1885.	"	"	"
1886-1890...	5,630	1	1.8	1886-1890...	98,305	36	3.7
1891-1895...	5,311	1	1.9	1891-1895...	101,975	48	4.7
1896-1900...	5,681	1	1.8	1896-1900...	98,810	16	1.6
1901........	1,067	0	0	1901-1902...	40,776	4	0.9
1886-1901.	17,689	3	*1.7*	1886-1902.	339,866	104	*3.0*

Annuaire. [Jusqu'en 1897, Abbeville n'avait que des puits (150 puits publics et 1800 particuliers. En 1897, adduction des sources de l'Ermitage, sources de la craie.] Comité 1897, rapport de M. Ogier.

État avant et après la modification apportée au régime des eaux.

ARMÉE.				POPULATION CIVILE.			
ANNÉES.	EFFECTIF.	DÉCÈS.	PROPORTION pour 10,000 hommes.	ANNÉES.	POPULATION.	DÉCÈS.	PROPORTION pour 10,000 habitants.
1875-1897...	24,080	18	7.4	1886-1897...	239,804	91	3.8
1898 (A).							
1899-1901...	3,348	0	0	1899-1902...	80,300	8	0.9

(A) 1898 : Adduction d'eau de source.

PÉRONNE. (IIe Corps. — Somme.)

ARMÉE.				POPULATION CIVILE.			
ANNÉES.	EFFECTIF.	DÉCÈS.	PROPORTION pour 10,000 hommes.	ANNÉES.	POPULATION.	DÉCÈS.	PROPORTION pour 10,000 habitants.
1876-1880...	2,623	4	15.2	1876-1880...	"	"	"
1881-1885...	1,956	2	10.2	1881-1885...	"	"	"
1876-1885.	4,579	6	13.1	1876-1885.	"	"	"
1886-1890...	2,418	2	8.2	1886-1890...	"	"	"
1891-1895...	2,583	0	0	1891-1895...	25,685	11	4.3
1896-1900...	2,801	1	3.5	1896-1900...	24,565	2	0,8
1901........	502	0	0	1901-1902...	9,322	0	0
1886-1901.	8,304	3	*3.6*	1891-1902.	59,572	13	*2,1*

Annuaire. [Péronne n'a que des puits forés profondément à 36 mètres.]

HAM. (IIe Corps. — Somme.)

ARMÉE.				POPULATION CIVILE.			
ANNÉES.	EFFECTIF.	DÉCÈS.	PROPORTION pour 10,000 hommes.	ANNÉES.	POPULATION.	DÉCÈS.	PROPORTION pour 10,000 habitants.
1876-1880...	645	1	15.5	Pas de renseignements. La ville ne compte pas 5,000 habitants.			
1881-1885...	968	0	0				
1876-1885.	1,613	1	*6.2*				
1886-1890...	1,536	0	0				
1891-1895...	1,936	0	0				
1896-1900...	1,996	0	0				
1901........	374	0	0				
1886-1901	5,842	0	*0*				

Annuaire. [Ham n'a que des puits. — 8 puits publics et 250 puits particuliers.]

IIIE CORPS D'ARMÉE.

CAEN. (IIIe Corps. — Calvados.)

ARMÉE.				POPULATION CIVILE.			
ANNÉES.	EFFECTIF.	DÉCÈS.	PROPORTION pour 10,000 hommes.	ANNÉES.	POPULATION.	DÉCÈS.	PROPORTION pour 10,000 habitants.
1876-1880 ...	7,787	86	110.4	1876-1880 ...	"	"	"
1881-1885 ...	7,714	25	32.4	1881-1885 ...	"	"	"
1876-1885 .	15,501	111	*71.6*	1876-1885 .	"	"	
1886-1890 ...	7,564	15	19.8	1887-1890 ...	176,712	73	4.1
1891-1895 ...	7,690	10	13.0	1891-1895 ...	232,980	60	2.6
1896-1900 ...	8,724	4	4.6	1896-1900 ...	226,925	71	3.1
1901	1,606	0	0	1901-1902 ...	89,588	15	1.7
1886-1901 .	25,584	29	*11.3*	1887-1902 .	726,205	219	*3.0*
ÉPIDÉMIES.							
1875	1,334	20	149.0	1875	"	"	"
1876	1,277	29	226.0	1876	"	"	"
1880	1,464	32	218.0	1880	"	"	"

Annuaire. [1891 : Adduction des sources de Moulines, Tournebu, Acqueville et Saint-Germain-le-Vassou (53 sources). Elles viennent du calcaire Bajocien. Avant 1890, Caen s'alimentait par trois puits artésiens publics et des puits artésiens particuliers de 25 à 26 mètres de profondeur, ainsi que par des puits ordinaires.] Comité : 1888, rapport de M. Ogier, p. 125. — 1892, enquête-rapport de M. Ogier, p. 433. — 1893, rapport de MM. Lévon-Colin et Ogier, p. 1.

État avant et après la modification apportée au régime des eaux.

ARMÉE.				POPULATION CIVILE.			
ANNÉES.	EFFECTIF.	DÉCÈS.	PROPORTION pour 10,000 hommes.	ANNÉES.	POPULATION.	DÉCÈS.	PROPORTION pour 10,000 habitants.
1875-1890 ...	24,399	146	59.8	1887-1890 ...	176,712	73	4.1
1891 (A)-1901.	17,920	14	7.8	1891-1902 ...	549,493	146	2.6

(A) 1891 : Eau de source.

FALAISE. (IIIe Corps. — Calvados.)

ARMÉE.				POPULATION CIVILE.			
ANNÉES.	EFFECTIF.	DÉCÈS.	PROPORTION pour 10,000 hommes.	ANNÉES.	POPULATION.	DÉCÈS.	PROPORTION pour 10,000 habitants.
1876-1880...	2,149	2	9.3	1876-1880...	"	"	"
1881-1885...	2,276	3	13.1	1881-1885...	"	"	"
1876-1885.	4,425	5	*11.3*	1876-1885.	"	"	"
1886-1890...	2,292	0	0	1886-1890...	17,026	5	2.9
1891-1895...	2,389	0	0	1891-1895...	41,705	15	3.6
1896-1900...	2,382	2	8.4	1896-1900...	40,815	6	1.5
1901........	409	0	0	1901-1902...	15,314	5	3.2
1886-1901.	7,472	2	*2.6*	1886-1902.	114,860	41	2.7

Annuaire. [Sources captées en 1875.]

LISIEUX. (IIIe Corps. — Calvados.)

ARMÉE.				POPULATION CIVILE.			
ANNÉES.	EFFECTIF.	DÉCÈS.	PROPORTION pour 10,000 hommes.	ANNÉES.	POPULATION.	DÉCÈS.	PROPORTION pour 10,000 habitants.
1876–1880...	2,183	14	64.1	1876–1880...	"	"	"
1881–1885...	1,783	2	11.2	1881–1885...	"	"	"
1876–1885.	3,966	16	*40.3*	1876–1885.	"	"	"
1886–1890...	2,261	7	30.9	1886–1890...	80,270	61	7.6
1891–1895...	2,378	14	58.8	1891–1895...	80,820	86	10.6
1896–1900...	2,426	1	4.1	1896–1900...	81,150	42	5.2
1901........	347	0	0	1901–1902...	32,168	14	4.3
1886–1901.	7,412	22	*29.6*	1886–1902.	274,408	203	7.4
ÉPIDÉMIES.							
1877........	457	7	153.0	1877........	"	"	"
1891........	450	9	200.0	1891........	"	"	"

Annuaire. [Sources de Cavaudon, amenées il y a plusieurs siècles. — Sources des Rouges-Fontaines, amenées en 1578. 1894, adduction d'une nouvelle source dite du Lieu-Doux.]

État avant et après la modification apportée au régime des eaux.

ARMÉE.				POPULATION CIVILE.			
ANNÉES.	EFFECTIF.	DÉCÈS.	PROPORTION pour 10,000 hommes.	ANNÉES.	POPULATION.	DÉCÈS.	PROPORTION pour 10,000 habitants.
1875–1894 (A).	8,751	41	46.8	1886–1894...	144,926	144	9.9
1895–1901...	3,223	1	3.1	1895–1901...	129,482	59	4.5

(A) 1894 : Nouvelle source.

ÉVREUX. (IIIe Corps. — Eure.)

ARMÉE.				POPULATION CIVILE.			
ANNÉES.	EFFECTIF.	DÉCÈS.	PROPORTION pour 10,000 hommes.	ANNÉES.	POPULATION.	DÉCÈS.	PROPORTION pour 10,000 habitants.
1876-1880...	5,970	23	38.5	1876-1880...	"	"	"
1881-1885...	6,477	15	23.1	1881-1885...	"	"	"
1876-1885.	12,447	38	*30.5*	1876-1885.	"	"	"
1886-1890...	6,273	11	17.5	1886-1890...	85,230	49	5.7
1891-1895...	6,432	33	51.3	1891-1895...	86,350	86	9.9
1896-1900...	6,345	10	15.7	1896-1900...	89,350	31	3.5
1901........	1,127	2	17.7	1901-1902...	36,584	12	3.2
1886-1901.	20,177	56	*27.7*	1886-1902.	297,514	178	*5.9*

Annuaire. [Galerie et puits filtrant. Il y encore 1200 puits particuliers.

En 1880, on a établi sur la rive droite de l'Iton, au milieu des graviers, une galerie maçonnée de 56 mètres de longueur. Le débit augmente quand on irrigue les prairies à l'amont. On a d'abord amené l'été de l'eau de la rivière dans le puisard, en la faisant passer par des compartiments filtrants en sable et charbon ; puis en 1897 on a creusé un puits de 18 mètres de profondeur à une certaine distance de la rivière et indépendant d'elle.

L'eau de la galerie et du puits ne paraît pas provenir de la rivière mais de la nappe souterraine (craie).]

État avant et après les modifications apportées au régime des eaux.

ARMÉE.				POPULATION CIVILE.			
ANNÉES.	EFFECTIF.	DÉCÈS.	PROPORTION pour 10,000 hommes.	ANNÉES.	POPULATION.	DÉCÈS.	PROPORTION pour 10,000 habitants.
1876-1879 (A).	5,609	18	33.9	1876-1885....	"	"	"
1881-1897 (B).	21,792	64	29.4	1886-1897...	207,320	149	7.2
1898-1901...	4,862	7	14.4	1898-1901...	90,194	29	3.2

(A) 1880 : Galerie captante.

(B) 1897 : Puits captant.

VERNON. (IIIe Corps. — Eure.)

ARMÉE.				POPULATION CIVILE.			
ANNÉES.	EFFECTIF.	DÉCÈS.	PROPORTION pour 10,000 hommes.	ANNÉES.	POPULATION.	DÉCÈS.	PROPORTION pour 10,000 habitants.
1876-1880...	4,248	9	21.2	1876-1880...	"	"	"
1881-1885...	3,230	5	15.4	1881-1885...	"	"	"
1876-1885.	7,478	14	18.7	1876-1885.	"	"	"
1886-1890...	3,128	8	25.5	1889-1890...	16,328	6	3.7
1891-1895...	4,055	0	0	1891-1895...	41,880	24	5,7
1896-1900...	3,760	2	5.2	1896-1900...	42,210	14	3.3
1901........	707	0	0	1901-1902...	17,514	3	1,7
1886-1901.	11,650	10	*8.5*	1889-1902.	117,932	47	*3.9*

Annuaire. [Source et forage. — 1884 : adduction des sources de la Cressonnière. L'eau sort du calcaire; elle est amenée par une galerie en même temps adductrice et captante (barbacanes).]

État avant et après la modification apportée au régime des eaux.

ARMÉE.				POPULATION CIVILE.			
ANNÉES.	EFFECTIF.	DÉCÈS.	PROPORTION pour 10,000 hommes.	ANNÉES.	POPULATION.	DÉCÈS.	PROPORTION pour 10,000 habitants.
1875-1884...	7,686	15	19.5	1875-1884...	"	"	"
1885 (A).							
1886-1901...	11,650	10	8.5	1889-1902...	117.932	47	3.9

(A) 1885 : Source et galerie.

BERNAY. (IIIe Corps. — Eure.)

ARMÉE.				POPULATION CIVILE.			
ANNÉES.	EFFECTIF.	DÉCÈS.	PROPORTION pour 10,000 hommes.	ANNÉES.	POPULATION.	DÉCÈS.	PROPORTION pour 10,000 habitants.
1876-1880 ...	2,173	4	18.4	1876-1880 ...	"	"	"
1881-1885 ...	2,485	4	16.1	1881-1885 ...	"	"	"
1876-1885 .	4,658	8	*17.1*	1876-1885 .	"	"	"
1886-1890 ...	2,438	2	8.2	1886-1890 ...	"	"	"
1891-1895 ...	2,357	2	8.4	1891-1895 ...	43,855	23	5.2
1896-1900 ...	2,386	0	0	1896-1900 ...	42,500	13	3.0
1901-1902 ...	413	0	0	1901	8,159	3	3.7
1886-1902 .	7,594	4	*5.2*	1891-1901 .	94,604	39	*4.1*

Annuaire. [1864 : sources émergeant au pied du coteau. Il y a encore 2 puits publics et 500 puits particuliers.]

En 1889, améliorations apportées au captage et à la distribution de l'eau.

État avant et après la modification apportée au régime des eaux.

ARMÉE.				POPULATION CIVILE.			
ANNÉES.	EFFECTIF.	DÉCÈS.	PROPORTION pour 10,000 hommes.	ANNÉES.	POPULATION.	DÉCÈS.	PROPORTION pour 10,000 habitants.
1875-1888 ...	6,462	10	15.4	1875-1888 ...	"	"	"
1889 (A).							
1890-1901 ...	5,699	2	3.7	1891-1901 ...	94,604	39	*4.1*

(A) 1889 : Amélioration du captage et de la distribution.

ROUEN. (IIIe Corps. — Seine-Inférieure.)

ARMÉE.				POPULATION CIVILE.			
ANNÉES.	EFFECTIF.	DÉCÈS.	PROPORTION pour 10,000 hommes.	ANNÉES.	POPULATION.	DÉCÈS.	PROPORTION pour 10,000 habitants.
1876-1880...	19,086	73	38.2	1876-1880...	"	"	"
1881-1885...	15,888	25	15.7	1881-1885...	"	"	"
1876-1885.	34,974	98	*28 0*	1876-1885.	"	"	"
1886-1890...	15,585	21	13.4	1886-1890...	532,475	411	7.7
1891-1895...	17,554	18	10.2	1891-1895...	559,235	503	8.9
1896-1900...	19,655	22	11.2	1896-1900...	563,285	182	3.2
1901........	3,518	5	14.2	1901-1902...	232,632	60	2.6
1886-1901.	56,312	66	*11.7*	1886-1902.	1,887,627	1,156	*6.1*

Annuaire. [Sources. — 1882, sources de Fontaine-sous-Préaux. Elles naissent dans la vallée du Robec de la craie marneuse du turonien moyen. — Source Saint-Jacques naît près du village de Darnetal. Même origine.] — Comité 1890, page 552. Rapport du docteur Thoinot.

Il y a lieu de remarquer que Darnetal utilise une partie de la source de Saint-Jacques, or, la statistique donne pour la fièvre typhoïde à Darnetal : 1889-1902 : population civile, 92,120;

Décès typhoïdiques, 53;

Proportion pour 10,000, 5, 7. Celle de Rouen est de 6, 1.

État avant et après la modification apportée au régime des eaux.

ARMÉE.				POPULATION CIVILE.			
ANNÉES.	EFFECTIF.	DÉCÈS.	PROPORTION pour 10,000 hommes.	ANNÉES.	POPULATION.	DÉCÈS.	PROPORTION pour 10,000 habitants.
1875-1882...	19,476	96	49.3	1875-1882...	"	"	"
1882 (A).							
1883-1901...	65,508	75	11.4	1886-1902...	1,887,627	1,156	6.1

(A) 1882 : Source.

LE HAVRE. (IIIe Corps. — Seine-Inférieure.)

ARMÉE.				POPULATION CIVILE.			
ANNÉES.	EFFECTIF.	DÉCÈS.	PROPORTION pour 10,000 hommes.	ANNÉES.	POPULATION.	DÉCÈS.	PROPORTION pour 10,000 habitants.
1876-1880...	7,417	14	18.8	1876-1880...	"	"	"
1881-1885...	7,134	11	15.4	1881-1885...	"	"	"
1876-1885.	14,551	25	*17.2*	1876-1885.	"	"	"
1886-1890...	6,470	9	13.9	1886-1890...	556,335	983	17.6
1891-1895...	5.840	10	17.1	1891-1895...	581,510	800	13.7
1896-1900...	8,661	13	15·0	1896-1900...	592,390	559	9.4
1901........	1,784	4	22.4	1901-1902...	260,392	110	4.2
1886-1901.	22,755	36	*15.8*	1886-1902.	1,990,627	2,452	*12.3*

Annuaire. [Sept sources anciennement amenées, suspectes par le voisinage des habitations. — 1854, des sources adduction de Saint-Laurent de Brèvedent. «La craie des plateaux, au-dessus des sources, n'est pas un filtre parfait». — 1891, adduction de nouvelles sources prises également à Saint-Laurent.]

Voyez l'enquête sur les causes des épidémies de fièvre typhoïde au Havre en 1887, 1888 par P. Brouardel et Thoinot. Comité d'hygiène 1889, page 360. Protection des sources, Brouardel 1894, page 34. Jacquot 1895.

État avant et après la modification apportée au régime des eaux.

ARMÉE.				POPULATION CIVILE.			
ANNÉES.	EFFECTIF.	DÉCÈS.	PROPORTION pour 10,000 hommes.	ANNÉES.	POPULATION.	DÉCÈS.	PROPORTION pour 10,000 habitants.
1875-1890...	22,183	38	12.6	1886-1890...	556,335	983	17.6
1891 (A).							
1892-1901...	15,147	24	15.8	1892-1902...	1,317,990	1,375	10.4

(A) 1891 : Nouvelle source.

DIEPPE. (IIIe Corps. — Seine-Inférieure.)

ARMÉE.				POPULATION CIVILE.			
ANNÉES.	EFFECTIF.	DÉCÈS.	PROPORTION pour 10,000 hommes.	ANNÉES.	POPULATION.	DÉCÈS.	PROPORTION pour 10,000 habitants.
1876-1880...	1,478	1	6.7	1876-1880...	"	"	"
1881-1885...	1,384	4	28.9	1881-1885...	"	"	"
1876-1885.	2,862	5	*17.5*	1876-1885.	"	"	"
1886-1890...	1,672	0	0	1886-1890...	113,810	38	3.3
1891-1895...	1,955	1	5.1	1891-1895...	113,250	67	5.9
1896-1900...	2,330	0	0	1896-1900...	111,630	47	4.2
1901........	303	0	0	1901-1902...	45,658	13	2.8
1886-1901.	6,260	1	*1.6*	1886-1902.	384,348	165	*4.2*

Annuaire. [Adduction des sources de Saint-Aubin-sur-Scie en 1535. Réfection de la canalisation en 1882. — Les sources naissent de la craie.]

État avant et après la modification apportée au régime des eaux.

ARMÉE.				POPULATION CIVILE.			
ANNÉES.	EFFECTIF.	DÉCÈS.	PROPORTION pour 10,000 hommes.	ANNÉES.	POPULATION.	DÉCÈS.	PROPORTION pour 10,000 habitants.
1875-1881...	2,097	7	33.4	....	"	"	"
1882 (A).							
1882-1901...	7,360	1	1.4	1886-1902...	384,348	165	4.2

(A) 1882 : Réfection de la canalisation.

ELBEUF. (IIIe Corps. — Seine-Inférieure.)

ARMÉE.				POPULATION CIVILE.			
ANNÉES.	EFFECTIF.	DÉCÈS.	PROPORTION pour 10,000 hommes.	ANNÉES.	POPULATION.	DÉCÈS.	PROPORTION pour 10,000 habitants.
1876-1880...	1,087	2	18.4	1876-1880...	"	"	"
1881-1885...	1,216	1	8.2	1881-1885...	"	"	"
1876-1885.	2,303	3	*13.0*	1876-1885.	"	"	"
1886-1890...	1,320	1	7.6	1886-1890...	108,225	52	4.8
1891-1895...	1,480	0	0	1891-1895...	106,630	49	4.6
1896-1900...	1,726	0	0	1896-1900...	103,180	22	2.1
1901........	342	0	0	1901-1902...	38,100	9	2.3
1886-1901.	4,868	1	*2.0*	1886-1902.	356,135	132	*3.7*

Annuaire. [Sources captées en 1871 et 1876.]

EU. (IIIe Corps. — Seine-Inférieure.)

ARMÉE.				POPULATION CIVILE.			
ANNÉES.	EFFECTIF.	DÉCÈS.	PROPORTION pour 10,000 hommes.	ANNÉES.	POPULATION.	DÉCÈS.	PROPORTION pour 10,000 habitants.
1876-1880...	1,562	4	25.6	1876-1880...	"	"	"
1881-1885...	1,980	2	10.1	1881-1885...	"	"	"
1876-1885.	3,542	6	*16.9*	1876-1885.	"	"	"
1886-1890...	500	1	20.0	1886-1890...	"	"	"
1891-1895...	"	"	"	1891-1895...	"	"	"
1896-1900...	1,116	1	8.9	1896-1900...	"	"	"
1901........	377	0	0	1901-1902...	10,796	3	2.7
1886-1901.	1.993	2	*10.0*	1886-1902.	10.796	3	2.7

Annuaire. [Jusqu'en 1895, alimentation par l'eau de puits. En 1895, puits artésien foncé à 173 mètres de profondeur.] Comité 1894. Rapport de M. Pouchet.

État avant et après la modification apportée au régime des eaux.

ARMÉE.				POPULATION CIVILE.			
ANNÉES.	EFFECTIF.	DÉCÈS.	PROPORTION pour 10,000 hommes.	ANNÉES.	POPULATION.	DÉCÈS.	PROPORTION pour 10,000 habitants.
1876-1894...	4,042	7	17.3	1876-1900...	"	"	"
1895 (A).							
1896-1902...	1,493	1	6.6	1901-1902...	10,796	3	2.7

(A) 1895 : Puits artésien.

IVE CORPS D'ARMÉE.

CHARTRES. (IVe Corps. — Eure-et-Loir.)

ARMÉE.				POPULATION CIVILE.			
ANNÉES.	EFFECTIF.	DÉCÈS.	PROPORTION pour 10,000 hommes.	ANNÉES.	POPULATION.	DÉCÈS.	PROPORTION pour 10,000 habitants.
1876-1880...	6,823	19	27.8	1876-1880..	"	"	"
1881-1885...	8,411	12	14.2	1881-1885 ..	"	"	"
1876-1885.	15,234	31	*20.3*	1876-1885.	"	"	"
1886-1890...	8,934	4	4.4	1889-1890...	43,806	9	2.0
1891-1895...	8,572	9	10.4	1891-1895...	115,540	67	5.7
1896-1900...	7,932	6	7.6	1896-1900..	115,985	25	2.1
1901........	1,616	0	0	1901-1902...	46,862	9	1.9
1886-1901.	27,054	19	*7.0*	1889-1902.	322.193	110	*3.4*

Annuaire. [Distribution d'eau de rivière brute, prise au-dessous de lavoirs, d'établissements de bains et même du débouché d'un égout. — 1896, réfection de la canalisation. — Les *établissements militaires* ont de l'eau des sources de Laisant et de Saint-André, de qualité du reste très suspecte.]

État avant et après la modification apportée au régime des eaux.

ARMÉE.				POPULATION CIVILE.			
ANNÉES.	EFFECTIF.	DÉCÈS.	PROPORTION pour 10,000 hommes.	ANNÉES.	POPULATION.	DÉCÈS.	PROPORTION pour 10.000 habitants.
1875-1896...	35,114	50	14.2	1889-1896...	182.543	81	4.4
1896 (A).							
1897-1901...	8,516	3	3.5	1897-1902...	139,650	29	2.1

(A) 1896 : Réfection de la canalisation.

CHÂTEAUDUN. (IVe Corps. — Eure-et-Loir.)

ARMÉE.				POPULATION CIVILE.			
ANNÉES.	EFFECTIF.	DÉCÈS.	PROPORTION pour 10,000 hommes.	ANNÉES.	POPULATION.	DÉCÈS.	PROPORTION pour 10,000 habitants.
1876-1880...	2,451	3	12.2	1876-1880...	"	"	"
1881-1885...	3,602	9	24.9	1881-1885...	"	"	"
1876-1885.	6,053	12	*19.8*	1876-1885.	"	"	"
1886-1890...	3,910	3	7.6	1888-1890...	14,568	1	0.7
1891-1895...	3,653	15	41.1	1891-1895...	35,775	43	12.0
1896-1900...	3,715	13	34.9	1896-1900...	35,975	22	6.1
1901........	680	0	0	1901-1902...	14,291	0	0
1886-1901.	11,958	41	*34.2*	1889-1902.	100,610	66	6.5
ÉPIDÉMIES.							
1892........	676	14	207.0	1892........	"	"	"
1896........	803	13	162.0	1896........	"	"	"

Annuaire. [Jusqu'en 1892, on utilisait deux sources : la Fontaine du Château et la Fontaine Ronde, naissant dans l'intérieur de la ville. En 1892, la Fontaine du Château fut abandonnée à la suite d'une épidémie de fièvre typhoïde. Il y a encore 20 puits publics et 50 particuliers.]

En 1892 la population civile compta 34 décès typhoïdiques. En 1896, nouvelle épidémie, la population civile eut 19 décès.

La source de Fontaine Ronde, la seule actuellement en service, émerge au pied de la falaise qui porte la ville. Elle doit être considérée comme contaminable.

En 1893, la ville a tenté de faire un forage, il a été poussé jusqu'à 247 mètres. Des accidents survenus au cours des travaux semblent avoir fait abandonner le projet.

Comité 1898. Rapport de M. Pouchet.

DREUX. (IVe Corps. — Eure-et-Loir.)

ARMÉE.				POPULATION CIVILE.			
ANNÉES.	EFFECTIF.	DÉCÈS.	PROPORTION pour 10,080 hommes.	ANNÉES.	POPULATION.	DÉCÈS.	PROPORTION pour 10,000 habitants.
1876-1880 ...	2,145	4	18.1	1876-1880 ...	"	"	"
1881-1885 ...	2,266	1	4.4	1881-1885 ...	"	"	"
1876-1885 .	4,411	5	*11.1*	1876-1885 .	"	"	"
1886-1890 ...	2,031	4	19.7	1889-1890 ...	16,358	11	6.7
1891-1895 ...	2,358	8	33.9	1891-1895 ...	48,165	31	6.4
1896-1900 ...	2,431	1	4.1	1896-1900 ...	48,730	6	1.2
1901	460	0	0	1901-1902 ...	19,394	3	1.5
1886-1901 .	7,280	13	*17.8*	1889-1902 .	132,697	51	*3.9*
ÉPIDÉMIES.							
1876	315	4	123.0	1876	"	"	"

Annuaire. [1892, captage et distribution de la source de l'abîme, sur la rive droite de la Blaise et en contre-bas de 1^m 40 au-dessous du niveau de la rivière avec laquelle elle ne semblerait pas avoir de communications. Avant 1892 il y avait huit puits publics et 700 puits particuliers.] Comité 1890. Rapport de M. Thoinot.

Le captage de la source de l'abîme ne donne pas un bon résultat surtout pour la garnison, toutefois il faut remarquer que si la garnison a perdu 8 hommes de 1893 à 1901, 7 de ces décès ont eu lieu en 1893 et 1894. Les 30 décès survenus dans la population civile ont suivi une dégression analogue.

État avant et après la modification apportée au régime des eaux.

ARMÉE.				POPULATION CIVILE.			
ANNÉES.	EFFECTIF.	DÉCÈS.	PROPORTION pour 10,000 hommes.	ANNÉES.	POPULATION.	DÉCÈS.	PROPORTION pour 10,000 habitants.
1875-1891 ...	7,364	11	14.9	1889-1891 ...	25,991	14	5.4
1892 (A)							
1893-1901 ...	4,292	8	18.6	1893-1902 ...	97,073	30	3.0

(A) 1892 : Adduction d'une source.

NOGENT-LE-ROTROU. (IVe Corps. — Eure-et-Loir.)

ARMÉE.				POPULATION CIVILE.			
ANNÉES.	EFFECTIF.	DÉCÈS.	PROPORTION pour 10,000 hommes.	ANNÉES.	POPULATION.	DÉCÈS.	PROPORTION pour 10,000 habitants.
1877-1880...	910	0	0	1877-1880...	"	"	"
1881-1885...	1,220	2	16.4	1881-1885...	"	"	"
1877-1885.	2,130	2	*9.2*	1877-1885.	"	"	"
1886-1890...	1,830	6	32.7	1889-1890...	16,744	2	1.2
1891-1895...	2,102	1	4.7	1891-1895...	43,505	6	1.4
1896-1900...	2,185	3	13.7	1896-1900...	42,660	6	1.4
1901........	421	0	0	1901-1902...	16,830	0	0
1886-1901.	6,538	10	*15.2*	1889-1902.	119,739	14	1.2
ÉPIDÉMIES.							
1887........	297	5	166.0	1887........	"	"	"

Annuaire. [En 1886, distribution de l'eau de source de Lambertz, provenant du alcaire céromanien. Seulement on a joint à l'adduction principale des tronçons d'aqueucs drainants avec barbacanes et pierrées du côté d'amont, puis on a ajouté les sources la Massonnière.] Les résultats ne sont pas bons, notamment pour la garnison.

État avant et après la modification apportée au régime des eaux.

ARMÉE.				POPULATION CIVILE.			
ANNÉES.	EFFECTIF.	DÉCÈS.	PROPORTION pour 10,000 hommes.	ANNÉES.	POPULATION.	DÉCÈS.	PROPORTION pour 10,000 habitants.
1877-1885...	2,139	2	9.2	1877-1888...	"	"	"
1885-1886 (A).							
1886-1901...	6,538	10	15.2	1889-1902...	119,739	14	1.2

(A) 1885-1886 : Sources et drainages.

LAVAL. (IVe Corps. — Mayenne.)

ARMÉE.				POPULATION CIVILE.			
ANNÉES.	EFFECTIF.	DÉCÈS.	PROPORTION pour 10,000 hommes.	ANNÉES.	POPULATION.	DÉCÈS.	PROPORTION pour 10,000 habitants.
1876-1880 ...	5,093	6	11.7	1876-1880 ...	"	"	"
1881-1885 ...	7,082	11	15.5	1881-1885 ...	"	"	"
1876-1885 .	12,175	17	*13.9*	1876-1885 .	"	"	"
1886-1890 ...	7,609	14	18.4	1886-1890 ...	151,055	59	3.9
1891-1895 ...	6,431	6	9.3	1891-1895 ...	153,435	73	4.7
1896-1900 ...	7,549	12	15.9	1896-1900 ...	148,020	45	3.0
1901	1,629	0	0	1901-1902 ...	60,712	26	4.3
1886-1901 .	23,218	32	*13.8*	1886-1902 .	513,227	203	*3.9*

Annuaire. [Prise directe dans la Mayenne, dans la traversée de la ville, à l'aval des lavoirs et du débouché des égouts. — L'eau n'est pas potable. — La ville a conservé quelques fontaines alimentées par des sources et il y a beaucoup de puits poussés jusque dans les schistes carbonifères. — Les puits *des casernes* sont alimentés par de petits tronçons de galeries rayonnant aux abords.]

MAYENNE. (IVe Corps. — Mayenne.)

ARMÉE.				POPULATION CIVILE.			
ANNÉES.	EFFECTIF.	DÉCÈS.	PROPORTION pour 10,000 hommes.	ANNÉES.	POPULATION.	DÉCÈS.	PROPORTION pour 10,000 habitants.
1877-1880 ...	3,379	5	14.7	La ville de Mayenne n'a jamais fourni de renseignements sanitaires.			
1881-1885 ...	5,633	5	8.8				
1877-1885 .	9,012	10	*11.9*				
1886-1890 ...	6,321	5	7.9				
1891-1895 ...	4,821	8	16.5				
1896-1900 ...	5,952	7	11.7				
1901	1,264	0	0				
1886-1901 .	18,358	20	*10.9*				

Annuaire. [Sources et eau de rivière. — Petites sources sortant du granit. — L'hôpital a une source spéciale. — La *caserne* a des puits. — 1881, distribution d'eau de rivière.]

ALENÇON. (IVe Corps. — Orne.)

ARMÉE.				POPULATION CIVILE.			
ANNÉES.	EFFECTIF.	DÉCÈS.	PROPORTION pour 10,000 hommes.	ANNÉES.	POPULATION.	DÉCÈS.	PROPORTION pour 10,000 habitants.
1876-1880...	5,068	11	21.7	1876-1880...	"	"	"
1881-1885...	5,967	2	3.3	1881-1885...	"	"	"
1876-1885.	11,035	13	*11.7*	1876-1885.	"	"	"
1886-1890...	2,841	2	7.0	1886-1890...	87,750	38	4.3
1891-1895...	6,617	1	1.4	1891-1895...	93,705	35	3.7
1896-1900...	6,264	5	7.9	1896-1900...	88,540	29	3.3
1901........	1,196	2	16.7	1901-1902...	34,540	4	1.1
1886-1901.	16,918	10	*5.9*	1886-1902.	304,535	106	*3.4*

Annuaire. [Sources (probablement vauclusiennes). — Jusqu'en 1892, la ville n'avait que des puits (62 puits publics et une centaine de puits particuliers.) — En 1892, adduction des sources de Launay. Les deux sources de Launay sortent dans la vallée de la Briante à 5 kilomètres d'Alençon et semblent une résurgence de l'eau de cette rivière.]

État avant et après la modification apportée au régime des eaux.

ARMÉE.				POPULATION CIVILE.			
ANNÉES.	EFFECTIF.	DÉCÈS.	PROPORTION pour 10,000 hommes.	ANNÉES.	POPULATION.	DÉCÈS.	PROPORTION pour 10,000 habitants.
1875-1891...	16,270	16	9.8	1886-1891...	106,499	42	3.9
1892 (A).							
1893-1901...	12,333	8	6.4	1893-1902...	179,303	48	2.6

(A) 1892 : Adduction d'eau de source.

ARGENTAN. (IVe Corps. — Orne.)

ARMÉE.				POPULATION CIVILE.			
ANNÉES.	EFFECTIF.	DÉCÈS.	PROPORTION pour 10,000 hommes.	ANNÉES.	POPULATION.	DÉCÈS.	PROPORTION pour 10,000 habitants.
1877–1880 ...	1,867	1	5.3	1877–1880 ...	"	"	"
1881–1885 ...	2,501	2	7.9	1881–1885 ...	"	"	"
1877–1885 .	4,368	3	*6.8*	1877–1885 .	"	"	"
1886–1890 ...	2,204	2	9.1	1886–1890 ...	–	"	"
1891–1895 ...	2,350	2	8.5	1892–1895 ...	27,108	8	2.9
1896–1900 ...	2,390	0	0	1896–1900 ...	31,505	5	1.6
1901	457	0	0	1901	"	"	"
1886–1901 .	7,401	4	*5.4*	1892–1900 .	58,613	13	*2.2*

Annuaire. [Pas d'amenée d'eau. — 23 puits publics et 250 puits particuliers. — Il existe aussi des citernes.]

DOMFRONT. (IVe Corps. — Orne.)

ARMÉE.				POPULATION CIVILE.			
ANNÉES.	EFFECTIF.	DÉCÈS.	PROPORTION pour 10,000 hommes.	ANNÉES.	POPULATION.	DÉCÈS.	PROPORTION pour 10,000 habitants.
1878–1880 ...	778	8	102.8	1878–1880 ...	"	"	"
1881–1885 ...	1,385	4	28.8	1881–1885 ...	"	"	"
1878–1885 .	2,163	12	*55.4*	1878–1885 .	"	"	"
1886–1890 ...	1,574	9	57.1	1889–1890 ...	10,152	4	3.9
1891–1895 ...	2,055	1	4.8	1891–1895 ...	24,310	2	0.8
1896–1900 ...	2,262	3	13.2	1896–1900 ...	25,780	4	1.5
1901	414	0	0	1901–1903 ...	9,602	0	0
1886–1901 .	6,305	13	*20.6*	1889–1903 .	60,844	10	*1.4*
ÉPIDÉMIES							
1880	275	6	217.0	1880	"	"	"
1887	233	5	233.0	1887	"	"	"

Annuaire. [Eau de rivière brute : la Varenne.] — Pas de renseignements sur la date de la distribution ni sur le régime antérieur.

LE MANS. (IVe Corps. — Sarthe.)

ARMÉE.				POPULATION CIVILE.			
ANNÉES.	EFFECTIF.	DÉCÈS.	PROPORTION pour 10,000 hommes.	ANNÉES.	POPULATION.	DÉCÈS.	PROPORTION pour 10,000 habitants.
1876-1880...	18,520	191	103.1	1876-1880...	"	"	"
1881-1885...	18,253	37	20.2	1881-1885...	"	"	"
1876-1885.	36,773	228	*62.0*	1876-1885.	"	"	"
1886-1890...	20,347	24	11.8	1886-1890...	286,890	119	4.1
1891-1895...	19,435	16	8.2	1891-1895...	291,730	88	3.0
1896-1900...	23,041	33	14.3	1896-1900...	299,070	94	3.1
1901........	3,841	0	0	1901-1902...	126,544	12	0.9
1886-1901.	66,664	73	*10.9*	1886-1902.	1,004,234	313	*3.1*
ÉPIDÉMIES.							
1875........	2,389	43	179.0	1875........	"	"	"
1876........	2,906	37	127.0	1876........	"	"	"
1877........	3,525	36	102.0	1877........	"	"	"
1878........	3,722	39	104.0	1878........	"	"	"
1879........	3,998	49	122.0	1879........	"	"	"

Annuaire. [Eau de rivière. — Prise directe à la rivière l'Huisne, alimentée principalement par des étangs et polluée par la traversée de plusieurs villes et par les lavoirs et établissements de bains placés à l'amont. — Les installations ont été remaniées en 1884 (pas d'autre renseignement). Comité 1890, p. 476. Rapport de M. Thoinot 1894. M. Ogier.]

État avant et après la modification apportée au régime des eaux.

ARMÉE.				POPULATION CIVILE.			
ANNÉES.	EFFECTIF.	DÉCÈS.	PROPORTION pour 10,000 hommes.	ANNÉES.	POPULATION.	DÉCÈS.	PROPORTION pour 10,000 habitants.
1875-1883...	31,488	267	84.8	1875-1885...	"	"	"
1884 (A).							
1885-1901...	70,278	76	10.8	1886-1902...	1,004,234	313	3.1

(A) Réfection de la prise d'eau.

MAMERS. (IVe Corps. — Sarthe.)

ARMÉE.				POPULATION CIVILE.			
ANNÉES.	EFFECTIF.	DÉCÈS.	PROPORTION pour 10,000 hommes.	ANNÉES.	POPULATION.	DÉCÈS.	PROPORTION pour 10,000 habitants.
1877-1880...	3,248	4	12.3	1877-1880...	"	"	"
1881-1885...	4,211	6	14.2	1881-1885...	"	"	"
1877-1885.	7,459	10	*13.4*	1877-1885.	"	"	"
1886-1890...	5,389	20	37.1	1889-1890..	12,956	11	8.5
1891-1895...	5,002	1	1.9	1891-1896...	31,540	6	1.9
1896-1900...	5,603	4	7.1	1896-1900...	30,130	12	3.9
1901........	1,252	0	0	1901-1902.	12,090	1	0.8
1886-1901.	17,246	25	*14.5*	1889-1902.	86,716	30	*3.5*
ÉPIDÉMIE.							
1887........	1,208	13	107.0	1887........	"	"	"

Annuaire. [En 1849, adduction de la source de Poudreure. — 1862, des sources de Contilly, prises dans le calcaire oolithique. — D'après des notes prises au Comité d'hygiène, il y aurait eu une nouvelle amenée d'eau de source; l'annuaire n'en fait pas mention. Le projet n'a probablement pas été exécuté. — Comité 1893. Rapport de M. Wurtz.]

LA FLÈCHE. (IVe Corps. — Sarthe.)

ARMÉE.				POPULATION CIVILE.			
ANNÉES.	EFFECTIF.	DÉCÈS.	PROPORTION psur 10,000 hommes.	ANNÉES.	POPULATION.	DÉCÈS.	PROPORTION pour 10,000 habitants.
1876-1880...	1,013	0	0	1876-1880...	"	"	"
1881-1885...	1,373	0	0	1881-1885...	"	"	"
1876-1885.	2,386	0	*0*	1876-1885.	"	"	"
1886-1890...	2,380	1	4.2	1890........	9,841	2	2.0
1891-1895...	2,161	1	4.6	1891-1895...	51,610	6	1.1
1896-1900...	2,160	1	4.6	1896-1900...	52,465	4	0.8
1901........	426	0	0	1901-1902...	21,038	1	0.9
1886-1901.	7,127	3	*4.2*	1890-1902.	134,954	13	*0.9*

Annuaire. [Jusqu'en 1901, il n'y avait, outre l'eau d'environ 500 puits particuliers, que quelques bornes-fontaines et la fontaine de la place Henri-IV alimentée par le trop plein de l'eau du Prytanée militaire, à raison de 25mc environ par jour. — Le *Prytanée* et la *caserne* reçoivent l'eau de la source des Sars, amenée vers 1680. La source naît du coteau de Saint-Germain-du-Val (crétacé) et donne de 5 à 6mc à l'heure. — En 1901 la ville amène les eaux des sources de la Troustière et de Trompe-Souris. *Comité* 1894, p. 45, Rapport de M. Bergeron, 1899, p. 87-90, Rapport de M. Bourges.

Ve CORPS D'ARMÉE.

BLOIS. (Ve Corps. — Loir-et-Cher.)

ARMÉE.				POPULATION CIVILE.			
ANNÉES.	EFFECTIF.	DÉCÈS.	PROPORTION pour 10,000 hommes.	ANNÉES.	POPULATION.	DÉCÈS.	PROPORTION pour 10,000 habitants.
1876-1880...	6,340	21	33.1	1876-1880...	"	"	"
1881-1885...	6,375	6	9.4	1881-1885...	"	"	"
1876-1885.	12,715	27	*21.2*	1876-1885.	"	"	"
1886-1890...	6,099	13	21.3	1886-1890...	108,805	49	4,5
1891-1895...	4,927	7	14.2	1891-1895...	118,430	38	3.2
1896-1900...	5,726	4	6.9	1896-1900...	115,930	48	4.1
1901........	1,194	1	8.3	1901-1902...	47,578	14	2.9
1886-1901.	17,946	25	*13.9*	1886-1902.	390,743	149	*3.8*

Annuaire. [Eau de galerie captante très ancienne et eau de rivière, très incomplètement filtrée. Installation de filtres à sable, qui devront être refaits. — 1884. Réfection insuffisante.]

État avant et après la modification apportée au régime des eaux.

ARMÉE.				POPULATION CIVILE.			
ANNÉES.	EFFECTIF.	DÉCÈS.	PROPORTION pour 10,000 hommes.	ANNÉES.	POPULATION.	DÉCÈS.	PROPORTION pour 10,000 habitants.
1875-1884...	12,957	28	21.6	1875-1884...	"	"	"
1884(A).							
1886-1901...	17,946	25	13.9	1886-1902...	390,743	149	3.8

(A) 1884 : Réfection du captage en rivière.

VENDÔME. (Ve Corps. — Loir-et-Cher.)

ARMÉE.				POPULATION CIVILE.			
ANNÉES.	EFFECTIF.	DÉCÈS.	PROPORTION pour 10,000 hommes.	ANNÉES.	POPULATION.	DÉCÈS.	PROPORTION pour 10,000 habitants.
1876-1880...	3,284	5	15.2	1876-1880...	"	"	"
1881-1885...	3,112	0	0	1881-1885...	"	"	"
1876-1885.	6,396	5	*7.8*	1876-1885.	"	"	"
1886-1890...	3,793	9	23.7	1889-1890...	18,650	23	12.3
1891-1895...	3,829	4	10.4	1891-1895...	48,085	27	5.6
1896-1900...	3,764	7	18.6	1896-1900...	49,400	32	6.5
1901........	693	0	0	1901-1902...	18,918	2	1.1
1886-1901.	12,079	20	*16.5*	1889-1902.	135,053	84	*6.2*

Annuaire. [Puits artésien. — Concession en 1890, 231m de profondeur dans les sables verts. (Albien.).]

État avant et après la modification apportée au régime des eaux.

ARMÉE.				POPULATION CIVILE.			
ANNÉES.	EFFECTIF.	DÉCÈS.	PROPORTION pour 10,000 hommes.	ANNÉES.	POPULATION.	DÉCÈS.	PROPORTION pour 10,000 habitants.
1875-1890...	10,823	16	14.6	1889-1890...	18,650	23	12.3
1890 (A).							
1891-1901...	8,286	11	13.2	1891-1902...	116,403	61	5.2

(A) 1890 : Puits artésien.

ROMORANTIN. (Ve Corps. — Loir-et-Cher.)

ARMÉE.				POPULATION CIVILE.			
ANNÉES.	EFFECTIF.	DÉCÈS.	PROPORTION pour 10,000 hommes.	ANNÉES.	POPULATION.	DÉCÈS.	PROPORTION pour 10,000 habitants.
1876-1880...	2,690	4	14.9	1876-1880...	"	"	"
1881-1885...	2,307	1	4.3	1881-1885...	"	"	"
1876-1885.	4,997	5	*10.0*	1876-1885.	"	"	"
1886-1890...	1,488	2	13.4	1889-1890...	15,090	7	4.6
1891-1895...	2,059	0	0	1891-1895...	38,400	10	2.6
1896-1900...	2,411	0	0	1896-1900...	38,580	10	2.5
1901........	490	0	0	1901-1902...	16,260	4	2.4
1886-1901.	6,448	2	*3.1*	1889-1902.	108,330	31	*2.8*

Annuaire. [Pas de distribution d'eau. Il n'ya que des puits (12 à 15 mètres de profondeur) 20 puits publics et 800 particuliers. — La *Caserne* a 3 puits spéciaux de 13 mètres de profondeur.]

ORLÉANS. (Ve Corps. — Loiret.)

ARMÉE.				POPULATION CIVILE.			
ANNÉES.	EFFECTIF.	DÉCÈS.	PROPORTION pour 10,000 hommes.	ANNÉES.	POPULATION.	DÉCÈS.	PROPORTION pour 10,000 habitants.
1876-1880...	19,033	17	8.9	1876-1880...	"	"	"
1881-1885...	20,446	16	7.8	1881-1885...	"	"	"
1876-1885.	39,479	33	*8.3*	1876-1885.	"	"	"
1886-1890...	23,875	7	2.9	1886-1890...	302,240	85	2.8
1891-1895...	21,804	5	2.3	1881-1895...	323,190	95	2.9
1896-1900...	24,126	8	3.3	1896-1900...	331,125	115	3.5
1901........	4,666	1	2.1	1901-1902...	134,622	31	2.3
1886-1901.	74,471	21	*2.8*	1886-1901.	1,091,177	326	*2.9*

Annuaire. [4 puits filtrants dans le val de la Loire entre la Loire et le Loiret. Plus 10 puits publics et environ 4,000 puits particuliers.]

MONTARGIS. (Ve Corps. — Loiret.)

ARMÉE.				POPULATION CIVILE.			
ANNÉES.	EFFECTIF.	DÉCÈS.	PROPORTION pour 10,000 hommes.	ANNÉES.	POPULATION.	DÉCÈS.	PROPORTION pour 10,000 habitants.
1876-1880...	5,312	5	9.4	1876-1880...	"	"	"
1881-1885...	7,947	5	6.3	1881-1885...	"	"	"
1876-1885.	13,259	10	*7.5*	1876-1885.	"	"	"
1886-1890...	6,514	1	1.5	1886-1890...	55,040	8	1.4
1891-1895...	7,232	20	27.6	1891-1895...	57,685	36	6.2
1896-1900...	8,168	3	3.6	1896-1900...	57,310	10	1.7
1901........	1,674	0	0	1901-1902...	24,702	1	0.8
1886-1901.	23,588	24	*10.1*	1886-1902.	194,737	55	*2.8*

Annuaire. [Galeries filtrantes. — Avant 1884, il n'y avait que des puits (3 puits publics subsistent encore, ainsi que 120 puits particuliers). — En 1884, on a installé une galerie à l'amont de la ville, dans une prairie sur la rive gauche du Loing (sable et graviers). L'eau provient en partie de la rivière, en partie de la nappe souterraine des coteaux. La galerie est à 1m50 au-dessous de la rivière. L'eau se trouble par les pluies; les crues de la rivière recouvrent la prairie.] Comité 1901. Rapport de M. Ogier.

Dans de telles conditions, on ne doit pas s'étonner que l'état hygiénique se soit plutôt aggravé.

En 1891, épidémie de fièvre typhoïde. Effectif, 1,355 hommes; 54 cas, 16 décès. Les hommes avaient eu recours à l'eau d'un puits condamné, parce que la fontaine avait gelé.

État avant et après la modification apportée au régime des eaux.

ARMÉE.				POPULATION CIVILE.			
ANNÉES.	EFFECTIF.	DÉCÈS.	PROPORTION pour 10,000 hommes.	ANNÉES.	POPULATION.	DÉCÈS.	PROPORTION pour 10,000 habitants.
1875-1884...	11,868	8	6.7	1875-1884...	"	"	"
1884. (A)							
1885-1901...	25,376	26	10.2	1886-1902...	194,737	55	2.8

(A) 1884 : Galerie filtrante.

PITHIVIERS. (Ve Corps. — Loiret.)

ARMÉE.				POPULATION CIVILE.			
ANNÉES.	EFFECTIF.	DÉCÈS.	PROPORTION pour 10,000 hommes.	ANNÉES.	POPULATION.	DÉCÈS.	PROPORTION pour 10,000 habitants.
1876-1880...	"	"	"	1876-1880...	"	"	"
1881-1885...	"	"	"	1881-1885...	"	"	"
1876-1885.	"	"	"	1876-1885.	"	"	"
1886-1890...	"	"	"	1889-1890...	11,018	2	1.8
1891-1895...	"	"	"	1891-1895...	27,645	8	2.9
1897-1900...	1,709	4	23.4	1896-1900...	29,155	20	6.8
1901........	276	"	"	1901-1902...	12,450	1	0.8
1897-1901.	1,985	4	*20.1*	1889-1902.	80,268	31	*3.8*

Annuaire. [1885. Adduction des sources de Saint-Grégoire, sortant du calcaire de Beauce (Aquitanien).]

FONTAINEBLEAU. (Ve Corps. — Seine-et-Marne.)

ARMÉE.				POPULATION CIVILE.			
ANNÉES.	EFFECTIF.	DÉCÈS.	PROPORTION pour 10,000 hommes.	ANNÉES.	POPULATION.	DÉCÈS.	PROPORTION pour 10,000 habitants.
1876-1880 ...	10,993	8	7.3	1876-1880 ...	"	"	"
1881-1885 ...	11,096	5	4.5	1881-1885 ...	"	"	"
1876-1885 .	22,089	13	*5.8*	1876-1885 .	"	"	"
1886-1890 ...	13,752	10	7.2	1886-1890 ...	72,485	22	3.0
1891-1895 ...	13,305	2	1.5	1891-1895 ...	74,125	18	2.4
1896-1900 ...	12,957	10	7.7	1896-1900 ...	71,640	38	5.3
1901	2,363	1	4.2	1901-1902 ...	28,320	2	0.7
1886-1901 .	42,377	23	*5.4*	1886-1902 .	246,570	80	*3.2*

Annuaire. [Eau de nappe souterraine.— Une source, *dite* du Calvaire, alimente 3 fontaines. — Il y a en plus 900 puits particuliers environ. En 1894, on établit un puisard à Valvins à 200 mètres de la Seine. L'eau vient des infiltrations sur les plateaux (sables de Fontainebleau), elle émerge dans les fissures du calcaire de Brie sous jacent. Il ne vient pas d'eau de Seine.] *Comité.* 1893, p. 215. Rapport de MM. Bergeron et Ogier.

Le résultat ne semble bon ni pour la population militaire, ni pour la population civile.

État avant et après la modification apportée au régime des eaux.

ARMÉE.				POPULATION CIVILE.			
ANNÉES.	EFFECTIF.	DÉCÈS.	PROPORTION pour 10,000 hommes.	ANNÉES.	POPULATION.	DÉCÈS.	PROPORTION pour 10,000 habitants.
1875-1894 ...	48,255	26	5.3	1886-1894 ...	131,785	39	2.9
1894 (A).							
1895-1901 ...	17,842	11	6.1	1895-1902 ...	114,785	41	3.5

(A) 1894 : Eau de nappe souterraine.

MELUN. (Ve Corps. — Seine-et-Marne.)

ARMÉE.				POPULATION CIVILE.			
ANNÉES.	EFFECTIF.	DÉCÈS.	PROPORTION pour 10,000 hommes.	ANNÉES.	POPULATION.	DÉCÈS.	PROPORTION pour 10,000 habitants.
1876-1880 ...	7,800	6	7.7	1876-1880 ...	"	"	"
1881-1885 ...	6,110	1	1.6	1881-1885 ...	"	"	"
1876-1885 .	13,910	7	*5.0*	1876-1885 .	"	"	"
1886-1890 ...	7,460	8	10.7	1886-1890 ...	62,285	25	4.0
1891-1895 ...	7,276	17	23.3	1891-1895 ...	64,640	41	6.3
1896-1900 ...	6,635	5	7.5	1896-1900 ...	67,940	18	2.6
1901	1,278	0	0	1901-1902 ...	26,118	2	0.7
1886-1901 .	22,649	30	*13.2*	1886-1902 .	220,983	86	*3.9*

Annuaire. [Prise d'eau directe en Seine à 400 mètres du pont. — 6 puits publics et environ 200 puits particuliers.] Comité : 1901, rapport de M. Pouchet.

MEAUX. (Ve Corps. — Seine-et-Marne.)

ARMÉE.				POPULATION CIVILE.			
ANNÉES.	EFFECTIF.	DÉCÈS.	PROPORTION pour 10,000 hommes.	ANNÉES.	POPULATION.	DÉCÈS.	PROPORTION pour 10,000 habitants.
1876-1880 ...	4,585	2	4.3	1876-1880 ...	"	"	"
1881-1885 ...	3,778	9	23.8	1881-1885 ...	"	"	"
1876-1885.	8,363	11	*13.1*	1876-1885.	"	"	"
1886-1890 ...	4,166	2	4.8	1886-1890 ...	61,780	24	3.9
1891-1895 ...	4,263	3	7.0	1891-1895 ...	64,650	32	4.9
1896-1900 ...	4,174	1	2.3	1896-1900 ...	66,920	38	5.5
1901	725	0	0	1901-1902 ...	27,380	12	4.4
1886-1901.	13,328	6	*4.5*	1886-1902.	220,730	106	*4.2*

Annuaire. [Eau de source, drainage, puits artésiens, eau de rivière. La source de Mimeaux, anciennement captée dans la plaine de Montceaux (sables de Fontainebleau), ne donne que très peu d'eau. — 6 puits artésiens descendent à 50 et 80 mètres dans les sables du soissonnais. Eau très pure. — 1885, extension de la distribution. Enfin, prise directe en rivière en amont de la ville.]

État avant et après la modification apportée au régime des eaux.

ARMÉE.				POPULATION CIVILE.			
ANNÉES.	EFFECTIF.	DÉCÈS.	PROPORTION pour 10,000 hommes.	ANNÉES.	POPULATION.	DÉCÈS.	PROPORTION pour 10,000 habitants.
1875-1884 ...	8,397	10	11.9	1875-1884 ...	"	"	"
1885 (A).							
1886-1901 ...	13,328	6	4.5	1886-1902 ...	220,730	106	4.2

(A) 1885 : Extension de la distribution.

PROVINS. (Ve Corps. — Seine-et-Marne.)

ARMÉE.				POPULATION CIVILE.			
ANNÉES.	EFFECTIF.	DÉCÈS.	PROPORTION pour 10,000 hommes.	ANNÉES.	POPULATION.	DÉCÈS.	PROPORTION pour 10,000 habitants.
1876-1880...	3,804	21	55.2	1876-1880...	"	"	"
1881-1885...	3,789	3	7.9	1881-1885...	"	"	"
1876-1885.	7,593	24	*31.6*	1876-1885.	"	"	"
1886-1890...	4,065	2	4.9	1886-1890...	16,480	2	1.2
1891-1895...	3,479	1	2.9	1891-1895...	41,340	6	1.4
1896-1900...	3,922	1	2.5	1896-1900...	43,455	14	3.2
1901........	710	0	0	1901-1902...	17,588	3	1.7
1886-1901.	12,176	4	*3.2*	1886-1902.	118,863	25	*2.1*
ÉPIDÉMIE.							
1878........	737	13	176.0	1878........	"	"	"

Annuaire. [Sources de Saint-Martin de Durteint captées en 1875. — Les sources de Fontaine-Riante et de l'Hôpital général, anciennement utilisées se déversent directement dans le réseau de distribution.]

COULOMMIERS. (Ve Corps. — Seine-et-Marne.)

ARMÉE.				POPULATION CIVILE.			
ANNÉES.	EFFECTIF.	DÉCÈS.	PROPORTION pour 10,000 hommes.	ANNÉES.	POPULATION.	DÉCÈS.	PROPORTION pour 10,000 habitants.
1876-1880...	2,156	0	0	1876-1880...	"	"	"
1881-1885...	2,188	3	13.7	1881-1885...	"	"	"
1876-1885.	4,344	3	*6.9*	1876-1885.	"	"	"
1886-1890...	2,597	1	3.8	1889-1890...	12,436	2	1.6
1891-1895...	2,301	2	8.6	1891-1895...	31,095	7	2.2
1896-1900...	2,526	1	3.9	1896-1900...	32,040	6	1.9
1901........	453	0	0	1901-1902...	13,010	0	0
1886-1901.	7,877	4	*5.1*	1899-1902.	88,581	15	*1.7*

Annuaire. [Sources. — Adduction ancienne des sources de Montigny. — En 1881, adduction de la source de la Roche. Celle-ci émerge au-dessus des glaises vertes et en dessous du plateau formé par les sables de Fontainebleau. La conduite n'est peut-être pas bien étanche, danger de contamination surtout à la traversée du village du Theil.]

État avant et après la modification apportée au régime des eaux.

ARMÉE.				POPULATION CIVILE.			
ANNÉES.	EFFECTIF.	DÉCÈS.	PROPORTION pour 10,000 hommes.	ANNÉES.	POPULATION.	DÉCÈS.	PROPORTION pour 10,000 habitants.
1875-1880...	2,593	0	0	1875-1880...	"	"	"
1881 (A).							
1881-1901...	10,065	6	5.9	1889-1902...	88,581	15	1.7

(A) 1881 : Adduction d'eau de source.

AUXERRE. (5e Corps. — Seine-et-Marne.)

ARMÉE.				POPULATION CIVILE.			
ANNÉES.	EFFECTIF.	DÉCÈS.	PROPORTION pour 10,000 hommes.	ANNÉES.	POPULATION.	DÉCÈS.	PROPORTION pour 10,000 habitants.
1876-1880...	5,738	4	6.9	Auxerre n'a jamais fourni de renseignements sanitaires.			
1881-1885...	5.578	7	12.5				
1876-1885.	11,316	11	*9.7*				
1886-1890...	6,970	8	11.4				
1891-1895...	6,970	26	37.3				
1896-1900...	7,260	4	5.5				
1901........	1,175	0	0				
1886-1901.	20,375	38	*18.6*				
ÉPIDÉMIE.							
1892........	1,363	25	*182.0*	1892........	"	"	"

Annuaire. [Sources. — Galeries filtrantes. — 1852. Amenée des sources de Vallan, mal protégées, contaminées par le village de Vallan. — 1882, eau de la vallée de l'Yonne (dite du Batardeau), galeries avec barbacanne, contaminable par le ruisseau de Vallan et par les crues.] La contamination est établie, *Comité*, 1901. Rapport de M. Ogier.

État avant et après la modification apportée au régime des eaux.

ARMÉE.				POPULATION CIVILE.			
ANNÉES.	EFFECTIF.	DÉCÈS.	PROPORTION pour 10,000 hommes.	ANNÉES.	POPULATION.	DÉCÈS.	PROPORTION pour 10,000 habitants.
1875-1881...	7.300	5	6.8	1875-1881...	"	"	"
1882 (A).							
1883-1901...	25,611	42	16.3	1883-1901...	"	"	"

(A) 1882 : Galerie captante.

JOIGNY. (5e Corps. — Yonne.)

ARMÉE.				POPULATION CIVILE.			
ANNÉES.	EFFECTIF.	DÉCÈS.	PROPORTION pour 10,000 hommes.	ANNÉES.	POPULATION.	DÉCÈS.	PROPORTION pour 10,000 habitants.
1876-1880...	3,718	2	5.4	1876-1880...	"	"	"
1881-1885...	3,954	3	7.6	1881-1885...	"	"	"
1876-1885.	7,672	5	*6.5*	1876-1885.	"	"	"
1886-1890...	3,771	3	7.9	1889-1890...	12.988	4	3.1
1891-1895...	3,674	2	5.4	1891-1895...	31.270	5	1.6
1896-1900...	3,729	4	10.6	1896-1900...	31.605	5	1.6
1901........	712	0	0	1901........	6.254	2	3.2
1886-1901.	11,886	9	*7.6*	1889-1901.	82,117	16	*1.9*

Annuaire, [1867. Distribution des sources de Volgré provenant de la craie.]

SENS. (Ve Corps. — Yonne.)

ARMÉE.				POPULATION CIVILE.			
ANNÉES.	EFFECTIF.	DÉCÈS.	PROPORTION pour 10,000 hommes.	ANNÉES.	POPULATION.	DÉCÈS.	PROPORTION pour 10,000 habitants.
1876-1880...	2,417	1	4.1	1876-1880...	"	"	"
1881-1885...	2,367	1	4.2	1881-1885...	"	"	"
1876-1885.	4,784	2	*4.2*	1876-1885.	"	"	"
1886-1890...	2,557	3	11.7	1888-1890...	42,105	4	0.9
1891-1895...	2,369	1	4.2	1891-1895...	69,745	17	2.4
1896-1900...	2,315	4	17.2	1896-1900...	74,865	31	4.1
1901........	432	0	0	1901-1902...	29,924	5	1.6
1886-1901.	7,674	8	*10.4*	1888-1902.	216,639	57	*2.6*

Annuaire, [1881, Amenée de l'eau de la Vanne. Les épidémies de fièvre typhoïde précèdent de 24 ou 48 heures celles de Paris. Il subsiste 12 puits publics et nombre de puits particuliers.]

État avant et après la modification apportée au régime des eaux.

ARMÉE.				POPULATION CIVILE.			
ANNÉES.	EFFECTIF.	DÉCÈS.	PROPORTION pour 10,000 hommes.	ANNÉES.	POPULATION.	DÉCÈS.	PROPORTION pour 10,000 habitants.
1875-1880...	2,786	2	7.1	1875-1880...	"	"	"
1881 (A).							
1882-1901...	9,581	9	9.4	1888-1902...	216,639	57	2.6

(A) 1881 : Adduction de l'eau de la Vanne.

VIe CORPS D'ARMÉE.

SEDAN. (VIe Corps. — Ardennes.)

ARMÉE.				POPULATION CIVILE.			
ANNÉES.	EFFECTIF.	DÉCÈS.	PROPORTION pour 10,000 hommes.	ANNÉES.	POPULATION.	DÉCÈS.	PROPORTION pour 10,000 habitants.
1876-1880...	7,862	9	11.4	1876-1880...	"	"	"
1881-1885...	12,049	23	19.1	1881-1885...	"	"	"
1876-1885.	19,911	32	*16.0*	1876-1885.	"	"	"
1886-1890...	15,004	12	7.9	1886-1890...	95,075	23	2.4
1891-1895...	17,308	12	6.9	1891-1895...	101,520	42	4.1
1896-1900...	17,650	13	7.3	1896-1900...	100,125	21	2.1
1901........	3,079	1	3.2	1901-1902...	38,658	4	1.0
1886-1901.	53,041	38	*7.1*	1886-1902.	335,378	90	2.7

Annuaire. [Adduction très ancienne des sources du Champ-de-Mars. — 1840, adduction des eaux du fond de Givonnes. — Ces deux sources viennent du calcaire sinémurien. — 1876. Travaux importants.]

État avant et après la modification apportée au régime des eaux.

ARMÉE.				POPULATION CIVILE.			
ANNÉES.	EFFECTIF.	DÉCÈS.	PROPORTION pour 10,000 hommes.	ANNÉES.	POPULATION.	DÉCÈS.	PROPORTION pour 10,000 habitants.
1875-1876...	3,379	14	41.4	1875-1876...	"	"	"
1876 (A).							
1877-1901...	70,730	64	9.0	1886-1901...	335,378	90	2.7

(A) 1876 : Réfection.

MÉZIÈRES et ROCROI. (VIe Corps. — Ardennes.)

ARMÉE.				POPULATION CIVILE.			
ANNÉES.	EFFECTIF.	DÉCÈS.	PROPORTION pour 10,000 hommes.	ANNÉES.	POPULATION.	DÉCÈS.	PROPORTION pour 10,000 habitants.
1876-1880 ...	7,053	12	17.0	1876-1880 ...	"	"	"
1881-1885 ...	12,075	10	8.2	1881-1885 ...	"	"	"
1876-1885 .	19,128	22	*11.4*	1876-1885 .	"	"	"
1886-1890 ...	11,687	11	9.4	1889-1890 ...	13,348	6	4.5
1891-1895 ...	11,536	1	0.8	1891-1895 ...	46,015	5	1.1
1896-1900 ...	12,147	0	0	1896-1900 ...	48,560	2	0.4
1901	2,470	0	0	1901-1902 ...	20.120	0	0
1886-1901 .	37,840	12	*3.1*	1889-1902 .	128,043	13	*1.0*

Mézières. — *Annuaire.* [Adduction de sources émanant des couches de calcaire sableux de l'infralias. — Réfection en 1890.]

Rocroi. — *Annuaire.* [Un grand puits sur la place d'armes. La *caserne* et l'hôpital militaire ont chacun un puits]

Rocroi. [Population civile 1891-1902 (29,782 habitants), pas un décès par fièvre typhoïde.

État avant et après la modification apportée au régime des eaux.

ARMÉE.				POPULATION CIVILE.			
ANNÉES.	EFFECTIF.	DÉCÈS.	PROPORTION pour 10,000 hommes.	ANNÉES.	POPULATION.	DÉCÈS.	PROPORTION pour 10,000 habitants.
1875-1885 ...	29,749	43	14.4	1889	6,674	5	7.4
1890 (A).							
1891-1901 ...	26.153	1	0.3	1891-1902 ...	86,913	7	0.8

(A) 1890 : Réfection de l'adduction.

GIVET. (VIe Corps. — Ardennes.)

ARMÉE.				POPULATION CIVILE.			
ANNÉES.	EFFECTIF.	DÉCÈS.	PROPORTION pour 10,000 hommes.	ANNÉES.	POPULATION.	DÉCÈS.	PROPORTION pour 10,000 habitants.
1876–1880 ...	5,876	33	56.3	Renseignements insuffisants.			
1881–1885 ...	8,750	15	17.1				
1876–1885.	14,606	48	*32.8*				
1896–1890 ...	9,187	5	5.4				
1891–1895 ...	9,717	2	2.1				
1896–1900 ...	11,329	11	9.7				
1901	1,795	1	5.5				
1886–1901.	32,028	19	*5.9*				
ÉPIDÉMIES.							
1876	1,563	16	102	1876	"	"	"
1880	1,053	13	122	1880	"	"	"

Annuaire. [Sources et eaux de rivière. — 1878, adduction de la source de Halle. — 1879, adduction des sources des Trois-fontaines. — 1899 adduction des eaux de la rivière la Houille.] Comité 1891. Rapport de M. Bergeron.

État avant et après la modification apportée au régime des eaux.

ARMÉE.				POPULATION CIVILE.			
ANNÉES.	EFFECTIF.	DÉCÈS.	PROPORTION pour 10,000 hommes.	ANNÉES.	POPULATION.	DÉCÈS.	PROPORTION pour 10,000 habitants.
1878–1879 ...	6,383	22	34.4	1875–1879 ...	"	"	"
1878–1879 (A).							
1880–1898 ...	35,819	39	10.9	1880–1898 ...	"	"	"
1899 (A).							
1899–1901 ...	6,012	8	13.3	1899–1901 ...	"	"	"

(A) 1878-1879 : Sources.
(B) 1899 : Eau de rivière.

VOUZIERS. (VIe Corps. — Ardennes.)

ARMÉE.				POPULATION CIVILE.			
ANNÉES.	EFFECTIF.	DÉCÈS.	PROPORTION pour 10,000 hommes.	ANNÉES.	POPULATION.	DÉCÈS.	PROPORTION pour 10,000 habitants.
1876-1880 ...	"	"	"	1876-1880 ...	"	"	"
1881-1885 ...	"	"	"	1881-1885 ...	"	"	"
1876-1885 .	"	"	"	1876-1905 .	"	"	"
1886-1890 ...	3.608	6	16.6	1886-1890 ...	"	"	"
1891-1895 ...	3,906	1	2.5	1891-1895 ...	19.130	4	2,1
1896-1900 ...	3,706	0	0	1896-1900 ...	18,600	1	0.5
1901	664	0	0	1901-1902 ...	7,092	2	2.8
1886-1901 .	11,884	7	*5.9*	1901-1902 .	44,822	7	*1.5*

Annuaire. [Projet d'adduction de la source de Lacroix.] Comité. — 1901. Rapport de M. Ogier.

CHÂLONS-VILLE. (VIe Corps. — Marne.)

ARMÉE.				POPULATION CIVILE.			
ANNÉES.	EFFECTIF.	DÉCÈS.	PROPORTION pour 10,000 hommes.	ANNÉES.	POPULATION.	DÉCÈS.	PROPORTION pour 10,000 habitants.
1876-1880 ...	13,885	7	5.0	1876-1880 ...	"	"	"
1881-1885 ...	21,002	8	3.8	1881-1885 ...	"	"	"
1876-1885.	34,887	15	*4.3*	1876-1885.	"	"	"
1886-1890 ...	19,281	3	1.5	1886-1890 ...	118,585	34	2.9
1891-1895 ...	20,556	11	5.3	1891-1895 ...	128,890	33	2.5
1896-1900 ...	20,011	3	1.5	1896-1900 ...	132,100	16	1.2
1901	3,627	0	0	1901-1902 ...	53,474	6	1.1
1886-1901.	63,476	17	*2.6*	1886-1902.	433,049	89	*1.8*

Annuaire. [1878, galerie filtrante établie dans les alluvions au-dessus de la craie sénonienne. Filtration naturelle de l'eau de la Marne avec mélange des eaux souterraines.]

État avant et après la modification apportée au régime des eaux.

ARMÉE.				POPULATION CIVILE.			
ANNÉES.	EFFECTIF.	DÉCÈS.	PROPORTION pour 10,000 hommes.	ANNÉES.	POPULATION.	DÉCÈS.	PROPORTION pour 10,000 habitants.
1875-1877 ...	5,964	2	3.3	1875-1885 ...	"	"	"
1878 (A)							
1879-1901 ...	91,215	28	3.0	1886-1902 ...	433,049	89	1.8

(A) 1878 : Galerie filtrante.

REIMS. (VIe Corps. — Marne.)

ARMÉE.				POPULATION CIVILE.			
ANNÉES.	EFFECTIF.	DÉCÈS.	PROPORTION pour 10,000 hommes.	ANNÉES.	POPULATION.	DÉCÈS.	PROPORTION pour 10,000 habitants.
1876-1880...	7,193	6	8.3	1876-1880...	"	"	"
1881-1885...	10,092	19	18.8	1881-1885...	"	"	"
1876-1885.	17,285	25	*14.4*	1876-1885.	"	"	"
1886-1890...	11,898	5	4.2	1886-1890...	489,515	202	4.1
1891-1895...	20,394	30	14.7	1891-1895...	527,040	159	3.0
1896-1900...	25,955	24	9.2	1896-1900...	538,700	161	2.9
1901........	3,861	6	15.5	1901-1902...	216,770	46	2.1
1886-1901.	62,108	65	*10.4*	1886-1902.	1,772,025	568	*3.2*

Annuaire. [1874, puits dans la nappe d'eau souterraine. — 3 puits établis à 300 mètres de la Vesle, près de Commentreuil, captant les eaux de la nappe souterraine de la vallée. — Réfection en 1887.] Comité 1890, p. 1. Rapport de MM. Jacquot et Pouchet, p. 537. M. Thoinot.

État avant et après la modification apportée au régime des eaux.

ARMÉE.				POPULATION CIVILE.			
ANNÉES.	EFFECTIF.	DÉCÈS.	PROPORTION pour 10,000 hommes.	ANNÉES.	POPULATION.	DÉCÈS.	PROPORTION pour 10,000 habitants.
1875-1886...	20,392	26	12.7	1886........	97,903	63	6.4
1887 (A).							
1888-1901...	57,934	65	11.2	1888-1902...	1,576,219	448	2.8

(A) 1887 : Réfection.

CHÂLONS-CAMP. (MOURMELON-LE-GRAND.)
(VIe CORPS. — Marne.)

ARMÉE.				POPULATION CIVILE.			
ANNÉES.	EFFECTIF.	DÉCÈS.	PROPORTION pour 10,000 hommes.	ANNÉES.	POPULATION.	DÉCÈS.	PROPORTION pour 10,000 habitants.
1876-1880...	15,833	63	39.8	1876-1880...	"	"	"
1881-1885...	16,447	21	12.7	1881-1885...	"	"	"
1876-1885.	32,280	84	*26.0*	1876-1885.	"	"	"
1886-1890...	14,775	21	14.2	1889-1890...	10,842	11	10.1
1891.1895...	23,015	25	10.8	1891-1895...	26,690	35	13.1
1896-1900...	19,254	14	7.2	1896-1900...	35,545	33	9.3
1901........	4,285	2	4.7	1901-1902...	11,754	5	4.2
1886-1901.	61,329	62	*10.1*	1889-1902.	84,831	84	*9.9*

Annuaire. Camp-de-Châlons. [Pas de distribution d'eau. — Puits ordinaires et quelques forages profonds dans la craie.] Mourmelon-le-Grand. [Puits ordinaires et quelques forages profonds dans la craie.]

SAINTE-MENEHOULD. (VIe CORPS. — Marne.)

ARMÉE.				POPULATION CIVILE.			
ANNÉES.	EFFECTIF.	DÉCÈS.	PROPORTION pour 10,000 hommes.	ANNÉES.	POPULATION.	DÉCÈS.	PROPORTION pour 10,000 habitants.
1876-1880...	"	"	"	1876-1880...	"	"	"
1881-1885...	"	"	"	1881-1885...	"	"	"
1876-1885.	"	"	"	1876-1885.	"	"	"
1886-1890...	3,260	2	6.1	1886-1890...	"	"	"
1891-1895...	3,896	2	5.1	1891-1895...	25,705	4	1.5
1896-1900...	3,766	0	0	1896-1900...	24,815	6	2.4
1901........	694	0	0	1901-1902...	9,980	0	0
1886-1901.	11,616	4	*3.4*	1891-1902.	60,500	10	*1.6*

Annuaire. [Pas de distribution d'eau. — Nombreux puits particuliers et communaux. Le *quartier de cavalerie* utilise un puits tubé descendu à 104 mètres de profondeur sur l'argile de Gault.]

ÉPERNAY. (VIe Corps. — Marne.)

ARMÉE.				POPULATION CIVILE.			
ANNÉES.	EFFECTIF.	DÉCÈS.	PROPORTION pour 10,000 hommes.	ANNÉES.	POPULATION.	DÉCÈS.	PROPORTION pour 10,000 habitants.
1876-1880...	2,734	20	73.2	1876-1880...	"	"	"
1881-1885...	1,366	0	0	1881-1885...	"	"	"
1876-1885.	4,100	20	*48.8*	1876-1885.	"	"	"
1886-1890...	767	0	0	1886-1890...	86,630	55	6.3
1891-1895...	606	0	0	1891-1895...	92,550	51	5.5
1896-1900...	4,468	8	17.8	1896-1900...	96,515	39	4.0
1901........	803	0	0	1901-1902...	40,956	11	2.7
1886-1901.	6,654	8	*12.0*	1886-1902.	316,651	156	*4.9*
ÉPIDÉMIE.							
1877........	334	11	*328*	1877........	"	"	"

Annuaire. [**Puits foré.** En 1861, la ville avait établi des galeries de captage d'eaux de source. Probablement les résultats ne furent pas satisfaisants, et elles furent abandonnées. En 1895, puits foré profond de 52 mètres, dans la craie compacte. Il existe à Épernay une cinquantaine d'autres forages semblables établis par des industriels. Il y a encore 1,500 puits particuliers.]

État avant et après la modification apportée au régime des eaux.

ARMÉE.				POPULATION CIVILE.			
ANNÉES.	EFFECTIF.	DÉCÈS.	PROPORTION pour 10,000 hommes.	ANNÉES.	POPULATION.	DÉCÈS.	PROPORTION pour 10,000 habitants.
1875-1894...	5,964	24	40.1	1886-1894...	120,670	103	8.5
1895 (A).							
1896-1901...	5,271	8	15.1	1896-1902...	137,471	50	3.6

(A) 1895 : Puits foré.

VITRY-LE-FRANÇOIS. (VIe CORPS. — Marne.)

ARMÉE.				POPULATION CIVILE.			
ANNÉES.	EFFECTIF.	DÉCÈS.	PROPORTION pour 10,000 hommes.	ANNÉES.	POPULATION.	DÉCÈS.	PROPORTION pour 10,000 habitants.
1876-1880...	1,744	1	5.7	1876-1880...	"	"	"
1881-1885...	1,450	1	6.9	1881-1885...	"	"	"
1876-1885.	3,194	2	*6.2*	1876-1885.	"	"	"
1886-1890...	1,341	0	0	1889-1890...	15,340	5	3.2
1891-1895...	2,139	2	9.3	1891-1895...	40,595	22	5.4
1896-1900...	1,673	0	0	1896-1900...	42,075	9	2.1
1901........	233	0	0	1901-1902...	17,122	2	1.1
1886-1901.	5,286	2	*3.7*	1889-1902.	115,132	38	*3.3*

Annuaire. (1883. — Source émergeant du quartier Saint-Germain dans les alluvions.]

État avant et après la modification apportée au régime des eaux.

ARMÉE.				POPULATION CIVILE.			
ANNÉES.	EFFECTIF.	DÉCÈS.	PROPORTION pour 10,000 hommes.	ANNÉES.	POPULATION.	DÉCÈS.	PROPORTION pour 10,000 habitants.
1875-1882.....	2,696	3	11.1	1883........	"	"	"
1883 (A).							
1884-1901....	5,805	2	3.4	1889-1902...	115,132	38	3.3

(A) 1883 : Source.

SÉZANNE. (VIe Corps. — Marne.)

ARMÉE.				POPULATION CIVILE.			
ANNÉES.	EFFECTIF.	DÉCÈS.	PROPORTION pour 10,000 hommes.	ANNÉES.	POPULATION.	DÉCÈS.	PROPORTION pour 10,000 habitants.
1876-1880...	1,553	3	19.3	Pas de renseignements. Sézanne ne compte pas 5,000 habitants.			
1881-1885...	1,311	3	22.8				
1876-1885.	2,864	6	*20.9*				
1886-1890...	1,062	1	9.4				
1891-1895...	955	1	10.4				
1896-1900...	1,307	2	15.3				
1901........	270	0	0				
1886-1901.	3,594	4	*11.1*				

Annuaire. [Pas de distribution d'eau. — 10 puits publics et 200 particuliers.

Les militaires vont chercher l'eau à une source dite de *Sandoy*, située à 4 kilomètres. Elle est très bonne.]

LONGWY. (VIe Corps. — Meurthe-et-Moselle.)

ARMÉE.				POPULATION CIVILE.			
ANNÉES.	EFFECTIF.	DÉCÈS.	PROPORTION pour 10,000 hommes.	ANNÉES.	POPULATION.	DÉCÈS.	PROPORTION pour 10,000 habitants.
1876-1880...	3,584	4	11.1	1876-1880...	"	"	"
1881-1885...	5,776	6	10.4	1881-1885...	"	"	"
1876-1885.	9,360	10	*10.7*	1876-1885.	"	"	"
1886-1890...	5,784	2	3.5	1889-1890...	13,622	0	0
1891-1895...	6,877	5	7.2	1891-1895...	34,625	34	9.8
1896-1900...	7,355	3	4.1	1896-1900...	41,335	41	9.9
1901........	1,365	1	7.3	1901-1902...	18,470	2	1.0
1886-1901.	21,331	11	*5.1*	1889-1902.	108,052	77	*6.6*

Annuaire. [Pas de distribution d'eau. — Un puits public de 60 mètres de profondeur.

Les casernes ont trois puits semblables.]

VERDUN. (VIe Corps. — Meuse.)

ARMÉE.				POPULATION CIVILE.			
ANNÉES.	EFFECTIF.	DÉCÈS.	PROPORTION pour 10,000 hommes.	ANNÉES.	POPULATION.	DÉCÈS.	PROPORTION pour 10,000 habitants.
1876-1880...	17,706	30	16.8	1876-1880...	"	"	"
1881-1885...	20,948	40	19.0	1881-1885...	"	"	"
1876-1885.	38,654	70	*18.1*	1876-1885.	"	"	"
1886-1890...	32,515	51	15.6	1886-1890...	87,505	87	9.9
1891-1895...	49,049	26	5.3	1891-1895...	94,000	43	4.6
1896-1900...	61,678	24	3.8	1896-1900...	110,330	46	4.2
1901........	11,599	1	0.8	1901-1902...	42,720	13	3.0
1886-1901.	154,841	102	*6.6*	1886-1902.	334,555	189	*5.6*

Annuaire. [Galerie filtrante établie en 1876, dans les alluvions de la vallée de la Meuse. Elle est insuffisamment protégée contre les crues de la Meuse.]

SAINT-MIHIEL et SAMPIGNY. (VIe Corps. — Meuse.)

ARMÉE.				POPULATION CIVILE.			
ANNÉES.	EFFECTIF.	DÉCÈS.	PROPORTION pour 10,000 hommes.	ANNÉES.	POPULATION.	DÉCÈS.	PROPORTION pour 10,000 habitants.
1876-1880 ...	5,586	21	37.6	1876-1880 ...	"	"	"
1881-1885 ...	7,571	5	6.6	1881-1885 ...	"	"	"
1876-1885 .	13,157	26	*19.7*	1876-1885 .	"	"	"
1886-1890 ...	11,728	7	5.9	1886-1890 ...	12,006	10	8.3
1891-1895 ...	20,567	17	8.2	1891-1895 ...	40,220	21	5.2
1896-1900 ...	41,598	42	10.1	1896-1900 ...	46,045	47	10.2
1901	8,164	2	2.4	1901-1902 ...	18,700	5	2.6
1886-1901 .	82,057	68	*8.2*	1886-1902 .	116,971	83	*7.1*
ÉPIDÉMIE.							
1879	1,520	16	1050 .	1879	"	"	"

Nota. — Saint-Mihiel seul. Sampigny n'a pas 5,000 habitants. Pas de renseignements.

Saint-Mihiel. — *Annuaire.* [Source, l'une anciennement captée. — 1895, adduction de la source de Vezel. — 1898, adduction de la Fontaine des Carmes. — Les *établissements* militaires sont alimentés par une source spéciale dite Zadrigé.]

Sampigny. — *Annuaire.* [N'a que des puits.]

État avant et après les modifications apportées au régime des eaux

ARMÉE.				POPULATION CIVILE.			
ANNÉES.	EFFECTIF.	DÉCÈS.	PROPORTION pour 10,000 hommes.	ANNÉES.	POPULATION.	DÉCÈS.	PROPORTION pour 10,000 habitants.
1875-1894 ...	41,697	45	10.8	1889-1894 ...	44,182	23	5.2
1895 (A).							
1896-1897 ...	14,758	29	19.6	1896-1897 ...	18,418	30	16.3
1898 (B).							
1899-1901 ...	25,939	10	3.8	1899-1902 ...	37,118	16	4.3

(A) 1895 : Source.
(B) 1898 : Deuxième source.

COMMERCY et LÉROUVILLE. (VIe Corps. — Meuse.)

ARMÉE.				POPULATION CIVILE.			
ANNÉES.	EFFECTIF.	DÉCÈS.	PROPORTION pour 10,000 hommes.	ANNÉES.	POPULATION.	DÉCÈS.	PROPORTION pour 10,000 habitants.
1876–1880 ...	3,438	4	11.6	1876–1880 ...	"	"	"
1881–1885 ...	3,727	7	18.7	1881–1885 ...	"	"	"
1876–1885 .	7,165	11	*15.3*	1876–1885 .	"	"	"
1886–1890 ...	14,113	13	9.2	1889–1890 ...	11,028	11	9.9
1891–1895 ...	22,914	9	3.9	1891–1895 ...	37,745	21	5.6
1896–1900 ...	26,719	10	3.7	1896–1900 ...	40,570	17	4.2
1901	4,190	2	4.2	1901–1902 ...	15,448	3	1.9
1886–1901 .	68,436	34	*4.9*	1889–1902 .	104,791	52	*4.9*

Nota. — Commercy seul. Lérouville ne compte pas 5,000 habitants.

Commercy. — *Annuaire.* [Galerie filtrante. — 1892, galerie établie dans les alluvions de la vallée de la Meuse. — La source de Vignot, captée anciennement, alimente le château et quelques *établissements militaires.*] Comité : 1890, p. 241, rapport de M. Ogier.

Lérouville. — *Annuaire.* [N'a que des puits. Les *baraquements militaires* sont sur un plateau et ont des puits creusés dans le Corallien.]

État avant et après la modification apportée au régime des eaux de Commercy.

ARMÉE.				POPULATION CIVILE.			
ANNÉES.	EFFECTIF.	DÉCÈS.	PROPORTION pour 10,000 hommes.	ANNÉES.	POPULATION.	DÉCÈS.	PROPORTION pour 10,000 habitants.
1870–1891 ...	20,802	24	8.0	1889–1891 ..	18,577	12	6.4
1892 (a).							
1893–1901 ...	45,567	20	4.4	1893–1902 ...	78,655	33	4.2

(a) 1892 : Galerie filtrante.

BAR-LE-DUC. (VIe Corps. — Meuse.)

ARMÉE.				POPULATION CIVILE.			
ANNÉES.	EFFECTIF.	DÉCÈS.	PROPORTION pour 10,000 hommes.	ANNÉES.	POPULATION.	DÉCÈS.	PROPORTION pour 10,000 habitants.
1876-1880 ...	5,104	8	15.7	1876-1880 ...	"	"	"
1881-1885 ...	7,765	9	11.5	1881-1885 ...	"	"	"
1876-1885 .	12,869	17	*13.2*	1876-1885 .	"	"	"
1886-1890 ...	10,578	12	11.3	1886-1890 ...	92,190	45	4.9
1891-1895 ...	10,037	37	36.8	1891-1895 ...	92,710	70	7.5
1896-1900 ...	10,303	31	30.1	1896-1900 ...	91,465	58	6.3
1901	1,782	1	5.7	1901-1902 ...	35,386	5	1.4
1886-1901 .	32,650	81	*24.8*	1886-1902 .	311,751	178	*5.7*

Annuaire. [1880-1883, adduction de la source de Fains. Elle émerge au pied d'un côteau de calcaire portlandien (calcaire de Barrois). L'eau se trouble par les orages et fontes de neiges. Des expériences à la fluoresçine faites en 1900 ont démontré que la source communiquait avec les bétoires de Combles et de Veel, dans l'un desquels s'engouffrent les eaux usées de Combles.] *Comité* 1901, p. 37. Rapport de M. Gariel.

État avant et après la modification apportée au régime des eaux.

ARMÉE.				POPULATION CIVILE.			
ANNÉES.	EFFECTIF.	DÉCÈS.	PROPORTION pour 10,000 hommes.	ANNÉES.	POPULATION.	DÉCÈS.	PROPORTION pour 10,000 habitants.
1876-1882 ...	8,746	12	13.7	1876-1882 ...	"	"	"
1883 (A).							
1884-1900 ...	36,098	86	23.8	1886-1902 ...	311,751	178	5.7

(A) 1883 : Source de Fains.

STENAY. (VIe Corps. — Meuse.)

ARMÉE.				POPULATION CIVILE.			
ANNÉES.	EFFECTIF.	DÉCÈS.	PROPORTION pour 10,000 hommes.	ANNÉES.	POPULATION.	DÉCÈS.	PROPORTION pour 10,000 habitants.
1876–1880 ...	573	2	34.8	Pas de renseignements. Stenay ne compte pas 5,000 habitants.			
1881–1885 ...	738	0	0				
1876–1885 .	1,311	2	*15.2*				
1886–1890 ...	2,724	5	18.3				
1891–1895 ...	5,127	6	11.7				
1896–1900 ...	6,524	2	3.0				
1901	1,163	0	0				
1886–1901 .	15,538	13	*8.3*				

Annuaire. [Sources. — 1893, adduction des eaux du trou du Loup, captées dans le bois de Martincourt.]

État avant et après la modification apportée au régime des eaux.

ARMÉE.				POPULATION CIVILE.			
ANNÉES.	EFFECTIF.	DÉCÈS.	PROPORTION pour 10,000 hommes.	ANNÉES.	POPULATION.	DÉCÈS.	PROPORTION pour 10,000 habitants.
1875–1892 ...	5,489	13	23.6	1895–1892 ...	"	"	"
1893 (A).							
1894–1901 ...	10,533	5	4.7	1894–1901 ...	"	"	"

(A) 1893 : Eau de source.

MONTMÉDY. (VIe Corps. — Meuse.)

ARMÉE.				POPULATION CIVILE.			
ANNÉES.	EFFECTIF.	DÉCÈS.	PROPORTION pour 10,000 hommes.	ANNÉES.	POPULATION.	DÉCÈS.	PROPORTION pour 10,000 habitants.
1876–1880 ...	3,158	2	6.3	1876–1880 ...	"	"	"
1881–1885 ...	4,299	12	27.8	1881–1885 ...	"	"	"
1876–1885.	7,457	14	*18.7*	1876–1885.	"	"	"
1886–1890 ...	3,479	1	2.8	1886–1871 ...	"	"	"
1891–1895 ...	3,455	0	0	1892–1895 ...	11,164	1	0.9
1896–1900 ...	3,268	0	0	1896–1900 ...	13,660	1	0.7
1901	530	0	0	1901–1902 ...	5,200	0	0
1886–1901.	10,732	1	*0.9*	1892–1902.	30,024	2	*0.6*

Annuaire. [Sources et galeries captantes. — Montmédy-Haut: Fontaine de Robinat sortant du calcaire Bajocien. Elle est distribuée en ville au moyen d'un tonneau. Montmédy-Bas: Eau du tunnel. Galeries captantes. La source Saint-Michel alimente 2 fontaines.]

VIIe CORPS D'ARMÉE.

BELLEY. (VIIe Corps. — Ain.)

ARMÉE.				POPULATION CIVILE.			
ANNÉES.	EFFECTIF.	DÉCÈS.	PROPORTION pour 10,000 hommes.	ANNÉES.	POPULATION.	DÉCÈS.	PROPORTION pour 10,000 habitants.
1876-1880...	4,002	5	12.4	1876-1880...	"	"	"
1881-1885...	5,338	11	20.6	1881-1885...	"	"	"
1876-1885.	9,340	16	*17.1*	1876-1885.	"	"	"
1886-1890...	6,654	1	1.5	1889-1890...	12,320	0	0
1891-1895...	7,120	1	1.4	1891-1895...	31,525	5	1.6
1896-1900...	8,330	1	1.2	1896-1900...	30,485	2	0.6
1901........	1,595	0	0	1901-1902...	12,934	1	0.7
1886-1901.	23,699	3	*1.2*	1889-1902.	87,264	8	*0.9*

Annuaire. [Sources. — En 1864, adduction de la source d'Errefontaine, alimentée par les infiltrations du lac d'Armaisles. Le 15 janvier 1899, distribution de l'eau des Hotteaux. Cette source naît du Bathonien. Elle est captée directement dans le rocher.] Comité 1896, rapport de M. Ogier.

État avant et après la modification apportée au régime des eaux.

ARMÉE.				POPULATION CIVILE.			
ANNÉES.	EFFECTIF.	DÉCÈS.	PROPORTION pour 10,000 hommes.	ANNÉES.	POPULATION.	DÉCÈS.	PROPORTION pour 10,000 habitants.
1875-1898...	28,176	19	6.7	1889-1898...	62,136	6	0.9
1899 (A). 1899-1901...	4,885	0	0	1899-1902...	25,128	2	0.7

(A) 1899 : Source.

BOURG. (VIIe Corps. — Ain.)

ARMÉE.				POPULATION CIVILE.			
ANNÉES.	EFFECTIF.	DÉCÈS.	PROPORTION pour 10,000 hommes.	ANNÉES.	POPULATION.	DÉCÈS.	PROPORTION pour 10.000 habitants.
1876-1880...	4,278	7	16.3	1876-1880...	"	"	"
1881-1885...	6,616	16	24.1	1881-1885...	"	"	"
1876-1885.	10,896	23	*21.1*	1876-1885.	"	"	"
1886-1890...	5,495	7	12.7	1886-1890...	89,355	24	2.7
1891-1895...	5,186	13	25.1	1891-1895...	94,440	21	2.2
1896-1900...	6,246	2	3.2	1896-1900...	92,180	13	1.4
1901........	1,068	0	0	1901-1902...	37,774	7	1.8
1886-1901.	17,995	22	*12.2*	1886-1902.	313,749	65	*2.1*

Annuaire. [Sources. — 1879-1880, adduction des sources de la vallée de la Veyle. Les sources sortent au bord de la rivière d'un banc de gravier, surmonté d'une couche d'argile (quaternaire).] Comité 1890, p. 290. Rapport de MM. Brouardel, du Mesnil et Ogier; p. 437, M. Thoinot.

État avant et après la modification apportée au régime des eaux.

ARMÉE.				POPULATION CIVILE.			
ANNÉES.	EFFECTIF.	DÉCÈS.	PROPORTION pour 10,000 hommes.	ANNÉES.	POPULATION.	DÉCÈS.	PROPORTION pour 10,000 habitants.
1875-1879...	3,704	6	13.9	1875-1879...	"	"	"
1880 (A).							
1881-1901...	24,613	38	15.4	1886-1902...	313,749	65	2.1

(A) 1880 : Sources.

BESANÇON. (VIIe CORPS. — Doubs.)

ARMÉE.				POPULATION CIVILE.			
ANNÉES.	EFFECTIF.	DÉCÈS.	PROPORTION pour 10,000 hommes.	ANNÉES.	POPULATION.	DÉCÈS.	PROPORTION pour 10,000 habitants.
1876-1880 ...	28,777	32	11.1	1876-1880 ...	"	"	"
1881-1885...	29,571	42	14.4	1881-1885 ...	"	"	"
1876-1885.	58,348	74	*12.7*	1876-1885.	"	"	"
1886-1890 ...	29,447	49	16.6	1886-1890 ...	281,515	216	7.7
1891-1895 ...	27,902	39	13.9	1891-1895 ...	282,545	112	3.9
1896-1900 ...	30,125	14	4.6	1896-1900 ...	290,050	52	1.8
1901	5,127	5	9.7	1901-1902 ...	110,724	40	3.6
1886-1901.	92,601	107	*11.5*	1886-1902.	964,834	420	*4.3*

Annuaire. [Eau de Brégilles, 2 sources. — 1884, eau d'Aglans, 6 sources naissant sur les marnes oxfordiennes. Elles sont alimentées par les pluies tombant sur la forêt d'Aglans. — Eau d'Arcier, source vauclusienne.] (Expériences de MM. Jeannot, Thoinot et Fournier avec la fluorescéine.) Les grandes épidémies de fièvre typhoïde sont dues à la contamination avant l'engouffrement de l'eau par les déjections des villages en aval, Nancray, etc. — Comité 1890, p. 923, et 1894, p. 143, M. Thoinot.

État avant et après la modification apportée au régime des eaux.

ARMÉE.				POPULATION CIVILE.			
ANNÉES.	EFFECTIF.	DÉCÈS.	PROPORTION pour 10,000 hommes.	ANNÉES.	POPULATION.	DÉCÈS.	PROPORTION pour 10,000 habitants.
1875-1884 ...	58,231	92	15.7	1875-1884 ...	"	"	"
1884 (A).							
1885-1901 ...	97,999	117	11.9	1886-1902 ...	964,834	420	4.3

(A) 1884 : Source.

MONTBÉLIARD. (VIIe Corps. — Doubs.)

ARMÉE.				POPULATION CIVILE.			
ANNÉES.	EFFECTIF.	DÉCÈS.	PROPORTION pour 10,000 hommes.	ANNÉES.	POPULATION.	DÉCÈS.	PROPORTION pour 10,000 habitants.
1876-1880...	5,844	27	46.1	1876-1880...	"	"	"
1881-1885...	6,201	4	6.4	1881-1885...	"	"	0
1876-1885.	12,045	31	25.7	1876-1885.	"	"	"
1886-1890...	5,346	2	3.7	1886-1890...	19,062	6	3.1
1891-1895...	4,044	2	4.9	1891-1895...	47,175	3	0.6
1896-1900...	5,328	1	1.8	1896-1900...	49,285	5	1.0
1901........	960	0	0	1901-1902...	20,068	1	0.5
1886-1901.	15,678	5	3.2	1886-1902.	135,590	15	1.1

Annuaire. [1886. — Adduction de la source du Parc.]

État avant et après la modification apportée au régime des eaux.

ARMÉE.				POPULATION CIVILE.			
ANNÉES.	EFFECTIF.	DÉCÈS.	PROPORTION pour 10,000 hommes.	ANNÉES.	POPULATION.	DÉCÈS.	PROPORTION pour 10,000 habitants.
1875-1885...	12,650	45	35.5	1875-1888...	"	"	"
1886 (A).							
1887-1901...	14,425	4	2.7	1889-1902...	135,590	15	1.1

(A) 1886 : Source.

PONTARLIER. (VIIe CORPS. — Doubs.)

ARMÉE.				POPULATION CIVILE.			
ANNÉES.	EFFECTIF.	DÉCÈS.	PROPORTION pour 10,000 hommes.	ANNÉES.	POPULATION.	DÉCÈS.	PROPORTION pour 10,000 habitants.
1876-1880...	856	4	46.7	1876-1880...	"	"	"
1881-1885...	541	8	147.8	1881-1885...	"	"	"
1876-1885.	1,397	12	*85.9*	1876-1885.	"	"	"
1886-1890....	1,927	6	31.2	1889-1890...	16,190	3	1.8
1891-1895...	1,496	3	20.0	1891-1895...	35,405	6	1.7
1896-1900...	1,771	2	11.2	1896-1900...	37,300	6	1.6
1901........	278	1	35.9	1901-1902...	15,926	4	2.5
1886-1901.	5,472	12	*21.9*	1889-1902.	104,821	19	*1.8*

Annuaire. [Sources de Ponthibaud et du Fourneau, émergeant de la base du calcaire corallien. — 1894.] Comité : 1893, rapport de M. Bergeron.

État avant et après la modification apportée au régime des eaux.

ARMÉE.				POPULATION CIVILE.			
ANNÉES.	EFFECTIF.	DÉCÈS.	PROPORTION pour 10,000 hommes.	ANNÉES.	POPULATION.	DÉCÈS.	PROPORTION pour 10,000 habitants.
1875-1894...	4,567	20	43.8	1889-1894...	37,433	8	2.1
1894 (A).							
1895-1901...	2,456	4	16.2	1895-1902...	60,307	11	1.8

(A) 1894 : Source.

LONS-LE-SAUNIER. (VIIe Corps. — Jura.)

ARMÉE.				POPULATION CIVILE.			
ANNÉES.	EFFECTIF.	DÉCÈS.	PROPORTION pour 10,000 hommes.	ANNÉES.	POPULATION.	DÉCÈS.	PROPORTION pour 10,000 habitants.
1876-1880...	4,882	13	*26.6*	1876-1880...	"	"	"
1881-1885...	7,150	7	9.7	1881-1885...	"	"	"
1876-1885.	12,032	20	*16.6*	1876-1885.	"	"	"
1886-1890...	5,445	0	0	1886-1890...	62,155	10	1.6
1891-1895...	5,282	0	0	1891-1895...	62,365	18	2.9
1896-1900...	6,337	5	7.8	1896-1900...	59,735	23	3.8
1901........	1,371	2	14.6	1901-1902...	25,870	7	2.7
1886-1901.	18,435	7	*3.7*	1886-1902.	210,125	48	2.5

Annuaire. [Sources : Au XVIIIe siècle adduction de l'eau de l'Ermitage. — En 1867 adduction de la source Billet, en 1875 addition à cette source de celle du ruisseau de la Diane; en 1878 addition de la source Chevrault. L'eau de la Diane se trouble par les pluies.]

État avant et après la modification apportée au régime des eaux.

ARMÉE.				POPULATION CIVILE.			
ANNÉES.	EFFECTIF.	DÉCÈS.	PROPORTION pour 10,000 hommes.	ANNÉES.	POPULATION.	DÉCÈS.	PROPORTION pour 10,000 habitants.
1875-1878 (A).	3,151	9	28.5	1875-1878...	"	"	"
1879-1901...	27,969	19	6.7	1886-1902...	210,125	48	2.5

(A) 1878 : Source.

DÔLE. (VIIe Corps. — Jura.)

ARMÉE.				POPULATION CIVILE.			
ANNÉES.	EFFECTIF.	DÉCÈS.	PROPORTION pour 10.000 hommes.	ANNÉES.	POPULATION.	DÉCÈS.	PROPORTION pour 10,000 habitants.
1876-1880...	3,618	1	2.8	1876-1881...	"	"	"
1881-1805...	3,242	3	9.2	1881-1885...	"	"	"
1876-1885.	6,860	4	*5.8*	1876-1885.	"	"	"
1886-1890...	2,692	3	11.1	1886-1890...	67,100	23	3.4
1891-1895. .	6,440	12	18.6	1891-1895...	57,915	32	5.5
1896-1900...	6,474	2	3.1	1896-1900...	72,185	16	2.2
1901........	980	0	0	1901-1902...	29,254	4	1.3
1886-1901.	16,586	17	*10.2*	1886-1902.	226,454	75	*3.3*

Annuaire. [Puits filtrants : 1892. Forage de 5 puits dans les alluvions de la vallée du Doubs, à 12 ou 15 mètres de la berge de la rivière, à un endroit (jardin Philippe) où la rivière est contaminée par des eaux souillées.]

État avant et après la modification apportée au régime des eaux.

ARMÉE.				POPULATION CIVILE.			
ANNÉES.	EFFECTIF.	DÉCÈS.	PROPORTION pour 10,000 hommes.	ANNÉES.	POPULATION.	DÉCÈS.	PROPORTION pour 10,000 habitants.
1875-1891...	11,304	11	9.7	1886-1891...	78,683	23	2.9
1892 (A).							
1893-1901...	9,970	7	7.0	1893-1902...	136,188	32	2.3

(A) 1892 : Puits filtrants.

SALINS. (VIIe Corps. — Jura.)

ARMÉE.				POPULATION CIVILE.			
ANNÉES.	EFFECTIF.	DÉCÈS.	PROPORTION pour 10,000 hommes.	ANNÉES.	POPULATION.	DÉCÈS.	PROPORTION pour 10,000 habitants.
1876-1880...	1,945	0	0	1876-1880...	"	"	"
1881-1885...	1,823	1	5.5	1881-1885...	"	"	"
1876-1885.	3,768	1	*2.6*	1876-1885.	"	"	"
1886-1890...	1,951	2	10.2	1889-1890...	11,666	3	2.5
1891-1895...	1,651	1	6.0	1891-1895...	30,040	6	1.9
1896-1900...	1,596	0	0	1896-1900...	28,120	2	0.7
1901........	320	0	0	1901-1902...	11,050	1	0.9
1886-1901.	5,518	3	*5.4*	1889-1902.	80,876	12	*1.5*

Annuaire. [Sources. — Adduction ancienne de sources naissant au pied du plateau calcaire Bajocien. — 1894. Réfection de l'ancienne conduite.]

État avant et après la modification apportée au régime des eaux.

ARMÉE.				POPULATION CIVILE.			
ANNÉES.	EFFECTIF.	DÉCÈS.	PROPORTION pour 10,000 hommes.	ANNÉES.	POPULATION.	DÉCÈS.	PROPORTION pour 10,000 habitants.
1875-1894...	7,388	8	10.8	1889-1894...	29,590	4	1.3
1894 (A).							
1895-1901...	2,226	1	4.5	1895-1902...	51,286	8	1.5

(A) 1894 : Réfection de la conduite d'amenée.

LANGRES. (VIIe Corps. — Marne [Haute-].)

ARMÉE.				POPULATION CIVILE.			
ANNÉES.	EFFECTIF.	DÉCÈS.	PROPORTION pour 10,000 hommes.	ANNÉES.	POPULATION.	DÉCÈS.	PROPORTION pour 10,000 habitants.
1876-1880...	14,354	14	9.7	1876-1880...	"	"	"
1881-1885...	16,892	17	10.1	1881-1885...	"	"	"
1876-1885.	31,246	31	*9.9*	1876-1885.	"	"	"
1886-1890...	18,285	11	6.0	1886-1890...	55,555	24	4.3
1891-1895...	15,068	12	7.9	1891-1895...	53,595	18	3.3
1896-1900...	13,768	1	0.7	1896-1900...	51,515	14	2.7
1901........	1,852	0	0	1901-1902...	19,842	3	1.5
1886-1901.	48,973	24	*4.9*	1886-1902.	180,507	59	*3.2*

Annuaire. [1880. — Adduction des sources de Valdonne, sortant de la base de l'oolithe et de l'arbolotte. (Limite du Lias et de l'oolithe).]

État avant et après la modification apportée au régime des eaux.

ARMÉE.				POPULATION CIVILE.			
ANNÉES.	EFFECTIF.	DÉCÈS.	PROPORTION pour 10,000 hommes.	ANNÉES.	POPULATION.	DÉCÈS.	PROPORTION pour 10,000 habitants.
1875-1879...	14,421	16	11.1				
1880 (A).							
1881-1901...	65,865	41	6.2	1886-1902...	180,507	59	3.2

(A) 1880 : Sources.

CHAUMONT. (VIIe Corps. — Haute-Marne.)

ARMÉE.				POPULATION CIVILE.			
ANNÉES.	EFFECTIF.	DÉCÈS.	PROPORTION pour 10,000 hommes.	ANNÉES.	POPULATION.	DÉCÈS.	PROPORTION pour 10,000 habitants.
1876-1880...	5,253	4	7.6	1876-1880...	"	"	"
1881-1885...	9,142	6	6.5	1881-1885...	"	"	"
1876-1885.	14,395	10	*6.9*	1876-1885.	"	"	"
1886-1890...	6,252	8	12.7	1886-1890...	64,260	14	2.2
1891-1895...	6,833	1	1.4	1891-1895...	66,310	5	0.7
1896-1900...	8,333	4	4.8	1896-1900...	67,140	8	1.2
1901........	1,890	1	5.2	1901........	14,622	0	0
1886-1901.	23,307	14	*6.0*	1886-1901.	212,332	27	*1.2*

Annuaire. [Sources : 1872, adduction des sources du Val Darde. — 1899, adduction des sources de Verbiesles. Les sources viennent du Bathonien inférieur.] Comité : 1896, rapport de M. Deschamps.

État avant et après la modification apportée au régime des eaux.

ARMÉE.				POPULATION CIVILE.			
ANNÉES.	EFFECTIF.	DÉCÈS.	PROPORTION pour 10,000 hommes.	ANNÉES.	POPULATION.	DÉCÈS.	PROPORTION pour 10,000 habitants.
1875-1898...	32,363	22	6.8	1875-1898...	170,854	25	1.5
1899 (A).							
1900-1901...	3,764	1	2.6	1900-1901...	28,050	1	0.3

(A) 1899 : Nouvelle source.

BELFORT. (VIIe Corps. — Haut-Rhin.)

ARMÉE.				POPULATION CIVILE.			
ANNÉES.	EFFECTIF.	DÉCÈS.	PROPORTION pour 10,000 habitants.	ANNÉES.	POPULATION.	DÉCÈS.	PROPORTION pour 10,000 habitants.
1876-1880...	26,023	56	21.5	1876-1880...	"	"	"
1881-1885...	28,923	60	20.7	1881-1885...	"	"	"
1876-1885.	54,956	116	*21.1*	1876-1885.	"	"	"
1886-1890...	35,437	16	4.5	1886-1890...	109,560	31	2.8
1891-1895...	44,720	15	3.3	1891-1895...	127,275	34	2.7
1896-1900...	46,759	61	13.4	1896 1900...	143,665	47	3.3
1901........	8,494	14	16.4	1901-1902...	65,134	28	4.3
1886-1901.	135,410	106	*7.8*	1886-1902.	445,634	140	*3.1*

Annuaire. [Puits filtrants. — Adduction ancienne des eaux de Rethenans; elle dessert l'abattoir. — 1869. Puits filtrant de Valdoie. — 1886. Quatre puits filtrants de Sermamagny. Les puits sont sur la rive gauche de la Savoureuse.] Comité 1899, rapport de M. Pouchet.

Les puits seraient mal protégés contre les crues de la Savoureuse.

État avant et après la modification apportée au régime des eaux.

ARMÉE.				POPULATION CIVILE.			
ANNÉES.	EFFECTIF.	DÉCÈS.	PROPORTION pour 10,000 habitants.	ANNÉES.	POPULATION.	DÉCÈS.	PROPORTION pour 10,000 habitants.
1876-1885...	58,909	122	20.6	1876-1885...	"	"	"
1886 (A).							
1886-1901...	135,410	106	7.8	1886-1902...	445,634	140	3.1

(A) 1886 : Puits filtrants.

GRAY. (VIIe Corps. — Haute-Saône.)

ARMÉE.				POPULATION CIVILE.			
ANNÉES.	EFFECTIF.	DÉCÈS.	PROPORTION pour 10,000 hommes.	ANNÉES.	POPULATION.	DÉCÈS.	PROPORTION pour 10,000 habitants.
1876-1880...	3,882	2	5.1	1876-1880...	"	"	"
1881-1885...	4,007	3	7.4	1881-1885...	"	"	"
1876-1885.	7,889	5	*6.3*	1876-1885.	"	"	"
1886-1890...	4,347	3	6.9	1889-1890...	13,652	3	2.2
1891-1895...	4,326	4	9.2	1891-1895...	34,545	10	2.9
1896-1900...	4,651	2	4.3	1896-1900...	34,005	8	2.3
1901........	824	0	0	1901-1902...	13,352	5	3.7
1886-1901.	14,148	9	*6.3*	1889-1902.	95,554	26	*2.7*

Annuaire. [1836. Puits filtrant à 100 mètres de la Saône. Filtration naturelle dans le sable et le gravier, avec apport de la nappe des coteaux.]

VESOUL. (VIIe Corps. — Haute-Saône.)

ARMÉE.				POPULATION CIVILE.			
ANNÉES.	EFFECTIF.	DÉCÈS.	PROPORTION pour 10,000 hommes.	ANNÉES.	POPULATION.	DÉCÈS.	PROPORTION pour 10,000 habitants.
1876-1880...	3,978	4	10.0	1876-1880...	"	"	"
1881-1885...	3,782	2	5.3	1881-1885...	"	"	"
1876-1885.	7,760	6	7.7	1876-1885.	"	"	"
1886-1890...	3,845	3	7.7	1889-1890...	19,466	4	2.0
1891-1895...	4,321	1	2.3	1891-1895...	48,755	11	2.2
1896-1900...	4,181	0	0	1896-1900...	50,315	4	0.8
1901........	785	0	0	1901-1902...	19,408	7	3.6
1886-1901.	13,132	4	*3.0*	1889-1902.	137,944	26	*1.9*

Annuaire. [Sources. — 1845, adduction de la source de Fontaine Ferme. — 1864, adduction de la source de Fontaine au diable. Les sources sortent de la base du calcaire bajocien.]

LURE. (VIIe Corps. — Haute-Saône.)

ARMÉE.				POPULATION CIVILE.			
ANNÉES.	EFFECTIF.	DÉCÈS.	PROPORTION pour 10,000 hommes.	ANNÉES.	POPULATION.	DÉCÈS.	PROPORTION pour 10,000 habitants.
1876-1880...	"	"	"	1876-1880...	"	"	"
1881-1885...	"	"	"	1881-1885...	"	"	"
1876-1885.	"	"	"	1876-1885.	"	"	"
1886-1890...	"	"	"	1886-1890...	"	"	"
1891-1895...	3,908	31	79.3	1892-1895...	19,324	40	20.7
1896-1900...	4,045	16	39.5	1896-1900...	29,065	8	2.7
1901........	772	0	0	1901-1902...	12,124	0	0
1886-1901.	8.725	47	*53.8*	1892-1902.	60,513	48	*7.9*
ÉPIDÉMIES.							
1893........	824	18	218.0	1893........	"	"	"
1894........	546	13	237.0	1894........	"	"	"
1898........	810	11	135.0	1898........	"	"	"

Annuaire. [On avait d'abord utilisé un puits artésien de 12 mètres de profondeur, ainsi que la source de l'Église (captée dans une caisse en bois, foncée dans un terrain inconsistant), mais en 1899 on a amené les sources du Mont-de-Vanne (dans le grès vosgien).]

D'après mes notes le puits artésien et la source de l'Église auraient été mis en service en 1892, et les sources du Mont-de-Vanne l'auraient été en 1899. — Comité 1894, rapport de M. Vaillard; 1898, p. 10, rapport de M. Thoinot.

État avant et après les modifications apportées au régime des eaux.

ARMÉE.				POPULATION CIVILE.			
ANNÉES.	EFFECTIF.	DÉCÈS.	PROPORTION pour 10,000 hommes.	ANNÉES.	POPULATION.	DÉCÈS.	PROPORTION pour 10,000 habitants.
1891-1892 (A).	1,729	0	0	1891-1892...	"	"	"
1893-1899 (B).	5,408	47	86.9	1893-1899...	37,745	47	12.4
1900-1901...	1,588	0	0	1900-1902...	17,937	0	0

(A) 1892 : Puits.
(B) 1899 : Source.

ÉPINAL. (VIIe Corps. — Vosges.)

ARMÉE.				POPULATION CIVILE.			
ANNÉES.	EFFECTIF.	DÉCÈS.	PROPORTION pour 10,000 hommes.	ANNÉES.	POPULATION.	DÉCÈS.	PROPORTION pour 10,000 habitants.
1876-1880...	7,450	14	18.8	1876-1880...	"	"	"
1881-1885...	12,266	30	24.4	1881-1885...	"	"	"
1876-1885.	19,716	44	*22.3*	1876-1885.	"	"	"
1886-1890...	19,610	4	2.0	1886-1890...	102,040	34	3.3
1891-1895...	23,755	41	17.2	1891-1895...	116,880	92	7.9
1896-1900...	34,079	13	3.7	1896-1900...	132,790	18	1.3
1901........	6,590	5	7.5	1901-1902...	56,160	13	2.3
1886-1901.	84,034	63	*7.4*	1886-1902.	407,870	157	*3.8*

Annuaire. [Sources. — Il y a encore 400 puits particuliers. — 1858, adduction des sources des 40 Semaines, de Poissompré et du Château. — 1887, adduction des sources d'Uzefoing. — 1901, adduction des sources d'Olima pour les nouvelles casernes. — Toutes les sources utilisées proviennent du grès vosgien.]

Les sources ou les conduites d'amenée sont mal protégées. Rapport de M. Bergeron. Comité d'hygiène 1885, p. 307. — 1887, M. Bergeron. — 1900, M. Ogier.

État avant et après la modification apportée au régime des eaux.

ARMÉE.				POPULATION CIVILE.			
ANNÉES.	EFFECTIF.	DÉCÈS.	PROPORTION pour 10,000 hommes.	ANNÉES.	POPULATION.	DÉCÈS.	PROPORTION pour 10,000 habitants.
1875-1888 (A).	31,819	23	7.3	1886-1888...	61,224	20	3.3
1889-1901...	72,988	61	8.3	1889-1902...	346,646	137	3.9

(A) 1888 : Sources.

REMIREMONT. (VIIe CORPS. — Vosges.)

ARMÉE.				POPULATION CIVILE.			
ANNÉES.	EFFECTIF.	DÉCÈS.	PROPORTION pour 10,000 hommes.	ANNÉES.	POPULATION.	DÉCÈS.	PROPORTION pour 10,000 habitants.
1876-1880...	2,767	2	7.2	1876-1880...	"	"	"
1881-1885...	3,827	1	2.6	1881-1885...	"	"	"
1876-1885.	6,594	3	*4.5*	1876-1885.	"	"	"
1886-1890...	6,968	5	7.2	1886-1890...	"	"	"
1891-1895...	11,013	6	5.4	1891-1895...	46,180	37	8.0
1896-1900...	13,167	12	9.1	1896-1900...	52,675	15	2.8
1901........	2,402	0	0	1901-1902...	20,644	2	0.9
1886-1901.	33,550	23	*6.8*	1891-1902.	119,499	54	*4.5*

Annuaire. [Sources et drainages. — 1862, adduction des sources du Rhumont. — 1884, distribution des eaux du Corroy. — 1897-1898, distribution des sources de Loutte. — La caserne Marion est alimentée par la source du Corroy. — Les nouvelles casernes sont alimentées par la source du Poil sauvage.] Comité 1894, rapport de M. Jacquot.

État avant et après les modifications apportées au régime des eaux.

ARMÉE.				POPULATION CIVILE.			
ANNÉES.	EFFECTIF.	DÉCÈS.	PROPORTION pour 10,000 hommes.	ANNÉES.	POPULATION.	DÉCÈS.	PROPORTION pour 10,000 habitants.
1875-1884 (A).	5,894	3	5.1	1875-1884...	"	"	"
1885-1897 (A)	24,600	15	6.1	1891-1897...	67,250	48	7.1
1898-1901...	10,143	8	7,8	1898-1902...	52,249	6	1.1

(A) Sources.

BRUYÈRE-GÉRARDMER. (VIIe Corps. — **Vosges.**)

ARMÉE.				POPULATION CIVILE.			
ANNÉES.	EFFECTIF.	DÉCÈS.	PROPORTION pour 10,000 hommes.	ANNÉES.	POPULATION.	DÉCÈS.	PROPORTION pour 10,000 habitants.
1876-1880...	1,225	0	0	1876-1880...	"	"	"
1881-1885...	1,062	0	0	1881-1885...	"	"	"
1876-1885.	2,287	*0*	*0*	1876-1885....	"	"	"
1886-1890...	4,929	3	6.1	1890......	6,914	0	0
1891-1895...	11,418	3	2.6	1891-1895...	36,015	4	1.1
1896-1900...	12,522	6	4.8	1896-1900...	43,845	7	1.6
1901........	859	0	0	1901-1902...	18,208	0	0
1886-1901.	29,728	12	*4.0*	1890-1902.	104,982	11	*1.0*

Nota. — Gérardmer seul, Bruyère ne comptant pas 5,000 habitants.

Gérardmer. — *Annuaire.* [Pas de distribution d'eau. Fontaines publiques alimentées par des sources voisines provenant du granit. La *caserne* a deux sources (ou drains), l'une dite de l'infirmerie, l'autre de la Rayée.]

Bruyère. *Annuaire.* [1862, eau des drains de la Parouse (galerie drainante) à la limite des grès permien et vosgien. — 1901, adduction de nombreuses sources des vallons granitiques de Platicote.]

S^t^-DIÉ et BACCARAT. (VIIe Corps. — Vosges et Meurthe-et-Moselle.)

ARMÉE.				POPULATION CIVILE.			
ANNÉES.	EFFECTIF.	DÉCÈS.	PROPORTION pour 10,000 hommes.	ANNÉES.	POPULATION.	DÉCÈS.	PROPORTION pour 10,000 habitants.
1876-1880 ...	3,363	4	11.9	1876-1880 ...	"	"	"
1881-1885 ...	4,805	4	8.3	1881-1885 ...	"	"	"
1876-1885 .	8,168	8	*9.7*	1876-1885 .	"	"	"
1886-1890 ...	3,222	3	9.3	1886-1890 ...	96,766	53	4.6
1891-1895 ...	8,515	8	9.2	1891-1895 ...	119,080	53	4.4
1896-1900 ...	11,704	17	14.5	1896-1900 ...	139,960	40	2.8
1901	1,714	1	5.8	1901-1902 ...	56,990	11	1.9
1886-1901 .	25,155	29	*11.5*	1886-1902 .	412,796	157	*3.8*

Nota. — Saint-Dié et Baccarat réunis.

Saint-Dié. — *Annuaire.* [Un millier de puits dans les alluvions de la vallée de la Meurthe. — Utilisation de petites sources voisines de la ville. — 1899, distribution de l'eau de source des 7 fontaines.] *Comité* : 1895, M. Ogier. — 1897, M. Wurtz.

Baccarat. — *Annuaire.* [1878, la ville a amené les sources du ruisseau de St-Pierre. — 1888, adjonction des sources de la Mancelle.]

État avant et après la modification apportée au régime des eaux.

ARMÉE.				POPULATION CIVILE.			
ANNÉES.	EFFECTIF.	DÉCÈS.	PROPORTION pour 10,000 hommes.	ANNÉES.	POPULATION.	DÉCÈS.	PROPORTION pour 10,000 habitants.
1875-1898 ...	28,525	37	12.9	1875-1898 ...	239,245	131	5.4
1899 (a)							
1900-1901 ...	3,459	1	2.9	1900-1902 ...	64,182	5	0.8

Nota. — Saint-Dié seul.

(a) 1899 : Source.

VIIIE CORPS D'ARMÉE.

BOURGES. (VIIIe Corps. — Cher.)

ARMÉE.				POPULATION CIVILE.			
ANNÉES.	EFFECTIF.	DÉCÈS.	PROPORTION pour 10,000 hommes.	ANNÉES.	POPULATION.	DÉCÈS.	PROPORTION pour 10,000 habitants.
1876-1880...	24,956	48	19.2	1876-1880...	"	"	"
1881-1885...	24,258	21	8.6	1881-1885...	"	"	"
1876-1885.	49,214	69	14.0	1876-1885.	"	"	"
1886-1890...	24,701	9	3.6	1886-1890...	214,145	75	3.5
1891-1895...	24,600	13	5.2	1891-1895. .	227,160	30	1.3
1896-1900...	25,150	8	3.1	1896-1900...	218,340	43	1.9
1901........	3,965	2	5.0	1901-1902...	93,103	26	2.8
1886-1901.	78,416	32	*4.1*	1886-1902.	752,747	174	*2.3*

Annuaire. [Nappe souterraine. — 1886, grand bassin descendu à 5 mètres de profondeur dans la vallée de l'Auron, à 5 mètres de la rivière, abondamment alimenté par la nappe d'eau souterraine des coteaux. L'eau ne paraît pas communiquer avec celle de la rivière.]

État avant et après la modification apportée au régime des eaux.

ARMÉE.				POPULATION CIVILE.			
ANNÉES.	EFFECTIF.	DÉCÈS.	PROPORTION pour 10,000 hommes.	ANNÉES.	POPULATION.	DÉCÈS.	PROPORTION pour 10,000 habitants.
1875-1885...	54,028	78	14.4	1875-1885...	"	"	"
1886 (A).							
1887-1901...	77,882	31	3.9	1886-1902...	752,747	174	2.3

(A) 1886 : Bassin. — Eaux souterraines.

DIJON. (VIIIe Corps. — Côte-d'Or.)

ARMÉE.				POPULATION CIVILE.			
ANNÉES.	EFFECTIF.	DÉCÈS.	PROPORTION pour 10,000 hommes.	ANNÉES.	POPULATION.	DÉCÈS.	PROPORTION pour 10,000 habitants.
1876-1880...	17,317	34	19.6	1876-1880...	"	"	"
1881-1885...	20,151	13	6.4	1881-1885...	"	"	"
1876.1885.	37,468	47	12.5	1876-1885.	"	"	"
1886-1890...	22,278	15	6.7	1886-1890...	309,705	95	3.1
1891-1895...	22,420	13	5.8	1891-1895...	323,275	84	2.6
1896-1900...	19,756	14	7.1	1896-1900...	335,750	66	1.9
1901........	3,363	0	0	1901-1902...	142,652	27	1.8
1886-1901.	67,817	42	6.2	1886-1902.	1,111,382	272	2.4

Annuaire. [Sources. — 1839, adduction de la source du Rosoir. — 1866, adduction de la source de Sainte-Foy. — 1894, adduction de la source du Chat. Les trois sources sortent de la même nappe, à la base du calcaire à Entroques (Bajocien)].

L'adjonction d'une nouvelle source provenant de la même nappe, ne pouvait guère modifier l'état sanitaire. Elle permettait seulement une plus large distribution. — *Comité* 1893, page 42 et 1898, pages 162 et 167, M. Ogier, rapporteur.

État avant et après la modification apportée au régime des eaux.

ARMÉE.				POPULATION CIVILE.			
ANNÉES.	EFFECTIF.	DÉCÈS.	PROPORTION pour 10,000 hommes.	ANNÉES.	POPULATION.	DÉCÈS.	PROPORTION pour 10,000 habitants.
1875-1893... 1894 (A).	76,323	71	9.3	1886-1893...	503,670	133	2.6
1895-1901...	27,238	19	6.9	1895-1902...	543,057	126	2.3

(A) 1894 : Nouvelle source.

AUXONNE. (VIIIe CORPS. — Côte-d'Or.)

ARMÉE.				POPULATION CIVILE.			
ANNÉES.	EFFECTIF.	DÉCÈS.	PROPORTION pour 10,000 hommes.	ANNÉES.	POPULATION.	DÉCÈS.	PROPORTION pour 10,000 habitants.
1876-1880...	10,994	19	17.2	1876-1880...	"	"	"
1881-1885...	12,121	7	5.7	1881-1885...	"	"	"
1876-1885.	23,115	26	*11.2*	1876-1885.	"	"	"
1886-1890...	10,443	25	23.9	1889-1890...	14,328	30	20.9
1891-1895...	10,304	12	11.6	1891-1895...	33,340	14	4.2
1896-1900...	10,233	2	1.9	1896-1900...	33,490	5	1.5
1901........	1,564	1	6.4	1901-1902...	12,270	2	1.6
1886-1901.	32,544	40	*12.3*	1889-1902.	93,428	51	*5.4*

Annuaire. [1858 : Amenée de la source de Chevigny, émergeant de l'Astartien. La conduite est défectueuse.]

BEAUNE. (VIIIe Corps. — Côte-d'Or.)

ARMÉE.				POPULATION CIVILE.			
ANNÉES.	EFFECTIF.	DÉCÈS.	PROPORTION pour 10,000 hommes.	ANNÉES.	POPULATION.	DÉCÈS.	PROPORTION pour 10,000 habitants.
1876-1880...	"	"	"	1876-1880...	"	"	"
1881-1885...	"	"	"	1881-1885...	"	"	"
1876-1885.	"	"	"	1876-1885.	"	"	"
1886-1890...	"	"	"	1886-1890...	59,440	17	2.8
1891-1895...	3,992	0	0	1891-1895...	61,900	11	1.8
1896-1900...	3,791	1	2.6	1896-1900...	68,420	16	2.3
1901........	609	0	0	1901-1902...	27,774	2	0.7
1886-1901.	8,392	1	*1.2*	1886-1902.	217,534	46	*2.1*

Annuaire. [Sources. — Adduction très ancienne de la source de l'Aigue. — 1894, adduction de la source de la Bouzaise. Les deux sources proviennent d'une faille du jurassique inférieur.]

L'adjonction de la nouvelle source, ayant la même origine que l'ancienne ne pouvait modifier l'état sanitaire qu'en permettant une plus large distribution d'eau. — *Comité* 1893, rapport de M. Jacquot.

État avant et après la modification apportée au régime des eaux.

ARMÉE.				POPULATION CIVILE.			
ANNÉES.	EFFECTIF.	DÉCÈS.	PROPORTION pour 10,000 hommes.	ANNÉES.	POPULATION.	DÉCÈS.	PROPORTION pour 10,000 habitants.
1891-1894...	3,158	0	0	1886-1894...	108,960	26	2.4
1894 (A).							
1895-1901...	5,834	1	1.9	1895-1902...	108,574	20	1.8

(A) 1894 : Nouvelle source.

COSNE. (VIIIe Corps. — Nièvre.)

ARMÉE.				POPULATION CIVILE.			
ANNÉES.	EFFECTIF.	DÉCÈS.	PROPORTION pour 10,000 hommes.	ANNÉES.	POPULATION.	DÉCÈS.	PROPORTION pour 10,000 habitants.
1876-1880...	4,984	3	6.0	1876-1880...	"	"	"
1881-1885...	5,101	3	5.8	1881-1885...	"	"	"
1876-1885.	10,085	6	*5.9*	1876-1885.	"	"	"
1886-1890...	5,957	3	5.0	1889-1890...	15,580	10	6.4
1891-1895...	7,334	3	4.1	1891-1895...	46,205	25	5.4
1896-1900...	7,754	5	6.4	1896-1900...	43,225	12	2.8
1901........	1,179	6	50.8	1901-1902...	17,164	1	0.6
1886-1901.	22,224	17	*7.6*	1889-1902.	122,174	48	*3.9*

Annuaire. [Pas de distribution d'eau. — 25 puits publics et 400 puits particuliers. La *caserne* reçoit de l'eau de la Loire, puisée au moyen d'une cloche foncée dans le gravier du lit. Cette eau ne peut être bonne que filtrée.] Comité 1902, p. 81, MM. Ogier et Vidal, rapporteurs.

NEVERS. (VIIIe Corps. — Nièvre.)

ARMÉE.				POPULATION CIVILE.			
ANNÉES.	EFFECTIF.	DÉCÈS.	PROPORTION pour 10,000 hommes.	ANNÉES.	POPULATION.	DÉCÈS.	PROPORTION pour 10,000 habitants.
1876-1880...	6,634	7	10.5	1876-1880...	"	"	"
1881-1885...	5,764	10	17.3	1881-1885...	"	"	"
1876-1885.	12,398	17	*13.7*	1876-1885.	"	"	"
1886-1890...	5,759	14	24.3	1886-1890...	124,085	51	4.1
1891-1895...	6,616	2	3.0	1891-1895...	131,455	46	3.5
1896-1900...	8,317	1	1.2	1896-1900...	133,960	25	1.8
1901........	1,028	0	0	1901-1902...	55,346	3	0.5
1886-1901.	21,720	17	*7.8*	1886-1902.	444,846	125	*2.8*

Annuaire. [Sources et puits filtrants. — 1858, adduction de deux sources provenant du calcaire jurassique. — 1859, deux puits filtrants, foncés dans le sable du lit de la Loire.]

DECIZE. (VIIIe Corps. — Nièvre.)

ARMÉE.				POPULATION CIVILE.			
ANNÉES.	EFFECTIF.	DÉCÈS.	PROPORTION pour 10,000 hommes.	ANNÉES.	POPULATION.	DÉCÈS.	PROPORTION pour 10,000 habitants.
1878	253	0	0	1878	"	"	"
1881-1885 ...	1,412	1	7.1	1881-1885 ...	"	"	"
1878-1885.	1,665	1	*6.0*	1878-1885.	"	"	"
1886-1890 ...	1,313	0	0	1889-1890 ...	10,202	1	0.9
1891-1895 ...	991	1	10.1	1891-1895 ...	25,010	3	1.2
1896-1900 ...	"	"	"	1896-1900 ...	25,360	0	0
1901	315	0	0	....	"	"	"
1886-1901.	2,619	1	*3.8*	1889-1900.	60,572	4	*0.6*

Annuaire. [1891, Puits filtrant. Caisson sans fond, en tôle, foncé dans les graviers du lit de la Loire.]

État avant et après la modification apportée au régime des eaux.

ARMÉE.				POPULATION CIVILE.			
ANNÉES.	EFFECTIF.	DÉCÈS.	PROPORTION pour 10,000 hommes.	ANNÉES.	POPULATION.	DÉCÈS.	PROPORTION pour 10,000 habitants.
1875-1890 ...	4,343	1	2.3	1889-1890 ...	10,202	1	0.9
1891 (A).							
1891-1901 ...	1,506	1	6.6	1891-1900 ...	50,370	3	0.5

(A) 1891 : Puits filtrants.

MÂCON (VIIIe Corps. — Saône-et-Loire.)

ARMÉE.				POPULATION CIVILE.			
ANNÉES.	EFFECTIF.	DÉCÈS.	PROPORTION pour 10,000 hommes.	ANNÉES.	POPULATION.	DÉCÈS.	PROPORTION pour 10,000 habitants.
1877-1880...	4,029	13	32.2	1877-1880...	"	"	"
1881-1885...	6,505	14	21.5	1881-1885...	"	"	"
1877-1885.	10,534	27	*25.6*	1877-1885.	"	"	"
1886-1890...	8,519	7	8.2	1886-1890...	98,345	41	4.2
1891-1895...	7,609	7	9.2	1891-1895...	97,865	24	2.4
1896-1900...	6,141	1	1.6	1896-1900...	93,140	8	0.8
1901........	1,055	0	0	1901-1902...	37,856	4	1.0
1886-1901.	23,324	15	*6.4*	1886-1902.	327,206	77	*2.4*
ÉPIDÉMIE.							
1878........	716	9	125.0	1878........	"	"	"

Annuaire. [Sources, puits filtrants. — 1832, adduction des sources de Hurigny (Flacé) et de Bioux. — 1883, puits filtrants de la Saône.]

État avant et après la modification apportée au régime des eaux.

ARMÉE.				POPULATION CIVILE.			
ANNÉES.	EFFECTIF.	DÉCÈS.	PROPORTION pour 10,000 hommes.	ANNÉES.	POPULATION.	DÉCÈS.	PROPORTION pour 10,000 habitants.
1877-1883...	8,015	25	31.2	1877-1883...	"	"	"
1883 (A).							
1884-1901...	25,843	17	6.6	1886-1902...	327,206	77	2.4

(A) 1883 : Puits filtrants.

CHALON-SUR-SAÔNE. (VIIIe CORPS. — Saône-et-Loire.)

ARMÉE.				POPULATION CIVILE.			
ANNÉES.	EFFECTIF.	DÉCÈS.	PROPORTION pour 10,000 hommes.	ANNÉES.	POPULATION.	DÉCÈS.	PROPORTION pour 10,000 habitants.
1876-1880 ...	4,504	3	6.6	1876-1880 ...	"	"	"
1881-1885 ...	2,804	3	10.6	1881-1885 ...	"	"	"
1876-1885 .	7,308	6	8.2	1876-1885 .	"	"	"
1886-1890 ...	4,442	5	11.2	1886-1890 ...	113,905	36	3.1
1891-1895 ...	7,542	3	3.9	1891-1895 ...	124,225	43	3.4
1896-1900 ...	7,714	1	1.3	1896-1900 ...	132,110	21	1.6
1901	1,296	0	0	1901-1902 ...	58,116	3	0.5
1886-1901 .	20,976	9	4.3	1886-1902 .	428,356	103	2.4

Annuaire. [1875, 7 puits filtrants forés dans les alluvions de la vallée de la Saône. — 1895, forage d'un 8e puits.] Comité 1894, rapport de M. Ogier.

État avant et après la modification apportée au régime des eaux.

ARMÉE.				POPULATION CIVILE.			
ANNÉES.	EFFECTIF.	DÉCÈS.	PROPORTION pour 10,000 hommes.	ANNÉES.	POPULATION.	DÉCÈS.	PROPORTION pour 10,000 habitants.
1875-1894 ...	18,273	14	7.6	1886-1894 ...	213,285	70	3.3
1895 (A).							
1896-1901 ...	9,010	1	1.1	1896-1902 ...	190,226	24	1.2

(A) 1895 : Puits foré.

AUTUN. (VIIIe Corps. — Saône-et-Loire.)

ARMÉE.				POPULATION CIVILE.			
ANNÉES.	EFFECTIF.	DÉCÈS.	PROPORTION pour 10,000 hommes.	ANNÉES.	POPULATION.	DÉCÈS.	PROPORTION pour 10,000 habitants.
1876-1880...	5,594	7	12.5	1876-1880...	"	"	"
1881-1885...	6,317	5	7.9	1881-1885...	"	"	"
1876-1885.	11,911	12	*10.1*	1876-1885.	"	"	"
1886-1890...	5,358	4	7.4	1886-1890...	71,875	22	3.0
1891-1895...	5,014	3	5.9	1891-1895...	75,735	16	1.9
1896-1900...	5,437	5	9.2	1896-1900...	76,915	9	1.2
1901........	823	0	0	1901-1902...	31,528	2	0.6
1886-1901.	16,632	12	*7.2*	1886-1902.	256,053	49	*1.9*

Annuaire. Sources. — [1811-1839-1854-1866, adduction de diverses sources de terrains granitiques.]

Comité. — 1897 M. Bordas, rapp.

LE CREUSOT. (VIIIe Corps. — Saône-et-Loire.)

ARMÉE.				POPULATION CIVILE.			
ANNÉES.	EFFECTIF.	DÉCÈS.	PROPORTION pour 10,000 hommes.	ANNÉES.	POPULATION.	DÉCÈS.	PROPORTION pour 10,000 habitants.
1876-1880 ...	1,196	0	0	1876-1880 ...	"	"	"
1881-1885 ...	1,084	1	9.6	1881-1885 ...	"	"	"
1876-1885.	2,280	1	*4.4*	1876-1885.	"	"	"
1886-1890 ...	1,810	4	22.1	1886-1890 ...	134,016	35	2.6
1891-1895 ...	2,230	2	8.9	1891-1895 ...	141,695	36	2.5
1896-1900 ...	2,404	1	4.1	1896-1900 ...	158,785	21	1.3
1901	435	0	0	1901-1902 ...	61,168	7	1.1
1886-1901.	6,879	7	*10.1*	1885-1902.	495,664	99	1.9

Annuaire. [Ruisseaux dérivés. — 1862, adduction du ruisseau de Saint-Sernin-du-Bois. — 1895, adduction du ruisseau de Rançon.]

État avant et après la modification apportée au régime des eaux.

ARMÉE.				POPULATION CIVILE.			
ANNÉES.	EFFECTIF.	DÉCÈS.	PROPORTION pour 10,000 hommes.	ANNÉES.	POPULATION.	DÉCÈS.	PROPORTION pour 10,000 habitants.
1876-1895 (A).	5,866	6	10.2	1896-1895 ...	275,710	71	2.6
1895-1901 ...	3,293	1	3.0	1896-1902 ...	219,954	28	1.2

(A) 1895 : Ruisseau.

MONTCEAU-LES-MINES. (VIIIe Corps. — Saône-et-L[re].)

ARMÉE.				POPULATION CIVILE.			
ANNÉES.	EFFECTIF.	DÉCÈS.	PROPORTION pour 10,000 hommes.	ANNÉES.	POPULATION.	DÉCÈS.	PROPORTION pour 10,000 habitants.
1876-1880...	"	"	"	1876-1880...	"	"	"
1881-1885...	698	0	0	1881-1885...	"	"	"
1876-1885.	698	0	*0*	1876-1885.	"	"	"
1886-1890...	"	"	"	1886-1890...	76,175	60	7.9
1891-1895...	"	"	"	1891-1895...	97,495	29	2.9
1896-1900...	"	"	"	1896-1900...	111,355	17	1.5
1901........	2,500	0	0	1901-1902...	57,558	10	1.7
1886-1901.	2,500	0	*0*	1886-1901.	342,583	116	*3.4*

Annuaire. — [Pas de distribution d'eau, 300 puits.]

CAMP D'AVOR. (VIIIe Corps.)

ARMÉE.				POPULATION CIVILE.			
ANNÉES.	EFFECTIF.	DÉCÈS.	PROPORTION pour 10,000 hommes.	ANNÉES.	POPULATION.	DÉCÈS.	PROPORTION pour 10,000 habitants.
1876-1879...	8,168	9	11.0	Pas de renseignements.			
1881-1885...	778	0	0				
1876-1885.	8,946	9	*10.0*				
1886-1890...	"	"	"				
1891-1895...	"	"	"				
1896-1900...	"	"	"				
1901........	844	0	0				
1886-1901.	844	0	0				

IXe CORPS D'ARMÉE.

CHÂTEAUROUX. (IXe CORPS. — Indre.)

ARMÉE.				POPULATION CIVILE.			
ANNÉES.	EFFECTIF.	DÉCÈS.	PROPORTION pour 10.000 hommes.	ANNÉES.	POPULATION.	DÉCÈS.	PROPORTION pour 10,000 habitants.
1876-1880...	6,804	12	17.6	1876-1880...	"	"	"
1881-1885...	7,636	14	18.3	1881-1885...	"	"	"
1876-1885.	14,440	26	*18.0*	1876-1885.	"	"	"
1886-1890..	8,201	9	10.9	1886-1890...	110,190	52	4.7
1891-1895...	9,363	7	7.4	1891-1895...	117,695	56	4.7
1896-1900...	9,841	4	4.1	1896-1900...	118,510	37	3.1
1901........	1,926	0	0	1901-1902...	49,914	10	2.0
1886-1901.	29,331	20	*6.8*	1886-1902.	396,309	155	*3.8*

Annuaire. [1860 : Adduction des sources dites des Religieuses, émergeant du jurassique supérieur. — 1899, adduction de la source Boiry.]

État avant et après la modification apportée au régime des eaux.

ARMÉE.				POPULATION CIVILE.			
ANNÉES.	EFFECTIF.	DÉCÈS.	PROPORTION pour 10,000 hommes.	ANNÉES.	POPULATION.	DÉCÈS.	PROPORTION pour 10,000 habitants.
1875-1898...	38,950	46	11.8	1886-1898...	299,991	125	4.2
1899 (A).							
1899-1901...	5,788	1	1.7	1899-1902...	97,318	30	3.1

(A) 1899 : Source.

ISSOUDUN. (IXe Corps. — Indre.)

ARMÉE.				POPULATION CIVILE.			
ANNÉES.	EFFECTIF.	DÉCÈS.	PORPORTION pour 10,000 hommes.	ANNÉES.	POPULATION.	DÉCÈS.	PROPORTION pour 10,000 habitants.
1876-1880...	3,525	17	48.2	1876-1880...	"	"	"
1881-1885...	4,283	6	14.0	1881-1885...	"	"	"
1876-1885.	7,808	23	*29.4*	1876-1885.	"	"	"
1886-1890...	4,511	6	13.1	1886-1890...	74,100	28	3.8
1891-1895...	4,772	0	0	1891-1895...	67,710	10	1.5
1896-1900...	5,545	3	5.4	1896-1900...	70,305	31	4.4
1901........	1,134	0	0	1901-1902...	28,444	11	3.8
1886-1901.	15,962	9	*5.2*	1886-1902.	240,559	80	*3.3*
ÉPIDÉMIE.							
1880........	931	11	118.0	1880........	"	"	"

Annuaire. [Puits foré. — 1877. — Puits foncé à 5^m 50 de profondeur dans le tuf calcaire (Jurassique).]

État avant et après la modification apportée au régime des eaux.

ARMÉE.				POPULATION CIVILE.			
ANNÉES.	EFFECTIF.	DÉCÈS.	PROPORTION pour 10,000 hommes.	ANNÉES.	POPULATION.	DÉCÈS.	PROPORTION pour 10,000 habitants.
1875-1877...	1,242	19	152.9	1875-1877...	"	"	"
1877 (A).							
1878-1901...	22,787	28	12.2	1886-1902...	240,559	80	3.3

(A) 1877 : Puits foré.

LE BLANC. (IXe Corps. — Indre.)

ARMÉE.				POPULATION CIVILE.			
ANNÉES.	EFFECTIF.	DÉCÈS.	PROPORTION pour 10,000 hommes.	ANNÉES.	POPULATION.	DÉCÈS.	PROPORTION pour 10,000 habitants.
1876-1880 ...	1,494	4	26.7	1876-1880 ...	"	"	"
1881-1885 ...	1,921	1	5.2	1881-1885 ...	"	"	"
1876-1885 .	3,415	5	*14.6*	1876-1885 .	"	"	"
1886-1890 ...	2,286	1	4.4	1890	7,140	0	0
1891-1895 ...	2,266	0	0	1891-1895 ...	36,815	3	0.8
1896-1900 ...	2,629	1	3.8	1896-1900 ...	33,975	4	1.2
1901	435	0	0	1900-1902 ...	13,326	2	1.5
1886-1901 .	7,616	2	*2.6*	1890-1902 .	91,256	9	*0.9*

Annuaire. [Pas de distribution d'eau. — 23 puits publics et 100 puits particuliers.]

TOURS. (IXe Corps. — Indre-et-Loire.)

ARMÉE.				POPULATION CIVILE.			
ANNÉES.	EFFECTIF.	DÉCÈS.	PROPORTION pour 10,000 hommes.	ANNÉES.	POPULATION.	DÉCÈS.	PROPORTION pour 10,000 habitants.
1876-1880 ...	19,297	66	34.2	1876-1880 ...	"	"	"
1881-1885 ...	21,584	65	30.1	1881-1885 ...	"	"	"
1876-1885 .	40,881	131	*32.0*	1876-1885 .	"	"	"
1886-1890 ...	23,435	43	18.3	1886-1890 ...	296,055	209	7.0
1891-1895 ...	21,564	27	12.5	1891-1895 ...	307,290	112	3.6
1896-1900 ...	25,552	18	7.0	1896-1900 ...	317,690	99	3.1
1901	4,421	3	6.7	1901-1902 ...	129,390	22	1.7
1886-1901 .	74,972	91	*12.1*	1886-1902 .	1,050,425	442	*4.1*

Annuaire. [Eau de rivière. — 1855, prise d'eau directe dans la rivière du Cher. — Pas de filtration, pas d'épuration. — Puits artésiens particuliers, 2 publics. — Deux *dans les établissements militaires.* La nappe est à une profondeur de 160 à 210 mètres dans les sables verts.]

ANGERS. (IXe Corps. — Maine-et-Loire.)

ARMÉE.				POPULATION CIVILE.			
ANNÉES.	EFFECTIF.	DÉCÈS.	PROPORTION pour 10,000 hommes.	ANNÉES.	POPULATION.	DÉCÈS.	PROPORTION pour 10,000 habitants.
1875-1880...	13,173	15	11.3				
1881-1885...	17,635	10	5.7				
1876-1885.	30,808	25	*8.1*				
1886-1890...	18,719	18	9.6	Renseignements insuffisants.			
1891-1895...	18,048	5	2.8				
1896-1900...	16,809	3	1.8				
1901........	3,264	3	9.2				
1886-1901.	56,840	29	*5.1*				

Annuaire. [1856 : galeries filtrantes dans les alluvions d'une île de la Loire. — 1860 et 1891 : extension de la distribution.]

État avant et après la modification apportée au régime des eaux.

ARMÉE.				POPULATION CIVILE.			
ANNÉES.	EFFECTIF.	DÉCÈS.	PROPORTION pour 10,000 hommes.	ANNÉES.	POPULATION.	DÉCÈS.	PROPORTION pour 10,000 habitants.
1875-1890...	51,153	48	9.4	1875-1890...	"	"	"
1891 (A).							
1891-1901...	38,121	11	2.9	1891-1901...	"	"	"

(A) 1891 : Extension.

CHOLET. (IXe Corps. — Maine-et-Loire.)

ARMÉE.				POPULATION CIVILE.			
ANNÉES.	EFFECTIF.	DÉCÈS.	PROPORTION pour 10,000 hommes.	ANNÉES.	POPULATION.	DÉCÈS.	PROPORTION pour 10,000 habitants.
1876-1880...	4,641	6	12.9	1876-1880...	"	"	"
1881-1885...	6,183	7	11.3	1881-1885...	"	"	"
1876-1885.	10,824	13	*12.0*	1876-1885.	"	"	"
1886-1890...	6,850	5	7.3	1886-1890...	84,020	31	3.7
1891-1895...	7,035	2	2.8	1891-1895...	87,575	18	2.1
1896-1900...	7,833	3	3.8	1896-1900...	89,490	23	2.6
1901........	1,527	0	0	1901-1902...	38,704	5	1.2
1886-1901.	23,245	10	*4.2*	1886-1902.	299,789	77	2.5

Annuaire. [1894 : galeries de drainage. Le terrain est granitique et le fond des vallons rempli d'alluvions et de détritus.] — *Comité :* 1891. Rapp. M. Chantemesse.

État avant et après la modification apportée au régime des eaux.

ARMÉE.				POPULATION CIVILE.			
ANNÉES.	EFFECTIF.	DÉCÈS.	PROPORTION pour 10,000 hommes.	ANNÉES.	POPULATION.	DÉCÈS.	PROPORTION pour 10,000 habitants.
1875-1892...	20,526	18	8.7	1886-1892...	119,050	36	3.2
1893 (A).							
1894-1901...	12,392	5	4.0	1894-1902...	163,224	37	2.2

(A) 1893 : Galeries de drainage.

SAUMUR. (IXe Corps. — Maine-et-Loire.)

ARMÉE.				POPULATION CIVILE.			
ANNÉES.	EFFECTIF.	DÉCÈS.	PROPORTION pour 10,000 hommes.	ANNÉES.	POPULATION.	DÉCÈS.	PROPORTION pour 10,000 habitants.
1876-1880...	2,496	1	4.0	1876-1880...	"	"	"
1881-1885...	2,346	2	8.5	1881-1885...	"	"	"
1876-1885.	4,842	3	*6.2*	1876-1885.	"	"	"
1886-1890...	3,792	4	10.5	1886-1890...	70,930	31	4.4
1891-1895...	2,812	8	28.4	1891-1895...	75,755	36	4.7
1896-1900...	3,391	1	2.9	1896-1900...	83,575	25	2.9
1901........	1,443	0	0	1901-1902...	32,466	7	2.1
1886-1901.	11,438	13	*11.3*	1886-1902.	262,726	99	*3.7*
ÉPIDÉMIE.							
1893........	531	7	131.0	1893........	"	"	"

Annuaire. [1873, prise d'eau directe à la Loire. — Pas d'épuration.]

FONTEVRAULT. (IXe Corps. — Maine-et-Loire.)

ARMÉE.				POPULATION CIVILE.			
ANNÉES.	EFFECTIF.	DÉCÈS.	PROPORTION pour 10,000 hommes.	ANNÉES.	POPULATION.	DÉCÈS.	PROPORTION pour 10,000 habitants.
1876-1880...	1,378	4	29.0	Pas de renseignements. Fontevrault ne compte pas 5,000 habitants.			
1881-1885...	908	4	44.0				
1876-1885.	2,286	8	*34.9*				
1886-1890...	1,150	0	0				
1891-1895...	1,059	0	0				
1896-1900...	912	0	0				
1901........	175	0	0				
1886-1901.	3,296	0	*0*				

SAINT-MAIXENT. (IXe Corps. — Deux-Sèvres.)

ARMÉE.				POPULATION CIVILE.			
ANNÉES.	EFFECTIF.	DÉCÈS.	PROPORTION pour 10,000 hommes.	ANNÉES.	POPULATION.	DÉCÈS.	PROPORTION pour 10,000 habitants.
1876-1880 ...	3,616	6	16.5	1876-1880 ...	"	"	"
1881-1885 ...	2,683	4	14.9	1881-1885 ...	"	"	"
1876-1885.	6,299	10	*15.8*	1876-1885.	"	"	"
1886-1890 ...	4,698	4	8.5	1886-1890 ...	"	"	"
1891-1895 ...	4,487	1	2.2	1891-1895 ...	"	"	"
1896-1900 ...	5,087	20	39.3	1896-1900 ...	26,770	38	*14.2*
1901	1,366	0	0	1900.	"	"	"
1886-1901.	15,638	25	*16.0*	1886-1901.	"	"	"
ÉPIDÉMIE.							
1899	906	11	121.0	1899	"	"	"

Annuaire. [Sources anciennement captées, émergeant à la limite du lias et du bajocien. — 1890, adduction de la source de Saint-Martin, à caractère vauclusien, émergeant du même niveau géologique.]

État avant et après la modification apportée au régime des eaux.

ARMÉE.				POPULATION CIVILE.			
ANNÉES.	EFFECTIF.	DÉCÈS.	PROPORTION pour 10,000 hommes.	ANNÉES.	POPULATION.	DÉCÈS.	PROPORTION pour 10,000 habitants.
1875-1889 ...	10,540	22	20.8	1875-1895 ...	"	"	"
1890 (A).							
1891-1901 ...	10,082	22	21.8	1896-1900 ...	26,770	38	14.2

(A) 1890 : Source.

NIORT. (IXe Corps. — Deux-Sèvres.)

ARMÉE.				POPULATION CIVILE.			
ANNÉES.	EFFECTIF.	DÉCÈS.	PROPORTION pour 10,000 hommes.	ANNÉES.	POPULATION.	DÉCÈS.	PROPORTION pour 10,000 habitants.
1876–1880...	4,411	12	27.2	1876–1880...	"	"	"
1881–1885...	3,912	20	51.2	1881–1885...	"	"	"
1876–1885.	8,353	32	*38.3*	1876–1885.	"	"	"
1886–1890...	4,020	26	64.6	1886–1890...	112,545	135	11.9
1891–1895...	4,062	7	17.2	1891–1895...	116,250	58	4.9
1896–1900...	4,076	4	9.8	1896–1900...	118,050	50	4.2
1901	709	0	0	1901–1902...	47,794	9	1.9
1886–1901.	12,867	37	*28.6*	1886–1902.	394,639	252	*6.4*
ÉPIDÉMIES.							
1881	835	12	141.0	1881	"	"	"
1887	691	10	144.0	1887	"	"	"

Annuaire. [1857. Distribution de l'eau de source du Vivier (source vauclusienne). — Le quartier de cavalerie Duguesclin est bâti sur le bassin alimentaire de la source.]

PARTHENAY. (IXe Corps. — Deux-Sèvres.)

ARMÉE.				POPULATION CIVILE.			
ANNÉES.	EFFECTIF.	DÉCÈS.	PROPORTION pour 10,000 hommes.	ANNÉES.	POPULATION.	DÉCÈS.	PROPORTION pour 10,000 habitants.
1876–1880...	2,560	2	7.8	1876–1880...	"	"	"
1881–1885...	2,550	2	7.8	1881–1885...	"	"	"
1876–1885.	5,110	4	*7.8*	1876–1885...	"	"	"
1886–1890...	2,243	3	13.3	1889–1890...	13,292	3	2.2
1891–1895...	2,216	0	0	1891–1895...	36,485	6	1.6
1896–1900...	2,541	3	11.8	1896–1900...	35,010	16	4.6
1901.........	490	0	0	1901–1902...	15,018	8	5.3
1886–1901.	7,490	6	*8.0*	1889–1902.	99,805	33	*3.3*

Annuaire. [1895. Prise d'eau directe dans la rivière. Pour fournir de l'eau de boisson, la ville a deux appareils de stérilisation par ébullition. Le mètre cube d'eau stérilisé coûte 0f 35.] Aussi l'usage de cette eau est très limité. — *Comité*, 1892, p. 134. Rapp. M. Ogier.

État avant et après la modification apportée au régime des eaux.

ARMÉE.				POPULATION CIVILE.			
ANNÉES.	EFFECTIF.	DÉCÈS.	PROPORTION pour 10,000 hommes.	ANNÉES.	POPULATION.	DÉCÈS.	PROPORTION pour 10,000 habitants.
1875–1894...	9,616	8	8.3	1889–1894...	42,480	8	1.9
1895 (A).							
1895–1901...	3,502	3	8.5	1895–1902...	57,325	25	4.3

(A) 1895 : Eau de rivière, stérilisation par ébullition.

THOUARS. (IXe Corps. — **Deux-Sèvres.**)

ARMÉE.				POPULATION CIVILE.			
ANNÉES.	EFFECTIF.	DÉCÈS.	PROPORTION pour 10,000 hommes.	ANNÉES.	POPULATION.	DÉCÈS.	PROPORTION pour 10,000 habitants.
1876-1880...	620	1	16.1				
1881-1885...	885	1	11.3				
1876-1885.	1,505	2	*13.2*				
1886-1890...	1,042	3	28.8	Pas de renseignements. Thouars ne compte pas 5,000 habitants.			
1891-1895...	1,013	6	59.2				
1896-1900...	747	0	0				
1901........	220	0	0				
1886-1890.	3,022	9	*29.7*				

Annuaire. [1863, prise d'eau directe à la rivière le Thouet. Il y a 2 filtres à sable couverts, occupant une surface carrée de 200 mètres carrés et filtrant 120 mètres cubes à l'heure, ce qui est infiniment trop. Les filtres ne sont pas surveillés bactériologiquement et le sable n'est remplacé que tous les quatre ans.]

POITIERS. (IXe Corps. — Vienne.)

ARMÉE.				POPULATION CIVILE.			
ANNÉES.	EFFECTIF.	DÉCÈS.	PROPORTION pour 10,000 hommes.	ANNÉES.	POPULATION.	DÉCÈS.	PROPORTION pour 10,000 habitants.
1876-1880 ...	15,739	76	48.3	Poitiers ne fournit pas de renseignements sanitaires.			
1881-1885 ...	17,817	97	54.4				
1876-1885.	33,556	173	*51.5*				
1886-1890 ...	17,404	69	39.6				
1891-1895 ...	20,565	42	20.4				
1896-1900 ...	21,716	35	16.1				
1901	4,392	0	0				
1886-1901.	64,077	146	*22.8*				
ÉPIDÉMIE.							
1888	516	6	116.0				

Annuaire. [Sources : 1840, adduction de la source de la Celle naissant à la base du calcaire jurassique inférieur; 1890, distribution de l'eau de la source et de la nappe de Fleury.] Comité 1886, p. 177, Rapp. de MM. Bergeron et Pouchet.

État avant et après la modification apportée au régime des eaux.

ARMÉE.				POPULATION CIVILE.			
ANNÉES.	EFFECTIF.	DÉCÈS.	PROPORTION pour 10,000 hommes.	ANNÉES.	POPULATION.	DÉCÈS.	PROPORTION pour 10,000 habitants.
1875-1889 ...	49,015	229	45.8	1875-1889 ...	"	"	"
1890 (A).							
1890-1901 ...	49,888	100	20.0	1890-1901 ...	"	"	"

(A) 1890 : Source.

CHÂTELLERAULT. (IXe Corps. — Vienne.)

ARMÉE.				POPULATION CIVILE.			
ANNÉES.	EFFECTIF.	DÉCÈS.	PROPORTION pour 10,000 hommes.	ANNÉES.	POPULATION.	DÉCÈS.	PROPORTION pour 10,000 habitants.
1876-1880...	2,284	4	17.5	1876-1880...	"	"	"
1881-1885...	2,210	11	49.7	1881-1885...	"	"	"
1876-1885.	4,494	15	*33.3*	1876-1885.	"	"	"
1886-1890...	2,510	17	67.7	1886-1890...	87,010	55	6.3
1891-1895...	2,348	5	21.3	1891-1895...	112,110	27	2.4
1896-1900...	2,772	3	10.8	1896-1900...	100,070	23	2.3
1901........	614	2	32.5	1901-1902...	41,602	8	1.9
1886-1901.	8,244	27	*32.7*	1886-1902.	350,792	113	*3.3*
ÉPIDÉMIE.							
1888........	516	6	116.0	1888........	"	"	"

Annuaire. [Eau de rivière. — Prise d'eau directe dans la Vienne. Concession donnée à une Compagnie en 1895 pour 50 ans. — Une source dite de *Malgaroux* alimente l'hôpital.]

X[E] CORPS D'ARMÉE.

GUINGAMP. (Xe CORPS. — Côtes-du-Nord.)

ARMÉE.				POPULATION CIVILE.			
ANNÉES.	EFFECTIF.	DÉCÈS.	PROPORTION pour 10,000 hommes.	ANNÉES.	POPULATION.	DÉCÈS.	PROPORTION pour 10,000 habitants.
1876-1880...	5,134	20	38.9	1876-1880...	"	"	"
1881-1885...	6,298	5	7.9	1881-1885...	"	"	"
1876-1885.	11,432	25	*21.8*	1876-1885.	"	"	"
1886-1890...	7,185	20	27.8	1889-1890...	17,488	10	5.7
1891-1895...	7,223	4	5.5	1891-1895...	46,655	9	1.9
1896-1900...	8,050	3	3.7	1896-1900...	45,595	7	1.5
1901........	1,539	0	0	1901-1902...	18,504	0	0
1886-1901.	23,997	27	*11.2*	1889-1902.	128,242	26	*2.0*
ÉPIDÉMIES.							
1878........	1,156	13	112.0	1878........	"	"	"
1888........	1,433	15	104.0	1888........	"	"	"

Annuaire. [Pas de distribution d'eau. — Puits et quelques sources nées sur place.]

DINAN. (Xe Corps. — Côtes-du-Nord.)

ARMÉE.				POPULATION CIVILE.			
ANNÉES.	EFFECTIF.	DÉCÈS.	PROPORTION pour 10,000 hommes.	ANNÉES.	POPULATION.	DÉCÈS.	PROPORTION pour 10,000 habitants.
1876-1880...	4,374	3	6.8	1876-1880...	"	"	"
1881-1885...	7,424	15	20.2	1881-1885...	"	"	"
1876-1885.	11,798	18	*15.2*	1876-1885.	"	"	"
1886-1890...	7,473	70	93.8	1886-1890...	50,525	99	19.6
1891-1895...	7,557	4	5.3	1891-1895...	50,875	19	3.7
1896-1900...	7,393	3	4.1	1896-1900...	52,505	19	3.6
1901........	1,349	1	7.4	1901-1902...	21,068	8	3.7
1886-1901.	23,772	78	*32.8*	1886-1902.	174,973	145	*8.1*
ÉPIDÉMIES.							
1889........	1,520	39	256.0	1889........	"	"	"
1890........	1,549	16	103.0	1890........	"	"	"

Annuaire. [Drainages en terrain granitique. — 1898 : drainage des trois vallons voisins de Bobital.] Comité : 1897, p. 30, rapport de M. Pouchet.

État avant et après la modification apportée au régime des eaux.

ARMÉE.				POPULATION CIVILE.			
ANNÉES.	EFFECTIF.	DÉCÈS.	PROPORTION pour 10,000 hommes.	ANNÉES.	POPULATION.	DÉCÈS.	PROPORTION pour 10,000 habitants.
1875-1897...	29,898	92	30.7	1886-1897...	122,402	121	9.9
1898 (A).							
1899-1901...	4,577	3	6.5	1899-1902...	52,571	24	4.6

(A) 1898 : Drainages.

SAINT-BRIEUC. (Xe Corps. — Côtes-du-Nord.)

ARMÉE.				POPULATION CIVILE.			
ANNÉES.	EFFECTIF.	DÉCÈS.	PROPORTION pour 10,000 hommes.	ANNÉES.	POPULATION.	DÉCÈS.	PROPORTION pour 10,000 habitants.
1876-1880...	6,530	12	18.3	1876-1880...	"	"	"
1881-1885...	6,462	8	12.3	1881-1885...	"	"	"
1876-1885.	12,992	20	*15.3*	1876-1885.	"	"	"
1886-1890...	7,008	9	12.8	1886-1890...	96,200	96	9.9
1891-1895...	7,117	1	1.4	1891-1895...	101,110	45	4.4
1896-1900...	7,535	1	1.3	1896-1900...	107,380	41	3.8
1901........	1,332	0	0	1901-1902...	44,396	25	5.6
1886-1901.	22,992	11	*4.8*	1886-1902.	349,086	207	*5.6*

Annuaire. [Sources et drains. — La ville n'avait que de petites sources (250^{m3} par jour). En 1895, adduction des sources et eaux souterraines du bassin de Riflan et de ses affluents (granit, schistes et grès cambriens).] Comité : 1892, p. 134, rapport de M. Léon Colin.

État avant et après la modification apportée au régime des eaux.

ARMÉE.				POPULATION CIVILE.			
ANNÉES.	EFFECTIF.	DÉCÈS.	PROPORTION pour 10,000 hommes.	ANNÉES.	POPULATION.	DÉCÈS.	PROPORTION pour 10,000 habitants.
1875-1894...	26,237	34	12.9	1886-1894...	177,008	133	7.5
1895 (A).							
1896-1901...	9,067	1	1.1	1896-1902...	151,776	66	4.3

(A) 1895 : Sources et drains.

RENNES. (Xe Corps. — Ille-et-Vilaine.)

ARMÉE.				POPULATION CIVILE.			
ANNÉES.	EFFECTIF.	DÉCÈS.	PROPORTION pour 10,000 hommes.	ANNÉES.	POPULATION.	DÉCÈS.	PROPORTION pour 10,000 habitants.
1876-1880...	23,970	146	60.9	1876-1880...	"	"	"
1881-1885...	23,683	60	25.3	1881-1885...	"	"	"
1876-1885.	47,653	206	*43.2*	1876-1885.	"	"	"
1886-1890...	22,157	6	2.8	1886-1890...	330,695	155	4.7
1891-1895...	23,246	5	2.1	1891-1895...	343,335	118	3.4
1896-1900...	25,955	13	5.0	1896-1900...	345,075	159	4.6
1901........	4,869	4	8.2	1901-1902...	159,352	83	5.5
1886-1901.	76,227	28	*3.7*	1886-1902.	1,178,457	515	*4.4*
ÉPIDÉMIE.							
1878........	4,770	59	123.0	1878........	"	"	"

Annuaire. [Drainages, 1882. Les eaux sont prises dans les vallées de la Loisance et de la Minette au moyen de drainages profonds.] *Comité,* p. 543, M. Thoinot.

État avant et après la modification apportée au régime des eaux.

ARMÉE.				POPULATION CIVILE.			
ANNÉES.	EFFECTIF.	DÉCÈS.	PROPORTION pour 10,000 hommes.	ANNÉES.	POPULATION.	DÉCÈS.	PROPORTION pour 10,000 habitants.
1875-1882...	39,040	207	53.0	1875-1882...	"	"	"
1882 (A).							
1883-1901...	89,292	31	3.4	1886-1902...	1,168,457	515	4.4

(A) 1882 : Drainages.

VITRÉ. (Xe Corps. — Ille-et-Vilaine.)

ARMÉE.				POPULATION CIVILE.			
ANNÉES.	EFFECTIF.	DÉCÈS.	PROPORTION pour 10,000 hommes.	ANNÉES.	POPULATION.	DÉCÈS.	PROPORTION pour 10,000 habitants.
1876-1880 ...	4,986	7	14.0	Vitré n'a jamais fourni de renseignements sanitaires.			
1881-1885 ...	5,523	3	5.4				
1876-1885.	10,509	10	*9.5*				
1886-1890 ...	6,773	20	29.5				
1891-1895 ...	7,040	1	1.4				
1896-1900 ...	8,036	9	11.2				
1901	1,553	0	0				
1886-1901.	23,402	30	*12.8*				

Annuaire. [Drainages. 14 puits publics et 300 particuliers. En 1897, adduction des sources et eaux souterraines des vallées des moulins du bois et de 5 fontaines, prises dans le massif granitique qui sépare l'Ille-et-Vilaine de la Mayenne. Un périmètre de protection est établi sur les terrains drainés.] En 1889 on avait amené de l'eau de source dans les casernes. *Comité* 1891, p. 649, rapport M. Vaillard.

État avant et après les modifications apportées au régime des eaux.

ARMÉE.				POPULATION CIVILE.			
ANNÉES.	EFFECTIF.	DÉCÈS.	PROPORTION pour 10,000 hommes.	ANNÉES.	POPULATION.	DÉCÈS.	PROPORTION pour 10,000 habitants.
1875-1889 ... 1889 (A).	16,271	28	17.2	1875-1889 ...	"	"	"
1890-1896 ...	9,872	9	9.1	1890-1896 ...	"	"	"
1897-1901 ... 1897 (B).	8,188	3	3.6	1897-1901 ...	"	"	"

(A) 1889 : Eau de source dans les casernes.
(B) 1897 : Drainages

SAINT-MALO. (Xe CORPS. — Ille-et-Vilaine.)

ARMÉE.				POPULATION CIVILE.			
ANNÉES.	EFFECTIF.	DÉCÈS.	PROPORTION pour 10,000 hommes.	ANNÉES.	POPULATION.	DÉCÈS.	PROPORTION pour 10,000 habitants.
1876-1880 ...	4,644	9	19.3	1876-1880 ...	"	"	"
1881-1885 ...	5,476	8	14.6	1881-1885 ...	"	"	"
1876-1885.	10,120	17	*16.8*	1876-1885.	"	"	"
1886-1890 ...	6,883	3	4.3	1886-1890 ...	53,070	21	3.9
1891-1895 ...	7,086	6	8.4	1891-1895 ...	59,585	18	3.0
1896-1900 ...	7,615	5	6.6	1896-1900 ...	57,380	50	8.7
1901	1,324	0	0	1901-1902 ...	22,972	24	10.4
1886-1901.	22,908	14	*6.1*	1886-1902.	193,007	113	*5.8*

Annuaire. [1879. Drainage du plateau granitique de Saint-Meloir-des-Ondes.] *Comité.* 1900, rapport de M. Vaillard.

État avant et après la modification apportée au régime des eaux.

ARMÉE.				POPULATION CIVILE.			
ANNÉES.	EFFECTIF.	DÉCÈS.	PROPORTION pour 10,000 hommes.	ANNÉES.	POPULATION.	DÉCÈS.	PROPORTION pour 10,000 habitants.
1875-1879 ...	4,226	7	16.5	1875-1885 ...	"	"	"
1879 (A).							
1880-1901 ...	29,523	25	8.5	1886-1902 ...	193,007	113	5.8

(A) 1879 : Drainage.

SAINT-SERVAN. (Xe Corps. — Ille-et-Vilaine.)

ARMÉE.				POPULATION CIVILE.			
ANNÉES.	EFFECTIF.	DÉCÈS.	PROPORTION pour 10,000 hommes.	ANNÉES.	POPULATION.	DÉCÈS.	PROPORTION pour 10,000 habitants.
1876-1880 ...	1,855	2	10.8	1876-1880 ...	"	"	"
1881-1885 ...	1,893	2	10.5	1881-1885 ...	"	"	"
1876-1885.	3,748	4	*10.6*	1876-1885.	"	"	"
1886-1890 ...	2,294	1	4.3	1886-1890 ...	61,870	32	5.2
1891-1895 ...	2,025	2	9.8	1891-1895 ...	58,040	17	2.9
1896-1900 ...	2,590	0	0	1896-1900 ...	60,865	32	5.2
1901	422	0	0	1901-1902 ...	24,694	6	2.3
1886-1901.	7,331	3	*4.1*	1886-1902.	205,469	87	4.2

Annuaire. [*Source pour la caserne.* Pas de distribution d'eau. — 8 puits publics. 1,400 particuliers. Nombreuses citernes. — En plus, il y a trois groupes de sources qui naissent dans les faubourgs et sont distribués à quelques particuliers et à la *Caserne Talard.* — Eau peu sûre.] *Comité.* 1891, p. 654, rapport de M. Vaillard.

FOUGÈRES. (Xe Corps. — Ille-et-Vilaine.)

ARMÉE.				POPULATION CIVILE.			
ANNÉES.	EFFECTIF.	DÉCÈS.	PROPORTION pour 10,000 hommes.	ANNÉES.	POPULATION.	DÉCÈS.	PROPORTION pour 10,000 habitants.
1876-1880...	2,294	4	17.4	1876-1880...	"	"	"
1881-1885...	1,908	3	15.7	1881-1885...	"	"	"
1876-1885.	4,202	7	*16.6*	1876-1885.	"	"	"
1886-1890...	1,738	0	0	1886-1890...	77,890	21	2.7
1891-1895...	2,004	1	4.9	1891-1895...	91,875	20	2.2
1896-1900...	2,009	0	0	1896-1900...	104,245	22	2.1
1901........	362	0	0	1901-1902...	41,904	6	1.4
1886-1901.	6,113	1	*1.6*	1886-1902.	315,914	69	2.2

Annuaire. [Sources et drainages. — 1674, sources de la Forêt. — 1848, Sources des Fontaines. — 1874, adduction des sources de la prairie de Folleville. — 1895, adduction des sources et drainages des Veillées. Toutes les sources naissent du terrain granitique.]

Comité. 1891, p. 662, rapp. M. Thoinot. — 1894, p. 9, rapp. M. Ogier.

État avant et après la modification apportée au régime des eaux.

ARMÉE.				POPULATION CIVILE.			
ANNÉES.	EFFECTIF.	DÉCÈS.	PROPORTION pour 10,000 hommes.	ANNÉES.	POPULATION.	DÉCÈS.	PROPORTION pour 10,000 habitants.
1875-1895...	8,336	8	9.6	1886-1895...	169,765	41	2.4
1895 (A).							
1896-1901...	2,371	0	0	1896-1902...	146,149	28	1.9

(A) 1895 : Sources et drainages.

CHERBOURG. (Xe Corps. — Manche.)

ARMÉE.				POPULATION CIVILE.			
ANNÉES.	EFFECTIF.	DÉCÈS.	PROPORTION pour 10,000 hommes.	ANNÉES.	POPULATION.	DÉCÈS.	PROPORTION pour 10,000 habitants.
1876-1880 …	10,562	39	36.9	1876-1880 …	"	"	"
1881-1885 …	11,235	29	25.8	1881-1885 …	"	"	"
1876-1885 .	21,797	68	*31.2*	1876-1885 .	"	"	"
1886-1890 …	10,677	41	38.4	1887-1890 …	148,052	284	19.2
1891-1895 …	9,874	13	13.1	1891-1895 …	184,145	145	7.9
1896-1900 …	8,926	37	41.4	1896-1900 …	204,805	262	12.8
1901 ………	2,338	0	0	1901-1902. …	85,856	37	4.3
1886-1901 .	31,815	91	*28.6*	1887-1902 .	622,878	728	*11.5*

Annuaire. [Eau de rivière. — Au xve siècle adduction des eaux de la source de la Polle. — 1871-73. — Prise des eaux de la rivière la Divette. Déversement des eaux de la source dans la canalisation de la Divette. Cette eau est employée à la boisson.

La plupart des casernes de la guerre ont une eau particulière provenant de la source de la Fontaine Rose, source émergeant d'une couche schisteuse peu profonde sur les glacis de l'arsenal, à 50 mètres du fossé de l'enceinte. Cette eau contient un nombre de germes variant de 150 à plusieurs milliers par centimètre cube.]

Comité. 1890, p. 449, M. Thoinot. — 1890, p. 83, rapp. M. A. J. Martin. — 1891, p. 296, M. Ponchet. — 1899, p. 16, M. Vaillard. — 1900, p. 35, rapp. MM. Gariel et Bourges. — 1902, rapp. M. Wurtz.

GRANVILLE. (Xe Corps. — Manche.)

ARMÉE.				POPULATION CIVILE.			
ANNÉES.	EFFECTIF.	DÉCÈS.	PROPORTION pour 10,000 hommes.	ANNÉES.	POPULATION.	DÉCÈS.	PROPORTION pour 10,000 habitants.
1876-1880 …	3,616	1	2.8	1876-1880 …	"	"	"
1881-1885 …	4,799	15	31.2	1881-1885 …	"	"	"
1876-1885 .	8,415	16	*19.1*	1876-1885 .	"	"	"
1886-1890 …	6,414	14	21.8	1886-1890 …	58,100	27	4.6
1891-1895 …	7,160	8	11.2	1891-1895 …	63,605	18	2.8
1896-1900 …	7,890	10	12.7	1896-1900 …	60,025	31	5.2
1901 ………	1,300	0	0	1901-1903 …	23,334	4	1.7
1886-1901 .	22,764	32	*14.0*	1886-1903 .	205,064	80	*3.9*
ÉPIDÉMIE.							
1881 ………	872	12	137.0	1881 ………	"	"	"

Annuaire. [Adduction des sources de Saint-Aubin-des-Préaux en 1875. Le sol est formé en dessous de la terre arable de 2 à 3 mètres de schistes argileux (Cambrien) reposant sur le granit compact.]

Comité. 1902. — Rapp. M. Ogier.

SAINT-LÔ. (Xe Corps. — Manche.)

ARMÉE.				POPULATION CIVILE.			
ANNÉES.	EFFECTIF.	DÉCÈS.	PROPORTION pour 10,000 hommes.	ANNÉES.	POPULATION.	DÉCÈS.	PROPORTION pour 10,000 habitants.
1876-1880...	2,491	1	4.0	1876-1880...	"	"	"
1881-1885...	2,324	5	21.5	1881-1885...	"	"	"
1876-1885.	4,815	6	*12.4*	1876-1885.	"	"	"
1886-1890...	4,536	3	6.6	1886-1890...	52,900	49	9.3
1891-1895...	5.344	2	3.7	1891-1895...	57,420	11	1.9
1896-1900...	7,790	2	2.5	1896-1900...	55,565	21	3.7
1901........	1,136	0	0	1901-1902...	23,208	5	2.1
1886-1901.	18,806	7	*3.7*	1886-1902.	189,093	86	*4.5*

Annuaire. [1832 : adduction des sources de la Madeleine et de la Dangie — 1890 : adduction des sources des Fontaines. Toutes ces sources sortent des schistes cambriens recouverts d'une couche argilo-siliceuse.] Comité : 1894 et 1895, rapp. M. Ogier.

État avant et après la modification apportée au régime des eaux.

ARMÉE.				POPULATION CIVILE.			
ANNÉES.	EFFECTIF.	DÉCÈS.	PROPORTION pour 10,000 hommes.	ANNÉES.	POPULATION.	DÉCÈS.	PROPORTION pour 10,000 habitants.
1875-1889...	8,540	9	10.5	1886-1889...	42.320	42	9.9
1890 (A).							
1891-1901...	14,270	4	2.8	1891-1902...	136.193	37	2.7

(A) 1890 : Sources.

XIE CORPS D'ARMÉE.

BREST. (XIe Corps. — Finistère.)

ARMÉE.				POPULATION CIVILE.			
ANNÉES.	EFFECTIF.	DÉCÈS.	PROPORTION pour 10,000 hommes.	ANNÉES.	POPULATION.	DÉCÈS.	PROPORTION pour 10,000 habitants.
1876-1880...	6,905	130	188.2	1876-1880...	"	"	"
1881-1885...	5,333	14	26.2	1841-1885...	"	"	"
1876-1885.	12,238	144	*117.6*	1876-1885.	"	"	"
1886-1890...	7,135	8	11.2	1886-1890...	353,890	298	8.4
1891-1895...	7,058	10	14.1	1891-1895...	381,665	321	8.4
1896-1900...	9,333	11	11.7	1896-1900...	362,120	177	4.9
1901........	2,002	0	0	1901-1902...	168,568	64	3.8
1886-1901.	25,528	29	*11.3*	1886-1902.	1,266,243	860	*6.0*
ÉPIDÉMIES.							
1877........	1,362	26	191.0	1877........	"	"	"
1878........	1,615	27	167.0	1878........	"	"	"
1880........	1,089	52	476.0	1880........	"	"	"

Annuaire. [Sources : 1° *Pour Brest*, adduction ancienne de la source du Petit-Jardin — 1854, adduction des sources de Poul-ar-Bachet — 1874, adduction des sources de Stangalar — 1898, des sources du Pont Neuf.

2° *Pour Recouvrance* — 1835, adduction des sources de Trémillian et de Saint-Perronnelle. — 1880-84, adduction des sources de Coat-Tan et de la fontaine Margot. — La marine a pour le port une distribution spéciale.

Toutes les sources captées naissent dans les vallonnements du terrain, celui-ci est constitué par les roches cristallines, granit, gneiss, micaschistes; les thalwegs sont couverts de dépôts meubles, provenant des altérations de la roche, et l'eau se réunit à la base de ces dépôts et dans les fissures superficielles de la Roche.] Voir le rapport du docteur Martin, médecin-major. (Épidémie de 1903.) Comité : 1895, p. 38, rapp. de M. Jacquot.

État avant et après les modifications apportées au régime des eaux.

ARMÉE.				POPULATION CIVILE.			
ANNÉES.	EFFECTIF.	DÉCÈS.	PROPORTION pour 10,000 hommes.	ANNÉES.	POPULATION.	DÉCÈS.	PROPORTION pour 10,000 habitants.
1875-1880 (A).	8,289	141	165.1	1875-1880...	"	"	"
1881-1884 (A).	4,086	14	34.2	1881-1885...	"	"	"
1885-1898 (A).	20,466	21	10.2	1886-1898...	952,827	687	7.2
1899-1901...	6,309	8	12.6	1899-1902...	313,416	173	5.5

(A) Source.

QUIMPER. (XIe Corps. — Finistère.)

ARMÉE.				POPULATION CIVILE.			
ANNÉES.	EFFECTIF.	DÉCÈS.	PROPORTION pour 10,000 hommes.	ANNÉES.	POPULATION.	DÉCÈS.	PROPORTION pour 10,000 habitants.
1876-1880...	2,969	25	84.2	Quimper n'a jamais fourni de renseignements sanitaires.			
1881-1885...	4,892	6	12.2				
1876-1885..	7,861	31	*39.4*				
1886-1890...	4,679	4	8.5				
1891-1895...	4,583	2	4.3				
1896-1900...	6,063	3	4.9				
1901........	1,123	0	0				
1886-1901..	16,448	9	*5.5*				
ÉPIDÉMIE.							
1880........	845	12	142.0	1880.........	"	"	"

Annuaire. [Avant 1895, petite source de Prat-Maria (50 mètres cubes par jour), et 16 puits publics et 300 particuliers. — 1894-1895, drainage des eaux souterraines des vallées granitiques de Coat-Ligavan et de Sainte-Anne, au moyen d'aqueducs dallés, descendus jusque dans le rocher en place.] Comité : 1891, rapport de MM. Jacquot et Ogier.

État avant et après la modification apportée au régime des eaux.

ARMÉE.				POPULATION CIVILE.			
ANNÉES.	EFFECTIF.	DÉCÈS.	PROPORTION pour 10,000 hommes.	ANNÉES.	POPULATION.	DÉCÈS.	PROPORTION pour 10,000 habitants.
1875-1894...	16,724	36	21.5	1875-1894...	"	"	"
1895 (A).							
1895-1901...	8,111	4	4.9	1895-1901...	"	"	"

(A) 1895 : Drainage.

MORLAIX. (XIe Corps. — Finistère.)

ARMÉE.				POPULATION CIVILE.			
ANNÉES.	EFFECTIF.	DÉCÈS.	PROPORTION pour 10,000 hommes.	ANNÉES.	POPULATION.	DÉCÈS.	PROPORTION pour 10,000 habitants.
1876-1880....	2,610	17	68.9	1876-1880....	"	"	"
1881-1885....	3,116	11	35.3	1881-1885....	"	"	"
1876-1885..	5,726	28	*48.9*	1876-1885..	"	"	"
1886-1890....	2,248	4	17.7	1886-1890....	73,353	16	2.2
1891-1895....	2,112	3	14.2	1891-1895....	80,335	8	0.9
1896-1900....	2,161	1	4.6	1896-1900....	70,740	2	0.3
1901........	407	0	0	1901-1902....	32,172	1	0.3
1886-1901..	6,928	8	*11.5*	1886-1902..	256,602	27	*1.0*
ÉPIDÉMIE.							
1880.........	538	9	167.0	1880.........	"	"	"

Annuaire. [1890. Eau de galeries souterraines. Les galeries se trouvent sur le côté droit de la voie ferrée, entre l'extrémité des traverses supportant les rails et le pied du talus de la tranchée. L'eau sort des schistes primaires. — Les deux casernes ont chacune une source (sources de Poulier et de Petit Launay) captée dans le granit.] Comité : 1900, rapport de M. Bourges.

État avant et après la modification apportée au régime des eaux.

ARMÉE.				POPULATION CIVILE.			
ANNÉES.	EFFECTIF.	DÉCÈS.	PROPORTION pour 10,000 hommes.	ANNÉES.	POPULATION.	DÉCÈS.	PROPORTION pour 10,000 habitants.
1875-1889....	7,762	36	46.3	1886-1889....	58,684	11	1.7
1890 (A).							
1891-1901....	4,680	6	12.8	1891-1902....	183,247	11	0.6

(A) 1890 : Galeries captantes.

LANDERNEAU. (XIe Corps. — **Finistère.**)

ARMÉE.				POPULATION CIVILE.			
ANNÉES.	EFFECTIF.	DÉCÈS.	PROPORTION pour 10,000 hommes.	ANNÉES.	POPULATION.	DÉCÈS.	PROPORTION pour 10,000 habitants.
1876-1880...	451	2	44.3	1876-1880...	"	"	"
1881-1885...	643	0	0	1881-1885...	"	"	"
1876-1885.	1,094	2	*18.3*	1876-1885.	"	"	"
1886-1890...	976	0	0	1889-1890...	17,854	2	1.1
1891-1895...	752	0	0	1891-1895...	42,065	3	0.7
1896-1900...	663	2	30.1	1896-1900...	39,425	6	1.2
1901........	109	0	0	1901-1902...	14,160	2	1.4
1886-1901.	2,500	2	*8.0*	1889-1902.	113,504	13	*1.1*

Annuaire. [1888. Adduction des sources aux Loups et de la gare, naissant sous les bâtiments même de l'école des filles. Toutes deux sortent des schistes Cambriens et des dépôts meubles qui les recouvrent.] Comité : 1887 et 1889, rapport de M. Pouchet.

État avant et après la modification apportée au régime des eaux.

ARMÉE.				POPULATION CIVILE.			
ANNÉES.	EFFECTIF.	DÉCÈS.	PROPORTION pour 10,000 hommes.	ANNÉES.	POPULATION.	DÉCÈS.	PROPORTION pour 10,000 habitants.
1875-1887...	1,860	3	16.1	1875.1887...	"	"	"
1888 (A).							
1889-1901...	2,109	2	9.5	1889-1902...	113,504	13	1.1

(A) 1888 : Sources.

NANTES. (XIe Corps. — Loire-Inférieure.)

ARMÉE.				POPULATION CIVILE.			
ANNÉES.	EFFECTIF.	DÉCÈS.	PROPORTION pour 10,000 hommes.	ANNÉES.	POPULATION.	DÉCÈS.	PROPORTION pour 10,000 habitants.
1876-1880...	14,865	61	41.0	1876-1880...	"	"	"
1881-1885...	14,479	20	13.7	1881-1885...	"	"	"
1876-1885.	29,344	81	27.6	1876-1885.	"	"	"
1886-1890...	14,624	34	23.2	1886-1890...	630,280	351	5.6
1891-1895...	14,900	35	23.4	1891-1895...	612,880	305	4.9
1896-1900...	16,222	9	5.5	1896-1900...	619,250	253	4.1
1901........	3,043	0	0	1901-1902...	265,980	71	2.6
1886-1901.	48,789	78	15.9	1886-1902.	2,128,390	780	4.6

Annuaire. [Eau de la Loire brute. — 1895, déplacement de la prise, elle était en aval des égouts. — Construction récente de 16 bassins filtrants 1900-1901.] Comité: M. Thoinot, 1890. — 1896, p. 7, rapport de M. Jacquot. — 1899, p. 113, rapport de M. Ogier.

État avant et après la modification apportée au régime des eaux.

ARMÉE.				POPULATION CIVILE.			
ANNÉES.	EFFECTIF.	DÉCÈS.	PROPORTION pour 10,000 hommes.	ANNÉES.	POPULATION.	DÉCÈS.	PROPORTION pour 10,000 habitants.
1875-1894...	58,413	195	33.3	1886-1894...	1,120,584	616	5.5
1895 (A).							
1896-1901...	19,265	9	4.6	1896-1902...	885,230	324	3.6

(A) 1895 : Déplacement de la prise d'eau.

ANCENIS. (XIe Corps. — Loire-Inférieure.)

ARMÉE.				POPULATION CIVILE.			
ANNÉES.	EFFECTIF.	DÉCÈS.	PROPORTION pour 10,000 hommes.	ANNÉES.	POPULATION.	DÉCÈS.	PROPORTION pour 10,000 habitants.
1876-1880...	5,378	7	13.0	1876-1880...	"	"	"
1881-1885...	5,072	10	19.7	1881-1885...	"	"	"
1876-1885.	10,450	17	*16.2*	1876-1885.	"	"	"
1886-1890...	6,062	12	19.8	1889-1890...	11,088	6	5.4
1891-1895...	4,748	1	2.1	1891-1895...	28,105	7	2.5
1896-1900...	6,239	5	8.0	1896-1900...	25,290	19	7.5
1901........	1,172	0	0	1901-1902...	10,398	0	0
1886-1901.	18,221	18	*9.9*	1889-1902.	74,881	32	4.2

Annuaire. [Puits et galerie filtrante. — Puits municipaux et particuliers. — 1881, captage de la nappe de la Loire par un puits filtrant placé à 16 mètres de la Loire, dans une alluvion sablonneuse.]

État avant et après la modification apportée au régime des eaux.

ARMÉE.				POPULATION CIVILE.			
ANNÉES.	EFFECTIF.	DÉCÈS.	PROPORTION pour 10,000 hommes.	ANNÉES.	POPULATION.	DÉCÈS.	PROPORTION pour 10,000 habitants.
1875-1880...	5,825	8	13.7	1875-1880...	"	"	"
1881 (A).							
1882-1901...	23,393	28	11.9	1889-1902...	74,881	32	4.2

(A) 1881 : Puits filtrant.

SAINT-NAZAIRE. (XIe Corps. — Loire-Inférieure.)

ARMÉE.				POPULATION CIVILE.			
ANNÉES.	EFFECTIF.	DÉCÈS.	PROPORTION pour 10,000 hommes.	ANNÉES.	POPULATION.	DÉCÈS.	PROPORTION pour 10,000 habitants.
1876-1880...	"	"	"	1876-1880...	"	"	"
1881-1885...	"	"	"	1881-1885...	"	"	"
1876-1885.	"	"	"	1876-1885.	"	"	"
1890........	493	0	0	1886-1890...	121,650	62	5.1
1891-1895...	2,183	1	4.6	1891-1895...	153,805	36	2.3
1896-1900...	2,264	1	4.4	1896-1900...	152,105	24	1.6
1901........	573	0	0	1901-1902...	71,626	10	1.4
1890-1901.	5,512	2	*3.6*	1886-1902.	499,186	132	*2.6*

Annuaire. [1885, eaux de surface. — Filtres à sable agissant d'une façon non continue.]

VANNES. (XIe Corps. — Morbihan.)

ARMÉE.				POPULATION CIVILE.			
ANNÉES.	EFFECTIF.	DÉCÈS.	PROPORTION pour 10,000 hommes.	ANNÉES.	POPULATION.	DÉCÈS.	PROPORTION pour 10,000 habitants.
1876–1880 ...	14,060	32	22.7	1876–1880 ...	"	"	"
1881–1885 ...	16,881	13	7.6	1881–1885 ...	"	"	"
1876–1885 .	30,941	45	*14.5*	1876–1885 .	"	"	"
1886–1890 ...	17,460	10	5.7	1886–1890 ...	100,180	102	10.2
1891–1895 ...	17,932	8	4.4	1891–1895 ...	110,100	48	4.3
1896–1900 ...	20,063	10	4.9	1896–1900 ...	111,545	74	6.6
1901	3,758	5	13.3	1901–1902 ...	46,750	29	6.2
1886–1901 .	58,213	33	*5.6*	1886–1902 .	368,575	253	*6.8*

Annuaire. [Sources. — 1829, réfection et adjonction en 1862 de 3 sources de terrain granitique : Meucon, Cadual et Crannhac.] Renseignements du Comité 1889, amenée d'eau de source.

État avant et après la modification apportée au régime des eaux.

ARMÉE.				POPULATION CIVILE.			
ANNÉES.	EFFECTIF.	DÉCÈS.	PROPORTION pour 10,000 hommes.	ANNÉES.	POPULATION.	DÉCÈS.	PROPORTION pour 10,000 habitants.
1875–1888 ...	40,192	55	13.6	1886–1888 ...	60,108	61	10.1
1889 (A).							
1890–1901 ...	45,965	25	5.4	1890–1902 ...	288,431	169	5.8

(A) 1889 : Source.

LORIENT. (XIe CORPS. — Morbihan.)

ARMÉE.				POPULATION CIVILE.			
ANNÉES.	EFFECTIF.	DÉCÈS.	PROPORTION pour 10,000 hommes.	ANNÉES.	POPULATION.	DÉCÈS.	PROPORTION pour 10,000 habitants.
1876-1880...	4,349	15	34.4	1876-1880...	"	"	"
1881-1885...	4,936	31	62.8	1881-1885...	"	"	"
1876-1885.	9,285	46	*49.5*	1876-1885.	"	"	"
1886-1890...	4,962	26	52.4	1886-1890...	198,000	384	19.4
1891-1895...	5,360	5	9.3	1891-1895...	212,400	151	7.1
1896-1900...	6,526	6	9.2	1896-1900...	206,605	183	8.8
1901........	1,200	0	0	1901-1902...	89,280	80	8.9
1886-1901.	18,048	37	*20.4*	1886-1902.	706,285	798	*11.3*
ÉPIDÉMIES.							
1878........	914	10	109.0	1878........	"	"	"
1885........	1,185	23	194.0	1885........	"	"	"

Annuaire. [Sources et drainages. — 2 puits publics et 50 particuliers. — 1862, adduction des eaux de la région granitique de Queven. — 1889, eaux des sources et des eaux souterraines du Scave, terrain granitique. La fluorescéine jetée dans les ruisseaux de la prairie drainée passe dans l'eau du drain.] Brouardel et Chantemesse. *Ann. d'hyg.*, 1887, t. XVIII, p. 497. Comité 1887, p. 309, M. Pouchet. — 1890, p. 480, M. Pouchet.

État avant et après la modification apportée au régime des eaux.

ARMÉE.				POPULATION CIVILE.			
ANNÉES.	EFFECTIF.	DÉCÈS.	PROPORTION pour 10,000 hommes.	ANNÉES.	POPULATION.	DÉCÈS.	PROPORTION pour 10,000 habitants.
1875-1889...	14,544	68	46.7	1886-1889...	158,400	283	17.4
1889 (A).							
1890-1901...	13,989	19	13.6	1890-1902...	547,885	518	9.4

(A) 1889 : Sources et eaux souterraines.

PONTIVY. (XIe CORPS. — Morbihan.)

ARMÉE.				POPULATION CIVILE.			
ANNÉES.	EFFECTIF.	DÉCÈS.	PROPORTION pour 10,000 hommes.	ANNÉES.	EFFECTIF.	DÉCÈS.	PROPORTION pour 10,000 habitants.
1876-1880...	4,173	11	26.3	1806-1870...	"	"	"
1881-1885...	3,383	21	62.0	1881-1885...	"	"	"
1876-1885.	7,556	32	*42.3*	1876-1885.	"	"	"
1886-1890...	3,884	4	10.3	1889-1890...	18,932	7	3.7
1891-1895...	3,912	0	0	1891-1895...	45,230	1	0.2
1896-1900...	3,793	1	2.6	1896-1900...	46,460	6	1.3
1901........	697	0	0	1901-1902...	18,718	0	0
1886-1901.	12,286	5	*4.0*	1889-1902.	129,340	14	*1.1*
ÉPIDÉMIES.							
1882........	665	7	105.0	1882........	"	"	"
1884........	668	11	164.0	1884........	"	"	"

Annuaire. [Sources. — 1890 : adduction de la source dite de Poulglass, sortant du terrain granitique. — *Le quartier de cavalerie* a une source spéciale naissant dans son intérieur.]

D'après mes notes, la distribution de l'eau de Poulglass n'a eu lieu qu'en 1892.

Comité. — 1890, rapport de M. Thoinot.

État avant et après la modification apportée au régime des eaux.

ARMÉE.				POPULATION CIVILE.			
ANNÉES.	EFFECTIF.	DÉCÈS.	PROPORTION pour 10,000 hommes.	ANNÉES.	EFFECTIF.	DÉCÈS.	PROPORTION pour 10,000 habitants.
1875-1891...	12,940	38	29.3	1889-1891...	27,078	7	2.5
1892 (A).							
1893-1901...	6,836	1	1.5	1893-1902...	92,316	7	0.8

(A) 1892 : Source.

BELLE-ÎLE-EN-MER. (XIe Corps. — Morbihan.)

ARMÉE.				POPULATION CIVILE.			
ANNÉES.	POPULATION.	DÉCÈS.	PROPORTION pour 10.000 hommes.	ANNÉES.	POPULATION.	DÉCÈS.	PROPORTION pour 10,000 habitants.
1876-1880...	1,444	0	0	Pas de renseignements.			
1881-1885...	1,128	1	8.9				
1876-1885.	2,572	1	*3.9*				
1886-1890...	1,989	1	5.0				
1891-1895...	2,274	2	8.8				
1896-1900...	2,657	8	30.1				
1901........	532	0	0				
1886-1901.	7,452	11	*14.7*				
ÉPIDÉMIE.							
1899........	671	7	104.0				

Annuaire. [Le Palais. En 1899, adduction d'une source. — Le Bourg avait auparavant la source de la Normande (qualité très douteuse) qui était partagée avec la caserne, ainsi que cinq puits publics.]

État avant et après la modification apportée au régime des eaux.

ARMÉE.				POPULATION CIVILE.			
ANNÉES.	POPULATION.	DÉCÈS.	PROPORTION pour 10.000 hommes.	ANNÉES.	POPULATION.	DÉCÈS.	PROPORTION pour 10,000 habitants.
1875-1898...	8,946	7	7.8	1875-1848....	"	"	"
1899 (A).							
1900-1901...	1,167	1	8.5	1899-1901....	"	"	"

(A) 1899 : Source.

AURAY. (XIe Corps. — Morbihan.)

ARMÉE.				POPULATION CIVILE.			
ANNÉES.	EFFECTIF.	DÉCÈS.	PROPORTION pour 10,000 hommes.	ANNÉES.	POPULATION.	DÉCÈS.	PROPORTION pour 10,000 habitants.
1876-1880 ...	1,250	3	24.0	1876-1880 ...	"	"	"
1881-1885 ...	1,491	0	0	1881-1885 ...	"	"	"
1876-1885 .	2,741	3	*10.9*	1876-1885 .	"	"	"
1886-1890 ...	1,275	2	15.6	1889-1890 ...	12,784	3	2.3
1891-1895 ...	1,192	0	0	1891-1895 ...	28,880	16	5.5
1896-1900 ...	1.134	1	8.8	1896-1901 ...	30,495	8	2.6
1901	213	0	0	1901-1902 ...	12,970	5	3.8
1886-1901 .	3,814	3	*7.8*	1889-1902 .	85,129	32	*3.7*

Annuaire. [Pas de distribution d'eau. — 12 puits publics. — 80 puits particuliers et quelques fontaines alimentées par 5 sources, nées sur place, mais mal captées et mal protégées.]

PORT-LOUIS. (XIe Corps. — Morbihan.)

ARMÉE.				POPULATION CIVILE.			
ANNÉES.	EFFECTIF.	DÉCÈS.	PROPORTION pour 10,000 hommes.	ANNÉES.	POPULATION.	DÉCÈS.	PROPORTION pour 10,000 habitants.
1876-1880 ...	1,291	2	15.4				
1881-1885 ...	1,104	1	9.0				
1876-1885 .	2,395	3	*12.5*				
1886-1890 ...	671	0	0	Pas de renseignements. Port-Louis ne compte pas 5,000 habitants.			
1891-1895 ...	664	0	0				
1896-1900 ...	618	1	16.2				
1901	123	0	0				
1886-1901 .	2,076	1	*4.8*				

FONTENAY-LE-COMTE. (XIe Corps. — Vendée.)

ARMÉE.				POPULATION CIVILE.			
ANNÉES.	EFFECTIF.	DÉCÈS.	PROPORTION pour 10,000 hommes.	ANNÉES.	POPULATION.	DÉCÈS.	PROPORTION pour 10,000 habitants.
1876-1880 ...	6,395	13	20.3	1876-1880 ...	"	"	"
1881-1885 ...	7,123	33	46.3	1881-1885 ...	"	"	"
1876-1885 .	13,518	46	*34.0*	1876-1885 .	"	"	"
1886-1890 ...	7,740	9	11.6	1886-1890 ...	50,820	27	5.3
1891-1895 ...	7,111	21	29.5	1891-1895 ...	50,865	53	10.4
1896-1900 ...	8,634	3	3,4	1896-1900 ...	49,100	17	3.5
1901	1,641	0	0	1901-1902 ...	21,024	7	3.3
1886-1901 .	25,126	33	*13.1*	1886-1902 .	171,809	104	*6.0*
ÉPIDÉMIES.							
1882	1,183	19	160.0	1882	"	"	"
1891	1,335	18	134.0	1892	"	"	"

Annuaire. [1872, galeries captantes. La nappe qui existe au contact du liais et du calcaire Bajocien est saignée par un tronçon de galerie. Un quartier de la ville est bâti sur le bassin alimentaire et des infiltrations peuvent atteindre la nappe souterraine. Les crues de la Vendée peuvent aussi atteindre la galerie. 1898, prolongation de la galerie.]

État avant et après la modification apportée au régime des eaux.

ARMÉE.				POPULATION CIVILE.			
ANNÉES.	EFFECTIF.	DÉCÈS.	PROPORTION pour 10,000 hommes.	ANNÉES.	POPULATION.	DÉCÈS.	PROPORTION pour 10,000 habitants.
1875-1898 ...	33,727	91	26.9	1886-1898 ...	131,143	80	6.1
1898 (A).							
1899-1901 ...	5,286	2	3.8	1899-1901 ...	40,664	15	3,7

(A) 1898 : Extension de la distribution.

LA ROCHE-SUR-YON. (XIe Corps. — Vendée.)

ARMÉE.				POPULATION CIVILE.			
ANNÉES.	EFFECTIF.	DÉCÈS.	PROPORTION pour 10,000 hommes.	ANNÉES.	POPULATION.	DÉCÈS.	PROPORTION pour 10,000 habitants.
1876-1880 ...	5,820	34	58.4	1876-1880 ...	"	"	"
1881-1885 ...	6,718	49	72.9	1881-1885 ...	"	"	"
1876-1885.	12,538	83	*66.2*	1876-1885.	"	"	"
1886-1890 ...	7,624	14	18.3	1886-1890 ...	58,865	41	6.9
1891-1895 ...	6,824	3	4.4	1891-1895 ...	62,735	24	3.8
1896-1900 ...	8,110	1	1.2	1896-1900 ...	63,370	17	2.6
1901	1,571	1	6.3	1901-1902 ...	27,258	6	2.2
1886-1901.	24,129	19	*7.8*	1886-1902.	212,228	88	4.1
ÉPIDÉMIE.							
1883	1,216	38	312.0	1883	"	"	"

Annuaire. [Pas de distribution d'eau. 20 puits publics et 1,500 particuliers. *La caserne* est alimentée depuis 1889 par l'eau captée par une galerie établie sous le champ de foire. Elle est mal protégée.]

En 1886, à la suite d'une épidémie de fièvre typhoïde on a fermé le puits d'Équebouilles auquel s'alimentait la caserne. — *Comité* 1890, p. 466, M. Thoinot.

État avant et après la modification apportée au régime des eaux.

ARMÉE.				POPULATION CIVILE.			
ANNÉES.	EFFECTIF.	DÉCÈS.	PROPORTION pour 10,000 hommes.	ANNÉES.	POPULATION.	DÉCÈS.	PROPORTION pour 10,000 habitants.
1875-1886 ...	14,922	100	67.0	1875-1886 ...	"	"	"
1886 (A).							
1887-1901 ...	22,559	9	3.9	1886-1902 ...	212,228	88	4.1

(A) 1886 : Fermeture du puits d'Équebouilles.

XIIE CORPS D'ARMÉE.

ANGOULÊME. (XIIe CORPS. — Charente.)

ARMÉE.				POPULATION CIVILE.			
ANNÉES.	EFFECTIF.	DÉCÈS.	PROPORTION pour 10,000 hommes.	ANNÉES.	POPULATION.	DÉCÈS.	PROPORTION pour 10,000 habitants.
1876-1880...	18,396	166	90.2	1876-1880...	"	"	"
1881-1885...	19,309	127	65.7	1881-1885...	"	"	"
1876-1885.	37,705	293	77.7	1876-1885.	"	"	"
1886-1890...	18,954	114	60.1	1886-1890...	171,835	266	15.5
1891-1895...	20,034	24	11.9	1891-1895...	182,035	41	2.2
1896-1900...	21,179	39	18.4	1896-1900...	189,510	83	4.4
1901........	3,888	2	5.1	1901-1902...	75,300	21	2.8
1886-1901.	64,055	179	*27.9*	1886-1902.	618,680	411	*6.6*
ÉPIDÉMIES.							
1880........	3,860	92	238.0	1880........	"	"	"
1883........	4,035	47	116.0	1883........	"	"	"
1887........	3,344	62	185.0	1887........	"	"	"

Annuaire. [Source vauclusienne. — Avant 1889, prise d'eau dans les eaux contaminées de la Charente et de la Touvre. — En 1889 on a établi une prise directe dans les sources de la Touvre. Ces sources sont vauclusiennes, elles sortent du port Saudier. Elles sont une réapparition des eaux du Baudéat et de la Tardoire et de celles qui s'engouffrent dans les fossés de la forêt de Braconne.]

Comité 1887, M. Jacquot, rapp. — 1890, p. 414, M. Thoinot.

État avant et après la modification apportée au régime des eaux.

ARMÉE.				POPULATION CIVILE.			
ANNÉES.	EFFECTIF.	DÉCÈS.	PROPORTION pour 10,000 hommes.	ANNÉES.	POPULATION.	DÉCÈS.	PROPORTION pour 10,000 habitants.
1875-1888...	50,649	406	80.1	1886-1888...	103,101	221	21.4
1889 (A).							
1900-1901...	48,937	66	13.5	1890-1902...	481,212	159	3.3

(A) 1889 : Source vauclusienne.

BRIVE. (XIIe Corps. — Corrèze.)

ARMÉE.				POPULATION CIVILE.			
ANNÉES.	EFFECTIF.	DÉCÈS.	PROPORTION pour 10,000 hommes.	ANNÉES.	POPULATION.	DÉCÈS.	PROPORTION pour 10,000 habitants.
1877-1880...	4,056	4	9.8	1877-1880...	"	"	"
1881-1885...	8,024	16	19.9	1881-1885...	"	"	"
1877-1885.	12,080	20	*16.5*	1877-1885.	"	"	"
1886-1890...	7,999	17	21.2	1886-1890...	67,225	116	17.2
1891-1895...	7,101	4	5.6	1891-1895...	84,015	71	8.4
1896-1900...	8,449	6	7.1	1896-1900...	89,255	52	5.8
1901........	1,475	0	0	1901-1902...	38,992	2	0.5
1886-1901.	25,024	27	*10.8*	1886-1902.	279,487	241	*8.6*

Annuaire. [Eau de source et eau de rivière. — 1840, eau de la Corrèze. — 1899 et 1900, adduction des sources de l'Adoux, naissant à la base du calcaire bajocien, au pied des Causses. C'est une source vauclusienne.]

Comité. 1898, rapport de M. Pouchet.

État avant et après la modification apportée au régime des eaux.

ARMÉE.				POPULATION CIVILE.			
ANNÉES.	EFFECTIF.	DÉCÈS.	PROPORTION pour 10,000 hommes.	ANNÉES.	POPULATION.	DÉCÈS.	PROPORTION pour 10,000 habitants.
1877-1899...	32,547	57	17.5	1886-1899...	222,644	238	10.7
1899 (A).							
1900-1901...	3,157	0	0	1900-1902...	56,843	3	0.5

(A) 1899 : Source vauclusienne.

TULLE. (XIIe Corps. — Corrèze.)

ARMÉE.				POPULATION CIVILE.			
ANNÉES.	EFFECTIF.	DÉCÈS.	PROPORTION pour 10,000 hommes.	ANNÉES.	POPULATION.	DÉCÈS.	PROPORTION pour 10,000 habitants.
1876-1880...	4,021	28	69.6	1876-1880...	"	"	"
1881-1885...	4,246	43	101.2	1881-1885...	"	"	"
1876-1885.	8,267	71	*85.8*	1876-1885.	"	"	"
1886-1890...	7,306	27	36.9	1886-1890...	81,385	79	9.7
1891-1895...	7,102	22	30.9	1891-1895...	93,815	35	3.7
1896-1900...	7,838	14	17.8	1896-1900...	85,300	34	3.9
1901........	1,531	0	0	1901-1902...	34,824	1	0.8
1886-1901.	23,777	63	*26.4*	1886-1902.	295,324	149	*5.0*
ÉPIDÉMIES.							
1881........	847	12	141.0	1881........	"	"	"
1882........	660	19	288.0	1882........	"	"	"

Annuaire. [Sources et drainages. — Drainage de petites sources au voisinage de la ville, en terrain granitique. — 1895, adduction de deux sources en terrain granitique. Petits aqueducs semblables à ceux de Quimper.]

Comité. 1893, p. 261, rapport de M. Jacquot.

État avant et après la modification apportée au régime des eaux.

ARMÉE.				POPULATION CIVILE.			
ANNÉES.	EFFECTIF.	DÉCÈS.	PROPORTION pour 10,000 hommes.	ANNÉES.	POPULATION.	DÉCÈS.	PROPORTION pour 10,000 habitants.
1875-1894...	20,458	120	58.6	1886-1894...	156,437	113	7.2
1895 (A).							
1896-1901...	9,369	14	14.9	1896-1901...	120,164	35	2.9

(A) 1895 : Sources et drainages.

GUÉRET. (XIIe Corps. — Creuse.)

ARMÉE.				POPULATION CIVILE.			
ANNÉES.	EFFECTIF.	DÉCÈS.	PROPORTION pour 10,000 hommes.	ANNÉES.	POPULATION.	DÉCÈS.	PROPORTION pour 10,000 habitants.
1876-1880...	2,422	1	4.1	1876-1880...	"	"	"
1881-1885...	2,842	24	84.4	1881-1885...	"	"	"
1876-1885.	5,264	25	*47.4*	1876-1885.	"	"	"
1886-1890...	2,977	4	13.4	1889-1890...	14,130	6	4.2
1891-1895...	3,098	3	9.7	1891-1895...	38,465	6	1.5
1896-1900...	3,176	2	6.3	1896-1900...	37,265	5	1.3
1901........	604	0	0	1901-1902...	16,160	0	0
1886-1901.	9,855	9	*9.1*	1889-1902.	106,026	17	*1.6*
ÉPIDÉMIE.							
1883........	493	16	324.0	1883........	"	"	"

Annuaire. [1886, adduction de sources. — 1900, adduction de nouvelles sources, captées dans la forêt de Chabrières, en terrain granitique.] Comité 1885. Rapport de M. Bergeron.

État avant et après la modification apportée au régime des eaux.

ARMÉE.				POPULATION CIVILE.			
ANNÉES.	EFFECTIF.	DÉCÈS.	PROPORTION pour 10,000 hommes.	ANNÉES.	POPULATION.	DÉCÈS.	PROPORTION pour 10,000 habitants.
1875-1885...	5,711	25	43.8	1875-1885...	"	"	"
1886 (A).							
1887-1899...	7,953	7	8.7	1889-1899...	82,407	16	1.9
1900 (A).							
1900-1901...	1,311	1	7.6	1900-1902...	23,619	6	2.5

(A) 1886, 1900 : Sources.

PÉRIGUEUX. (XIIe Corps. — Dordogne.)

ARMÉE.				POPULATION CIVILE.			
ANNÉES.	EFFECTIF.	DÉCÈS.	PROPORTION pour 10,000 hommes.	ANNÉES.	POPULATION.	DÉCÈS.	PROPORTION pour 10,000 habitants.
1876-1880...	6,869	12	17.4	1876-1880...	"	"	"
1881-1885...	6,552	12	18.3	1881-1885...	"	"	"
1876-1885.	13,421	24	17.8	1876-1885.	"	"	"
1886-1889...	7,854	11	14.0	1886-1890...	145,475	60	4.1
1890-1895...	7,228	4	5.5	1891-1895...	155,175	34	2.2
1896-1900...	8,368	4	4.8	1896-1900...	155,430	21	1.3
1901........	1,639	0	0	1901-1902...	63,952	5	0.8
1886-1901.	25,089	19	7.5	1886-1902.	520,032	120	2.3

Annuaire. [Sources : 1837, source du Cluzeau. — 1889, source de l'Abîme. — Ces sources sortent du crétacé inférieur et proviennent d'une faille.] Comité 1888, p. 312 et 327. Rapport de MM. Jacquot et Pouchet, 1899, p. 101; M. Pouchet, rapporteur.

État avant et après la modification apportée au régime des eaux.

ARMÉE.				POPULATION CIVILE.			
ANNÉES.	EFFECTIF.	DÉCÈS.	PROPORTION pour 10,000 hommes.	ANNÉES.	POPULATION.	DÉCÈS.	PROPORTION pour 10,000 habitants.
1875-1888...	19,074	33	17.3	1886-1888...	87,285	42	4.8
1889 (A).							
1890-1901...	18,697	8	4.2	1890-1902...	403,652	66	1.6

(A) 1889 : Source.

BERGERAC. (XIIe Corps. — Dordogne.)

ARMÉE.				POPULATION CIVILE.			
ANNÉES.	EFFECTIF.	DÉCÈS.	PROPORTION pour 10,000 hommes.	ANNÉES.	POPULATION.	DÉCÈS.	PROPORTION pour 10,000 habitants.
1876-1880...	6,043	3	4.9	1876-1880...	"	"	"
1881-1885...	5,983	4	6.6	1881-1885...	"	8	"
1876-1885.	12,026	7	*5.8*	1876-1885.	"	"	"
1886-1890...	7,554	3	3.9	1886-1890...	71,765	112	15.6
1891-1895...	7,142	3	4.2	1891-1895...	73,675	39	5.3
1896-1900...	8,368	5	5.9	1896-1900...	78,210	41	5.2
1901........	1,400	2	14.2	1901-1902...	31,872	16	5.0
1886-1901.	24,464	13	*5.3*	1886-1902.	255,522	208	*8.1*

Annuaire. [Pas de distribution d'eau. — 800 puits particuliers. — La caserne a deux puits pour la boisson et de l'eau de la Dordogne pour le lavage.]

LIMOGES. (XIIe Corps. — Haute-Vienne.)

ARMÉE.				POPULATION CIVILE.			
ANNÉES.	EFFECTIF.	DÉCÈS.	PROPORTION pour 10,000 hommes.	ANNÉES.	POPULATION.	DÉCÈS.	PROPORTION pour 10,000 habitants.
1876-1880...	21,831	60	27.5	1876-1880...	"	"	"
1881-1885...	21,062	62	29.4	1881-1885...	"	"	"
1876-1885.	42,893	122	*22.8*	1876-1885.	"	"	"
1886-1890...	24,067	66	27.4	1886-1890...	341,455	152	4.4
1891-1895...	23,164	25	10.7	1891-1895...	367,650	94	2.5
1896-1900...	24,365	19	7.7	1896-1900...	388,580	89	2.3
1901........	4,551	4	8.7	1901-1902...	168,242	32	1.9
1886-1901.	76,147	114	*14.9*	1886-1902.	1,265,927	367	*2.9*

Annuaire. [Sources et drainages. — 1874 à 1876, nombreuses sources et drains dans les vallées des affluents de la Gartempe et de l'Aurance, terrains formés d'alternances de granit, de gneiss et de schistes. — 1897, modification du captage.]

État avant et après la modification apportée au régime des eaux.

ARMÉE.				POPULATION CIVILE.			
ANNÉES.	EFFECTIF.	DÉCÈS.	PROPORTION pour 10,000 hommes.	ANNÉES.	POPULATION.	DÉCÈS.	PROPORTION pour 10,000 habitants.
1875-1896...	98,796	226	22.9	1886-1896...	786,821	258	3.2
1897 (A).							
1897-1901...	24,030	16	6.6	1897-1902...	479,106	100	2.3

(A) 1897 : Réfection du captage.

BELLAC. (XIIe CORPS. — Haute-Vienne.)

ARMÉE.				POPULATION CIVILE.			
ANNÉES.	EFFECTIF.	DÉCÈS.	PROPORTION pour 10,000 hommes.	ANNÉES.	POPULATION.	DÉCÈS.	PROPORTION pour 10,000 habitants.
1876-1880...	2,775	0	0	1876-1880...	"	"	"
1881-1885...	3,480	0	0	1881-1885...	"	"	"
1876-1885.	6,255	0	0	1876-1885.	"	"	"
1886-1890...	4,238	1	2.3	1886-1890...	"	"	"
1891-1895...	4,690	5	10.6	1891-1895...	24,320	5	2.0
1896-1900...	4,913	2	4.1	1896-1900...	23,740	9	3.8
1901.......	862	0	0	1901-1902...	9,582	0	0
1886-1901.	14,703	8	5.4	1891-1902.	57,642	14	2.4

Annuaire. [1864, adduction de sources et d'eau de drainage placée sous un plateau à un kilomètre de la ville]. *Comité* 1899. M. Wurtz, rapporteur.

MAGNAC-LAVAL. (XIIe Corps. — Haute-Vienne.)

ARMÉE.				POPULATION CIVILE.			
ANNÉES.	EFFECTIF.	DÉCÈS.	PROPORTION pour 10,000 hommes.	ANNÉES.	POPULATION.	DÉCÈS.	PROPORTION pour 10,000 habitants.
1876-1880...	2,157	3	13.9	Pas de renseignements. Magnac-Laval ne compte pas 5,000 habitants.			
1881-1885...	2,371	5	21.1				
1876-1885.	4,528	8	*17.6*				
1886-1890...	2,597	3	11.5				
1891-1895...	2,539	8	31.5				
1896-1900...	2,575	1	3.9				
1901........	470	0	0				
1886-1901.	8,181	12	*14.6*				

Annuaire. [1882, drainage d'une prairie granitique renfermant quelques petites sources. 1895, drainage d'un plateau granitique boisé, dit Bois-de-Droux. Le débit n'est que de 20 m. 3 par jour. Il est réservé en grande partie *aux casernes.*] *Comité* 1893. Rapport de M. Bergeron.

État avant et après les modifications apportées au régime des eaux.

ARMÉE.				POPULATION CIVILE.			
ANNÉES.	EFFECTIF.	DÉCÈS.	PROPORTION pour 10,000 hommes.	ANNÉES.	POPULATION.	DÉCÈS.	PROPORTION pour 10,000 habitants.
1875-1881...	2,872	4	13.9	1873-1881...	"	"	"
1882 (A).							
1883-1894...	6,042	15	24.8	1883-1894...	"	"	"
1895 (A).							
1896-1901...	3,045	1	3.2	1896-1901...	"	"	"

(A) 1882, 1895 : Drainages.

XIIIe CORPS D'ARMÉE.

MOULINS. (XIIIe Corps. — Allier.)

ARMÉE.				POPULATION CIVILE.			
ANNÉES.	EFFECTIF.	DÉCÈS.	PROPORTION pour 10,000 hommes.	ANNÉES.	POPULATION.	DÉCÈS.	PROPORTION pour 10,000 habitants.
1876-1880...	6,580	20	30.4	1876-1880...	"	"	"
1881-1885...	4,682	9	19.2	1881-1885...	"	"	"
1876-1885.	11,262	29	25.7	1876-1885.	"	"	"
1886-1890...	5,127	3	5.8	1886-1890...	"	"	"
1891-1895...	5,746	7	12.2	1891-1895...	114,255	21	1.8
1896-1900...	5,559	3	5.4	1896-1900...	112,735	16	1.4
1901........	1,005	0	0	1901-1902...	44,680	6	1.3
1886-1901.	17,437	13	7.4	1891-1902.	271,670	43	1.5

Annuaire. [Puits filtrant et sources. — Sources de Grillet et de Bardou recueillies depuis longtemps. — 1891, captage des eaux de l'Allier par un puits profond de 7 mètres creusé dans les alluvions.]

État avant et après la modification apportée au régime des eaux.

ARMÉE.				POPULATION CIVILE.			
ANNÉES.	EFFECTIF.	DÉCÈS.	PROPORTION pour 10,000 hommes.	ANNÉES.	POPULATION.	DÉCÈS.	PROPORTION pour 10,000 habitants.
1875-1890...	17,441	41	23.5	1875-1890...	"	"	"
1891 (A).							
1891-1901...	12,310	10	8.1	1891-1902...	271,670	43	1.5

(A) 1891 : Puits filtrant.

MONTLUÇON. (XIIIe Corps. — Allier.)

ARMÉE.				POPULATION CIVILE.			
ANNÉES.	EFFECTIF.	DÉCÈS.	PROPORTION pour 10,000 hommes.	ANNÉES.	POPULATION.	DÉCÈS.	PROPORTION pour 10,000 habitants.
1876-1880...	2,968	2	6.7	1876-1880...	"	"	"
1881-1885...	2,051	5	24.3	1881-1885...	"	"	"
1876-1885.	5,019	7	*13.9*	1876-1885.	"	"	"
1886-1890...	2,397	15	62.5	1886-1890...	80,880	41	5.1
1891-1895...	2,267	1	4.4	1891-1895...	142,165	33	2.3
1896-1900...	2,494	1	4.0	1896-1900...	158,330	20	1.3
1901........	481	0	0	1901-1902...	70,124	1	0.1
1886-1901.	7,639	17	*2.22*	1888-1902.	451,899	95	*2.1*

Annuaire. [Eau de source et eau du Cher. — Deux sources sont distribuées de temps immémorial : celle de Cravallas et des couches. — 1882, distribution des eaux du Cher.] *Comité* 1900, rapp. M. Bourges.

État avant et après la modification apportée au régime des eaux.

ARMÉE.				POPULATION CIVILE.			
ANNÉES.	EFFECTIF.	DÉCÈS.	PROPORTION pour 10,000 hommes.	ANNÉES.	POPULATION.	DÉCÈS.	PROPORTION pour 10,000 habitants.
1875-1881...	3,791	9	23.7	1875-1881...	"	"	"
1882 (A).							
1883-1901...	9,444	20	21.2	1888-1902...	451,899	95	2.1

(A) 1882 : Eau de rivière.

VICHY. (XIIIe CORPS. — Allier.)

ARMÉE.				POPULATION CIVILE.			
ANNÉES.	EFFECTIF.	DÉCÈS.	PROPORTION pour 10,000 hommes.	ANNÉES.	POPULATION.	DÉCÈS.	PROPORTION pour 10,000 habitants.
1876-1880...	555	1	18.0	1876-1880...	"	"	"
1881-1885...	524	0	0	1881-1885...	"	"	"
1876-1885.	1,079	1	9.2	1876-1885.	"	"	"
1886-1890...	479	3	62.6	1887-1890...	41,376	32	7.7
1891-1895...	394	1	25.3	1891-1895...	55,210	10	1.8
1896-1900...	354	1	28.2	1896-1900...	60,160	16	2.8
1901........	81	0	0	1901-1902...	28,508	4	1.5
1886-1901.	1,308	5	38.2	1887-1902.	185,254	62	3.3

Annuaire. [Galerie filtrante. — Puits de qualité douteuse et eau de l'Allier puisée directement.

Depuis 1901, on poursuit un projet de captage de l'eau de l'Allier par une galerie filtrante.]

Comité. — 1896, p. 17, rapp. M. Jacquot. — 1900, rapp. M. Michel Lévy.

AURILLAC. (XIIIe Corps. — Cantal.)

ARMÉE.				POPULATION CIVILE.			
ANNÉES.	EFFECTIF.	DÉCÈS.	PROPORTION pour 10,000 hommes.	ANNÉES.	POPULATION.	DÉCÈS.	PROPORTION pour 10,000 habitants.
1876-1880...	2,661	3	11.2	1876-1880...	"	"	"
1881-1885...	2,196	6	27.3	1881-1885...	"	"	"
1876-1885.	4,857	9	*18.5*	1876-1885.	"	"	"
1886-1890...	4,008	2	4.9	1886-1890...	73,065	33	4.5
1891-1895...	7,084	6	8.4	1891-1895...	83,075	30	3.6
1896-1900...	7,975	12	15.0	1896-1900...	74,045	33	3.9
1901........	1,332	2	15.0	1901-1902...	34,918	15	4.3
1886-1901.	20,399	22	*10.7*	1886-1902.	265,103	111	4.2

Annuaire. [Eau de source et eau de rivière brute. — 1868, adduction des sources de Morou, sortant du calcaire oligocène. L'eau devient laiteuse par les pluies. En même temps prise d'eau de la rivière Jordanne, au-dessous de l'éjection des égouts de Saint-Simon. — 1886, extension de la distribution intérieure.

État avant et après la modification apportée au régime des eaux.

ARMÉE.				POPULATION CIVILE.			
ANNÉES.	EFFECTIF.	DÉCÈS.	PROPORTION pour 10,000 hommes.	ANNÉES.	POPULATION.	DÉCÈS.	PROPORTION pour 10,000 habitants.
1876-1885...	4,857	9	18.5	1876-1885...	"	"	"
1886 (A).							
1886-1901...	20,390	22	10.7	1886-1902...	265,103	111	4.2

(A) 1886 : Extension de la distribution.

SAINT-ÉTIENNE. (XIIIe Corps. — Loire.)

ARMÉE.				POPULATION CIVILE.			
ANNÉES.	EFFECTIF.	DÉCÈS.	PROPORTION pour 10,000 hommes.	ANNÉES.	POPULATION.	DÉCÈS.	PROPORTION pour 10,000 habitants.
1876-1880...	11,176	22	19.6	1876-1880...	"	"	"
1881-1885...	12,317	13	10.5	1881-1885...	"	"	"
1876-1885.	23,493	35	*14.8*	1876-1886.	"	"	"
1886-1890...	14,554	10	6.8	1886-1890...	509,375	176	2.9
1891-1895...	14,046	13	9.2	1891-1895...	666,200	188	2.8
1896-1900...	14,923	14	9.3	1896-1900...	678,920	203	2.9
1901........	2,590	1	3.8	1901-1902...	293,118	43	1.4
1886-1901.	46,113	38	*8.2*	1886-1902.	2,227,613	610	*2.7*

Annuaire. [Sources et barrage réservoir. — 1837, dérivation des sources du Furan. — 1862, captage des sources du Furan. — 1866, barrage du gouffre d'Enfer sur le Furan. — 1875 à 1878, barrage du Pas du Riot. — Dérivation des eaux de la Semène, en voie d'exécution.]

En 1886 (notes prises au Comité d'hygiène), mise en service d'un nouveau barrage. — 1890, p. 555, M. Thoinot.

État avant et après la modification apportée au régime des eaux.

ARMÉE.				POPULATION CIVILE.			
ANNÉES.	EFFECTIF.	DÉCÈS.	PROPORTION pour 10,000 hommes.	ANNÉES.	POPULATION.	DÉCÈS.	PROPORTION pour 10,000 habitants.
1875-1885...	25,824	36	13.9	1875-1885...	"	"	"
1886 (A).							
1887-1902...	57,607	44	7.6	1887-1902...	2,109,738	578	2.7

(A) 1886 : Barrage.

MONTBRISON. (XIIe Corps. — Loire.)

ARMÉE.				POPULATION CIVILE.			
ANNÉES.	EFFECTIF.	DÉCÈS.	PROPORTION pour 10,000 hommes.	ANNÉES.	POPULATION.	DÉCÈS.	PROPORTION pour 10,000 habitants.
1876-1880...	2,069	13	62.8	1876-1880...	"	"	"
1881-1885...	2,407	17	70.6	1881-1885...	"	"	"
1876-1885.	4,476	30	*67.0*	1876-1885.	"	"	"
1886-1890...	2,241	6	26.7	1889-1890...	14,738	4	2.7
1891-1895...	2,512	2	7.9	1891-1895...	35,175	12	3.4
1896-1900...	2,817	4	14.2	1896-1900...	36,400	18	4.9
1901........	530	2	37.7	1901-1902...	15,040	4	2.6
1886-1901.	8,100	14	*17.2*	1889-1902.	101,353	38	*3.7*
ÉPIDÉMIES.							
1880........	481	12	249	1880........	"	"	"
1884........	392	13	331	1884........	"	"	"
1888........	466	5	107	1888........	"	"	"

Annuaire. [1868 : Eau de ruisseau, prise directement dans un bief d'usine. — 1896 : Réfection de la distribution.]

État avant et après la modification apportée au régime des eaux.

ARMÉE.				POPULATION CIVILE.			
ANNÉES.	EFFECTIF.	DÉCÈS.	PROPORTION pour 10,000 hommes.	ANNÉES.	POPULATION.	DÉCÈS.	PROPORTION pour 10,000 habitants.
1876-1895...	9,229	38	41.1	1889-1895...	49,913	16	3.2
1896 (1).							
1896-1901...	3,347	6	17.9	1896-1902...	51,440	22	4.2

(1) 1896 : Réfection.

ROANNE. (XIIIe Corps. — Loire.)

ARMÉE.				POPULATION CIVILE.			
ANNÉES.	EFFECTIF.	DÉCÈS.	PROPORTION pour 10,000 hommes.	ANNÉES.	POPULATION.	DÉCÈS.	PROPORTION pour 10,000 habitants.
1876-1880...	2,058	5	24.3	1876-1880...	"	"	"
1881-1885...	2,107	1	4.7	1881-1885...	"	"	"
1876-1885.	4,165	6	*14.4*	1876-1885.	"	"	"
1886-1890...	2,520	3	11.9	1886-1890...	146,130	17	1.2
1891-1895...	2,281	1	4.3	1891-1895...	156,495	43	2.7
1896-1900...	2,492	1	4.0	1896-1900...	168,485	19	1.1
1901........	459	0	0	1901-1902...	69,802	6	0.8
1886-1901.	7,752	5	*6.4*	1886-1902.	540,912	85	*1.5*

Annuaire. [Eau de barrage-réservoir et de drainage. — Drainages sur le plateau des Poupées. — 1891, barrage-réservoir sur la Tache.] Comité 1887, p. 29, rapport de M. Pouchet.

État avant et après la modification apportée au régime des eaux.

ARMÉE.				POPULATION CIVILE.			
ANNÉES.	EFFECTIF.	DÉCÈS.	PROPORTION pour 10,000 hommes.	ANNÉES.	POPULATION.	DÉCÈS.	PROPORTION pour 10,000 habitants.
1875-1891...	7,536	11	14.5	1886-1891...	177,429	29	1.6
1892 (A)-1901.	4,796	2	4.1	1892-1902...	519,978	56	1.1

(A) 1892 : Barrage-réservoir.

LE PUY. (XIIIe Corps. — Loire [Haute-].)

ARMÉE.				POPULATION CIVILE.			
ANNÉES.	EFFECTIF.	DÉCÈS.	PROPORTION pour 10,000 hommes.	ANNÉES.	POPULATION.	DÉCÈS.	PROPORTION pour 10,000 habitants.
1876-1880...	5,898	8	13.5	1876-1880...	"	"	"
1881-1885...	5,416	11	20.3	1881-1885...	"	"	"
1876-1885.	11,314	19	*16.7*	1876-1885.	"	"	"
1886-1890...	7,084	10	14.1	1886-1890...	94,350	38	4.0
1891-1895...	6,828	7	10.2	1891-1895...	105,320	24	2.3
1896-1900...	7,704	7	9.1	1896-1900...	103,265	18	1.7
1901........	1,400	0	0	1901-1903...	41,140	7	1.7
1886-1901.	23,016	24	*10.4*	1886-1903.	344,075	87	*2.5*

Annuaire. [Sources et galeries captantes. — De temps immémorial la ville a des sources de voisinage. — 1865, adduction des sources de Vourzac et du Ponsonnet. — 1897, les sources du Ponsonnet ayant été détournées par des travaux particuliers, la ville acquit le domaine des sables, en capta les eaux souterraines et les jetta dans la conduite d'amenée du Vourzac.] Comité 1897, p. 49, rapport de M. Jacquot.

État avant et après la modification apportée au régime des eaux.

ARMÉE.				POPULATION CIVILE.			
ANNÉES.	EFFECTIF.	DÉCÈS.	PROPORTION pour 10,000 hommes.	ANNÉES.	POPULATION.	DÉCÈS.	PROPORTION pour 10,000 habitants.
1875-1896...	22,036	40	14.1	1886-1896...	220,323	64	2.9
1897 (A).							
1898-1901...	6,010	2	3.3	1898-1903...	103,099	15	1.4

(A) 1897 : Eaux souterraines.

CLERMONT-FERRAND. (XIIIe Corps. — Puy-de-Dôme.)

ARMÉE.				POPULATION CIVILE.			
ANNÉES.	EFFECTIF.	DÉCÈS.	PROPORTION pour 10,000 hommes.	ANNÉES.	POPULATION.	DÉCÈS.	PROPORTION pour 10,000 habitants.
1876-1880...	21,507	75	34.8	1876-1880...	"	"	"
1881-1885...	21,748	18	8.2	1881-1885...	"	"	"
1876-1885.	43,255	93	*21.5*	1876-1885.	"	"	"
1886-1890...	23,168	54	23.3	1886-1890...	232,130	132	5.7
1891-1895...	26,135	24	9.1	1891-1895...	248.880	98	3.9
1896-1900...	26,749	20	7.4	1896-1900...	250,760	63	2.4
1901........	4,596	4	8.7	1901-1902...	105,866	26	2.4
1886-1901.	80,648	102.0	*12.6*	1886-1902.	837,556	319	*3.8*
ÉPIDÉMIE.							
1886........	3,509	36	102	1886........	"	"	"

Annuaire. [Sources : Petite grotte de Royat. — 1877, adduction des Combes. — 1888, source de Marpon. Ces sources viennent de la base des coulées de lave du Puy-de-Dôme. Les sources de Royat ne serviraient plus que comme eau de lavage.] Comité 1890, p. 460, M. Thoinot. — 1886, MM. Brouardel et Chantemesse, *annales d'hygiène*, 1887, t. XVII, p. 385.

État avant et après la modification apportée au régime des eaux.

ARMÉE.				POPULATION CIVILE.			
ANNÉES.	EFFECTIF.	DÉCÈS.	PROPORTION pour 10,000 hommes.	ANNÉES.	POPULATION.	DÉCÈS.	PROPORTION pour 10,000 habitants.
1875-1887...	55,116	137	24.8	1886-1887...	92,852	88	9.5
1888 (A).							
1889-1901...	67,754	56	8.2	1889-1902...	698,358	216	3.1

(A) 1888 : Sources.

RIOM. (XIIIe Corps. — Puy-de-Dôme.)

ARMÉE.				POPULATION CIVILE.			
ANNÉES.	EFFECTIF.	DÉCÈS.	PROPORTION pour 10,000 hommes.	ANNÉES.	POPULATION.	DÉCÈS.	PROPORTION pour 10,000 habitants.
1876-1880...	2,537	6	23.6	1876-1880...	"	"	"
1881-1885...	2,422	2	8.2	1881-1885...	"	"	"
1876-1885.	4,959	8	*16.1*	1876-1885.	"	"	"
1886-1890...	2,498	1	4.0	1886-1890...	50,150	24	4.8
1891-1895...	5,516	7	12.6	1891-1895...	55,545	22	3.9
1896-1900...	7,690	4	5.2	1896-1900...	55,080	26	4.7
1901........	1,549	0	0	1901-1902...	22,122	3	1.3
1886-1901.	17,253	12	*6.9*	1886-1902.	182,897	75	*4.1*

Annuaire. [Sources. — 1675, grosses sources sortant des immenses coulées de lave volcanique.]

XIVE CORPS D'ARMÉE.

SATHONAY. (XIVe CORPS. — Ain.)

ARMÉE.				POPULATION CIVILE.			
ANNÉES.	EFFECTIF.	DÉCÈS.	PROPORTION pour 10,000 hommes.	ANNÉES.	POPULATION.	DÉCÈS.	PROPORTION pour 10,000 habitants.
1876-1880...	"	"	"	Pas de renseignements. Population inférieure à 500 habitants.			
1881-1885...	"	"	"				
1876-1885.	"	"	"				
1886-1900...	"	"	"				
1900........	2,799	0	0				
1901........	2,494	0	0				
1900-1901.	5,293	0	*0*				

Annuaire. [Puits filtrant. — Sathonay et le camp étaient alimentés par un puits situé dans le ravin de Sathonay, mais en 1899 on utilisa l'eau d'un puits filtrant, creusé sur la rive droite du Rhône à Miribel.]

UBAYE. (XIVe CORPS. — Alpes-Basses.)

(INFIRMERIE-HÔPITAL.)

ARMÉE.				POPULATION CIVILE.			
ANNÉES.	EFFECTIF.	DÉCÈS.	PROPORTION pour 10,000 hommes.	ANNÉES.	POPULATION.	DÉCÈS.	PROPORTION pour 10,000 habitants.
1875-1880...	"	"	"	Pas de renseignements. Population inférieure à 5,000 habitants.			
1881-1885...	"	"	"				
1875-1885.	"	"	"				
1886-1890...	"	"	"				
1892-1895...	3,946	9	22.7				
1896-1900...	3,370	10	29.6				
1901........	"	"	"				
1892-1901.	7,316	19	*25.9*				

BRIANÇON. (XIVe Corps. — Alpes-Hautes.)

ARMÉE.				POPULATION CIVILE.			
ANNÉES.	EFFECTIF.	DÉCÈS.	PROPORTION pour 10,000 hommes.	ANNÉES.	POPULATION.	DÉCÈS.	PROPORTION pour 10,000 habitants.
1876-1880...	5,709	12	21.0	1876-1880...	"	"	"
1881-1885...	7,788	9	11.5	1881-1885...	"	"	"
1876-1885.	13,497	21	*15.5*	1876-1885.	"	"	"
1886-1890...	10,494	20	19.0	1889-1890...	11,554	13	11.2
1891-1895...	11,976	27	22.5	1891-1895...	32,615	37	11.3
1896-1900...	14,624	17	11.6	1896-1900...	35,815	25	6.9
1901........	2,845	0	0	1901-1902...	14,852	4	2.7
1886-1901.	39,939	64	*16.0*	1889-1902.	94,836	79	*8.3*

Annuaire. [Sources et drainages. Au XVIIIe siècle, distribution des eaux dites de l'Adoux, captées dans le massif calcaire de la Croix de Toulouse. — Une source dite de bon repos alimente spécialement des établissements militaires. — En 1895, extension de la distribution au faubourg Sainte-Catherine.]

Comité 1894, rapport de M. Girode.

État avant et après la modification apportée au régime des eaux.

ARMÉE.				POPULATION CIVILE.			
ANNÉES.	EFFECTIF.	DÉCÈS.	PROPORTION pour 10,000 hommes.	ANNÉES.	POPULATION.	DÉCÈS.	PROPORTION pour 10,000 habitants.
1875-1894...	34,454	68	19.7	1889-1894...	37,646	38	10.1
1895 (A).							
1896-1901...	17,459	17	9.7	1896-1901...	50,667	29	5.7

(A) 3 juillet 1895 : Extension de la distribution.

GAP. (XIVe Corps. — Alpes [Hautes-].)

ARMÉE.				POPULATION CIVILE.			
ANNÉES.	EFFECTIF.	DÉCÈS.	PROPORTION pour 10,000 hommes.	ANNÉES.	POPULATION.	DÉCÈS.	PROPORTION pour 10,000 habitants.
1876-1880...	4,429	35	79.0	1876-1880...	"	"	"
1881-1885...	7,053	26	36.8	1881-1885...	"	"	"
1876-1885...	11,482	61	*53.1*	1876-1885.	"	"	"
1886-1890...	6,998	28	40.0	1886-1890...	56,225	56	9.9
1891-1895...	6,303	18	28.5	1891-1895...	53,470	19	3.5
1896-1900...	7,414	17	22.9	1896-1900...	56,735	24	4.2
1901........	1,424	1	7.0	1901-1902...	22,036	2	0.9
1886-1901.	22,139	64	*28.9*	1886-1902.	188,466	101	*5.3*
ÉPIDÉMIES.							
1880........	876	18	205.0	1880........	"	"	"
1881........	1,242	16	127.0	1881........	"	"	"
1886........	1,253	16	127.0	1886........	"	"	"

Annuaire, [1858, sources et drainages. — Source de Charance, terrains jurassiques. D'autres sources de Puy-Maure ont la même origine; elles alimentent les *établissements militaires* et le quartier Ouest de la ville].

EMBRUN. (XIVe Corps. — Alpes [Hautes-].)

ARMÉE.				POPULATION CIVILE.			
ANNÉES.	EFFECTIF.	DÉCÈS.	PROPORTION pour 10,000 hommes.	ANNÉES.	POPULATION.	DÉCÈS.	PROPORTION pour 10,000 habitants.
1876-1880...	2,695	7	25.9	1876-1880...	"	"	"
1881-1885...	1,948	15	77.0	1881-1885...	"	"	"
1876-1885.	4,643	22	*47.3*	1876-1885	"	"	"
1886-1890...	2,573	5	19.4	1886-1890...	"	"	"
1891-1895...	3,373	2	5.9	1892-1895...	16,068	4	2.5
1896-1900...	3,250	2	6.1	1896-1900...	17,150	9	5.2
1901........	717	1	13.9	1901-1902...	7,010	0	0
1886-1901.	9,913	10	*10.1*	1892-1902.	40,228	13	*3.2*
ÉPIDÉMIES.							
1881........	389	5	128	1881........	"	"	"
1883........	504	6	119	1883........	"	"	"

Annuaire. [Eau de source, de drainage et de torrent. La ville a deux eaux : eau de drainage du plateau de Jousselle et eau du torrent de Caleyères. Cette dernière, qui devrait être réservée aux lavages, est parfois mélangée à la première.]

La date des travaux n'est pas indiquée ; mes notes semblent indiquer qu'ils ont été effectués en 1896. — Comité 1896, rapp. de M. Bourneville.

État avant et après la modification apportée au régime des eaux.

ARMÉE.				POPULATION CIVILE.			
ANNÉES.	EFFECTIF.	DÉCÈS.	PROPORTION pour 10,000 hommes.	ANNÉES.	POPULATION.	DÉCÈS.	PROPORTION pour 10,000 habitants.
1876-1895...	10,589	29	27.4	1892-1895...	16,068	4	2.5
1896 (A).							
1896-1901...	3,967	3	7.6	1896-1902...	24,160	9	3.7

(A) 1896 : Amenée d'eau.

MONT-DAUPHIN. (XIVe Corps. — Hautes-Alpes.)

ARMÉE.				POPULATION CIVILE.			
ANNÉES.	EFFECTIF.	DÉCÈS.	PROPORTION pour 10,000 hommes.	ANNÉES.	POPULATION.	DÉCÈS.	PROPORTION pour 10,000 habitants.
1876–1880 ...	984	12	121.9				
1881–1885 ...	1,164	13	111.7				
1876–1885 .	2,148	25	*116.3*				
1886–1890 ...	1,504	11	73.1				
1891–1895 ...	2,424	17	70.1				
1896–1900 ...	2,258	5	22.1				
1901	460	1	21.7	Pas de renseignements (706 habitants).			
1886–1901 .	6,646	34	*51.1*				
ÉPIDÉMIES.							
1880	318	11	346.0				
1883	382	11	287.0				
1887	245	4	163.0				
1890	375	5	133.0				
1893	578	6	103.0				

Annuaire. [Deux sources naissant à 2,500 mètres de la place au lieu dit : Fond de l'Eglier.]

Pas de renseignements sur la date des travaux ni le mode de captage et d'adduction.

VALENCE. (XIVe Corps. — Drôme.)

ARMÉE.				POPULATION CIVILE.			
ANNÉES.	EFFECTIF.	DÉCÈS.	PROPORTION pour 10,000 hommes.	ANNÉES.	POPULATION.	DÉCÈS.	PROPORTION pour 10,000 habitants.
1876-1880 ...	9,045	48	53.0	1876-1880 ...	"	"	"
1881-1885 ...	9,752	19	19.4	1881-1885 ...	"	"	"
1876-1885 .	18,797	67	*35.6*	1876-1885 .	"	"	"
1886-1890 ...	11,488	15	13.0	1886-1890 ...	123,305	65	5.3
1891-1895 ...	10,149	7	6.9	1891-1895 ...	126,395	38	3.0
1896-1900 ...	10,422	17	16.3	1896-1900 ...	131,060	87	6.6
1901	1,936	5	25.8	1901-1902 ...	53,892	15	2.8
1886-1901 .	33,995	44	*12.9*	1886-1902 .	434,652	205	*4.7*

Annuaire. [Galeries drainantes. — 1854, galeries captantes dites de la trésorerie. — 1863, galeries de Bimard. — 1874, galeries de Gachet. — 1898 à 1901, travaux de réfection complète. Enfin on a établi un puits dit Chabrier (30 litres à la seconde). En 1896, location d'une source Bérenger. Résiliation au commencement de 1898. — Comité : 1896, rapport M. Cornil. 1900, M. Ogier.]

État avant et après les modifications apportées au régime des eaux.

ARMÉE.				POPULATION CIVILE.			
ANNÉES.	EFFECTIF.	DÉCÈS.	PROPORTION pour 10,000 hommes.	ANNÉES.	POPULATION.	DÉCÈS.	PROPORTION pour 10,000 habitants.
1875-1895 ...	41,810	91	21.7	1886-1895 ...	249,700	105	4.1
1896-1897 (A).	5,036	1	1.9	1896-1897 ...	52,424	8	1.5
1898-1901 (B).	7,922	21	26.5	1898-1902 ...	132,528	94	7.1

(A) 1896-1897 : Location source Béranger.
(B) 1898-1901 : Retour à l'ancien régime.

MONTÉLIMAR. (XIVe CORPS. — Drôme.)

ARMÉE.				POPULATION CIVILE.			
ANNÉES.	EFFECTIF.	DÉCÈS.	PROPORTION pour 10,000 hommes.	ANNÉES.	POPULATION.	DÉCÈS.	PROPORTION pour 10,000 habitants.
1876-1880...	6,412	19	29.6	1876-1880...	"	"	"
1881-1885...	5,836	24	41.1	1881-1885...	"	"	"
1876-1885.	12,248	43	*35.1*	1876-1885.	"	"	"
1886-1890...	7,732	9	11.6	1886-1890...	70,070	33	4.7
1891-1895...	7,236	4	5.5	1891-1895...	68,475	16	2.3
1896-1900...	7,672	5	6.5	1896-1900...	68,435	14	2.0
1901........	1,656	0	0	1901-1902...	26,702	7	2.6
1886-1901.	24,296	18	*7.4*	1886-1902.	233,682	70	*2.9*

Annuaire. [Sources. — 1869, sources de la Blache. L'eau provient des alluvions de la plaine, mais elle paraît fournie par le déversement des nappes des coteaux néocomiens. — 1891, adduction des sources de la Laupie, même provenance que l'eau de la Blache.] *Comité*, 1887, rapp. M. Bergeron.

État avant et après la modification apportée au régime des eaux.

ARMÉE.				POPULATION CIVILE.			
ANNÉES.	EFFECTIF.	DÉCÈS.	PROPORTION pour 10,000 hommes.	ANNÉES.	POPULATION.	DÉCÈS.	PROPORTION pour 10,000 habitants.
1875-1890...	21,414	56	26.1	1889-1890...	70,070	33	4.7
1891 (A).							
1892-1901...	15,138	8	5.2	1892-1902...	149,917	33	2.2

(A) 1891 : Sources.

ROMANS. (XIVe Corps. — Drôme.)

ARMÉE.				POPULATION CIVILE.			
ANNÉES.	EFFECTIF.	DÉCÈS.	PROPORTION pour 10,000 hommes.	ANNÉES.	POPULATION.	DÉCÈS.	PROPORTION pour 10,000 habitants.
1876-1880...	2,161	5	23.1	1876-1880...	"	"	"
1881-1885...	2,138	14	65.4	1881-1885...	"	"	"
1876-1885.	4,299	19	*44.2*	1876-1885.	"	"	"
1886-1890...	3,750	4	10.7	1886-1890...	69,120	33	4.8
1891-1885...	7,189	10	13.9	1891-1895...	82,050	19	2.3
1896-1900...	8,441	8	9.4	1896-1900...	83,510	29	3.5
1901........	1,683	4	23.8	1901-1902...	34,280	15	4.3
1886-1901.	21,063	26	*12.3*	1886-1902.	268,960	96	*3.5*
ÉPIDÉMIE.							
1884........	395	7	177.0	1884........	"	"	"

Annuaire. [Sources, galeries captantes et puits artésiens. Depuis cent ans, la ville avait les sources et fontaines de la ville basse et une vingtaine de puits publics. — 1848, captage des sources de Mours. — 1881, puits artésiens Lambert à Peyrens. — 1892-1894, nouveaux puits à Peyrens. — 1892, galerie Bonneton, également à Peyrens; ces dernières sont trop superficielles.]

État avant et après les modifications apportées au régime des eaux.

ARMÉE.				POPULATION CIVILE.			
ANNÉES.	EFFECTIF.	DÉCÈS.	PROPORTION pour 10,000 hommes.	ANNÉES.	POPULATION.	DÉCÈS.	PROPORTION pour 10,000 habitants.
1876-1880...	2,576	5	19.4	1876-1880...	"	"	"
1881 (A).							
1882-1891...	6,759	16	23.6	1886-1891...	85,530	36	4.1
1892 (B).							
1893-1901...	14,411	19	13.1	1893-1902...	167,020	55	3.3

(A) 1881 : Puits artésiens.
(B) 1892 : Galerie captante.

GRENOBLE. (XIVe Corps. — Isère.)

ARMÉE.				POPULATION CIVILE.			
ANNÉES.	EFFECTIF.	DÉCÈS.	PROPORTION pour 10,000 hommes.	ANNÉES.	POPULATION.	DÉCÈS.	PROPORTION pour 10,000 habitants.
1876-1880...	26,828	41	15.2	1876-1880...	"	"	"
1881-1885...	23,810	25	10.8	1881-1885...	"	"	"
1876-1885.	50,638	66	*13.0*	1876-1885.	"	"	"
1886-1890...	31,548	29	9.2	1886-1890...	285,085	92	3.2
1891-1895...	43,998	33	7.5	1891-1895...	303,490	86	2.8
1896-1900...	40,943	24	5.8	1896-1900...	319,025	84	2.6
1901........	6,999	0	0.0	1901-1902...	137,230	22	1.6
1886-1901.	123,488	86	*6.9*	1886-1902.	1,044,830	284	2.7

Annuaire. [Sources. — De temps immémorial la ville était alimentée par les eaux de la Tronche. (Source Saint-Jean. — Adduction : 1868 source Dalban. — De 1823 à 1826 sources Lesage, Darène et Champion. (Elles ne servent plus qu'à alimenter les bains publics et l'école de natation.) — De 1852 à 1854 sources du Roudeau et Dalban. — 1884-1885 sources de Rochefort. Les sources de la Tronche proviennent de la limite du Corallien et de l'Oxfordien, les autres sortent de la base du calcaire urgonien ou néoconien, mais elles sont captées dans les alluvions quaternaires du fond des vallées.]

État avant et après la modification apportée au régime des eaux.

ARMÉE.				POPULATION CIVILE.			
ANNÉES.	EFFECTIF.	DÉCÈS.	PROPORTION pour 10,000 hommes.	ANNÉES.	POPULATION.	DÉCÈS.	PROPORTION pour 10,000 habitants.
1875-1884...	55,257	69	12.4	1875-1884...	"	"	"
1886-1901 (A).	123,488	86	6.9	1886-1902...	1,044,830	284	2.7

(A) 1885 : Source.

VIENNE. (XIVe Corps. — Isère.)

ARMÉE.				POPULATION CIVILE.			
ANNÉES.	EFFECTIF.	DÉCÈS.	PROPORTION pour 10,000 hommes.	ANNÉES.	POPULATION.	DÉCÈS.	PROPORTION pour 10,000 habitants.
1876-1880...	2,909	15	51.5	1876-1880...	"	"	"
1881-1885...	4,006	6	14.9	1881-1885...	"	"	"
1876-1885.	6,915	21	*30.3*	1876-1885.	"	"	"
1886-1890...	6,499	15	23.0	1886-1890...	122,025	61	4.9
1891-1895...	6,182	1	1.6	1891-1895...	124,915	19	1.5
1896-1900...	7,084	5	7.0	1896-1900...	124,910	25	2.0
1901........	1,367	1	7.3	1901-1902...	49,238	11	2.1
1886-1901.	21,132	22	*10.4*	1886-1902.	421,088	116	2.7
ÉPIDÉMIE.							
1880........	292	9	308.0	1880........	"	"	"

Annuaire. [Sources. — L'adduction date des Romains. Captées dans un terrain d'alluvions, graveleuses et sablonneuses, reposant sur une couche d'argile. Il y a quelques années (1890) on a réparé une partie de l'aqueduc romain.]

État avant et après la modification apportée au régime des eaux.

ARMÉE.				POPULATION CIVILE.			
ANNÉES.	EFFECTIF.	DÉCÈS.	PROPORTION pour 10,000 hommes.	ANNÉES.	POPULATION.	DÉCÈS.	PROPORTION pour 10,000 habitants.
1875-1889...	12,639	33	26.3	1886-1889...	97,620	45	4.6
1890 (A).							
1891-1901...	14,633	7	4.8	1901-1902...	299,063	55	1.8

(A) 1890 : Réparation d'un aqueduc romain.

BOURGOIN. (XIVe Corps. — Isère.)

ARMÉE.				POPULATION CIVILE.			
ANNÉES.	EFFECTIF.	DÉCÈS.	PROPORTION pour 10,000 hommes.	ANNÉES.	POPULATION.	DÉCÈS.	PROPORTION pour 10,000 habitants.
1876-1880 ...	1,653	3	18.1	1876-1880 ...	"	"	"
1881-1885 ...	2,462	6	24.3	1881-1885 ...	"	"	"
1876-1885 .	4,115	9	*21.8*	1876-1885 .	"	"	"
1886-1890 ...	2,481	1	4.0	1890	6,345	3	4.7
1891-1895 ...	2,502	3	11.9	1891-1895 ...	35,590	7	1.9
1896-1900 ...	2,410	2	8.3	1896-1900 ...	33,405	9	2.7
1901	484	0	0.0	1901-1902 ...	14,558	0	0.0
1886-1901 .	7,877	6	*7.6*	1890-1902 .	89,898	19	*2.1*

Annuaire. [Sources. — 1872, adduction de la source des Prés. — 1891. Rachat par la ville. Extension de la canalisation.]

État avant et après la modification apportée au régime des eaux.

ARMÉE.				POPULATION CIVILE.			
ANNÉES.	EFFECTIF.	DÉCÈS.	PROPORTION pour 10,000 hommes.	ANNÉES.	POPULATION.	DÉCÈS.	PROPORTION pour 10,000 habitants.
1876-1890 ...	6,596	10	15.1	1890	6,345	3	4.7
1891 (A).							
1891-1901 ...	5,396	5	9.2	1891-1902 ...	83,553	16	1.9

(A) 1891 : Extension de la distribution.

LYON. (XIVe Corps. — Rhône.)

ARMÉE.				POPULATION CIVILE.			
ANNÉES.	EFFECTIF.	DÉCÈS.	PROPORTION pour 10,000 hommes.	ANNÉES.	POPULATION.	DÉCÈS.	PROPORTION pour 10,000 habitants.
1876-1880 ...	80,980	289	35.6	1876-1880 ...	"	"	"
1881-1885 ...	73,400	174	23.7	1881-1885 ...	"	"	"
1876-1885 .	154,380	463	*29.9*	1876-1885 .	"	"	"
1886-1890 ...	74,195	71	9.5	1886-1890 ...	2,002,050	575	2.9
1891-1895 ...	60,157	48	7.9	1891-1895 ...	2,155,255	520	2.4
1896-1900 ...	69,051	43	6.7	1896-1900 ...	2,333,535	588	2.5
1901	10,063	6	5.9	1901-1902 ...	918,198	153	1.7
1886-1901 .	213,466	168	*7.8*	1886-1902 .	7,409,038	1,836	*2.6*

Annuaire. [Galeries et puits filtrants. — 1880. 1er puits. — 1886, cinq nouveaux puits. — 1889, nouveaux puits.]

L'eau de ces derniers n'a été complètement mise en usage qu'en 1894. — *Comité*, 1891, p. 602. Rapp. M. Vaillard. — 1896, p. 100. MM. Vaillard et Thoinot.

État avant et après les modifications apportées au régime des eaux.

ARMÉE.				POPULATION CIVILE.			
ANNÉES.	EFFECTIF.	DÉCÈS.	PROPORTION pour 10,000 hommes.	ANNÉES.	POPULATION.	DÉCÈS.	PROPORTION pour 10,000 habitants.
1875-1879 ...	80,935	277	34.2	1875-1879 ...	"	"	"
1880 (A).							
1881-1885 ...	73,400	174	23.7	1881-1885 ...	"	"	"
1886 (A).							
1887-1893 ...	95,425	75	7.8	1886-1893 ...	2,894,793	904	3.1
1894 (A).							
1895-1901 ...	91,045	53	5.8	1895-1902 ...	3,682,784	1,337	3.6

(A) 1880, 1886, 1894 : Puits filtrants.

ANNECY. (XIVe Corps. — Savoie [Haute-].)

ARMÉE.				POPULATION CIVILE.			
ANNÉES.	EFFECTIF.	DÉCÈS.	PROPORTION pour 10,000 hommes.	ANNÉES.	POPULATION.	DÉCÈS.	PROPORTION pour 10,000 habitants.
1876–1880...	5,540	4	7.2	1876–1880...	"	"	"
1881–1885...	4,504	3	6.6	1881–1885...	"	"	"
1876–1885.	10,044	7	*6.9*	1876–1885.	"	"	"
1886–1890...	6,755	4	5.9	1886–1890...	58,595	25	4.3
1891–1895...	8,892	2	2.2	1891–1895...	62,670	8	1.3
1896–1900...	8,524	6	7.0	1896–1900...	64,590	13	2.0
1901........	1,720	1	5.8	1901–1902...	27,222	3	1.1
1886–1901.	26,091	13	*4.9*	1886–1902.	213,077	49	*2.3*

Annuaire. [1856, adduction de la source de Vovray émergeant à la base du calcaire urgonien. — 1888, adduction de la source du Var, couches néocomiennes imperméables.]

Les renseignements donnés au Comité d'hygiène sur l'amenée de 1888, sont que cette adduction est prise dans le lac d'Annecy. — Comité 1888. Rapport de M. Jacquot.

État avant et après la modification apportée au régime des eaux.

ARMÉE.				POPULATION CIVILE.			
ANNÉES.	EFFECTIF.	DÉCÈS.	PROPORTION pour 10,000 hommes.	ANNÉES.	POPULATION.	DÉCÈS.	PROPORTION pour 10,000 habitants.
1875–1889...	16,111	10	6.2	1886–1889...	46,876	20	4.3
1889 (A).							
1890–1901...	20,726	10	4.8	1890–1902...	166,201	29	1.7

(A) 1889 : Eau prise dans le lac.

CHAMBÉRY. (XIVe Corps. — Savoie.)

ARMÉE.				POPULATION CIVILE.			
ANNÉES.	EFFECTIF.	DÉCÈS.	PROPORTION pour 10,000 hommes.	ANNÉES.	POPULATION.	DÉCÈS.	PROPORTION pour 10,000 habitants.
1876-1880 ...	13,503	74	54.7	1876-1880 ...	"	"	"
1881-1885 ...	12,064	24	19.9	1881-1885 ...	"	"	"
1876-1885.	25,567	98	*38.3*	1876-1885.	"	"	"
1886-1890 ...	14,979	27	18.0	1890	20,795	12	5.8
1891-1895 ...	15,970	16	10.0	1891-1895 ...	105,345	53	5.0
1896-1900 ...	17,435	1	0.5	1896-1900 ...	108,810	22	2.0
1901	3,716	0	0.0	1901-1902 ...	44,216	6	1.3
1886-1901.	52,100	44	*8.4*	1890-1902.	279,166	93	*3.3*
ÉPIDÉMIE.							
1880	3,135	54	172.0	1880	"	"	"

Annuaire. [Sources et puits captant. — Source de Saint-Martin amenée depuis longtemps. — 1890, distribution de l'eau d'un puits plongeant dans la nappe souterraine au Bocage. — La source Saint-Martin sort du versant rocheux des Charmettes (néocomien). — L'eau du puits (10 mètres de profondeur) sort d'une couche de graviers surmontée de couches d'argile et de sable qui recouvrent le rocher néocomien.] Comité 1889, 1895 p. 89. Rapport de M. Jacquot.

État avant et après la modification apportée au régime des eaux.

ARMÉE.				POPULATION CIVILE.			
ANNÉES.	EFFECTIF.	DÉCÈS.	PROPORTION pour 10,000 hommes.	ANNÉES.	POPULATION.	DÉCÈS.	PROPORTION pour 10,000 habitants.
1875-1889 ...	48,802	119	24.4	1875-1889 ...	"	"	"
1890 (A).							
1891-1901 ...	37,121	17	4.6	1891-1902 ...	258,371	81	3.1

(A) 1890 : Puits.

ALBERTVILLE. (XIVe Corps. — Savoie.)

ARMÉE.				POPULATION CIVILE.			
ANNÉES.	EFFECTIF.	DÉCÈS.	PROPORTION pour 10,000 hommes.	ANNÉES.	POPULATION.	DÉCÈS.	PROPORTION pour 10,000 habitants.
1876-1880...	1,976	3	15.1	1876-1880...	"	"	"
1881-1885...	2,948	7	23.7	1881-1885...	"	"	"
1876-1885.	4,924	10	*20.7*	1876-1885.	"	"	"
1886-1890...	3,894	4	10.2	1886-1890...	10,920	7	6.4
1891-1895...	5,670	6	10.6	1891-1895...	29,280	17	5.8
1896-1900...	6,614	1	1.5	1896-1900...	31,695	6	1.9
1901........	1,356	1	7.3	1901-1902...	12,328	5	4.0
1886-1901..	17,534	12	*6.7*	1889-1902.	84,223	35	*4.1*

Annuaire. [Sources. 1869-1872. — Adduction des eaux de source d'Ugines, naissant dans les caves de deux maisons du hameau des fontaines d'Ugines. (Terrains graveleux). — 1882. Adduction de la source Farette pour le hameau et *la caserne* de Conflans.]

État avant et après la modification apportée au régime des eaux.

ARMÉE.				POPULATION CIVILE.			
ANNÉES.	EFFECTIF.	DÉCÈS.	PROPORTION pour 10,000 hommes.	ANNÉES.	POPULATION.	DÉCÈS.	PROPORTION pour 10,000 habitants.
1876-1882...	2,932	5	17.0	1876-1882...	"	"	"
1882 (A).							
1883-1901...	18,526	17	9.2	1889-1902...	84,223	35	4.1

(A) 1882 : Source.

MODANE. (XIVe Corps. — Savoie.)

ARMÉE.				POPULATION CIVILE.			
ANNÉES.	EFFECTIF.	DÉCÈS.	PROPORTION pour 10,000 hommes.	ANNÉES.	POPULATION.	DÉCÈS.	PROPORTION pour 10,000 habitants.
1876-1880...	"	"	"	Pas de renseignements. Population inférieure à 5,000 habitants.			
1881-1885...	"	"	"				
1876-1885.	"	"	"				
1886-1890...	"	"	"				
1891-1895...	4,064	14	34.4				
1896-1900...	2,700	4	14.8				
1901........	1,020	2	19.6				
1886-1901.	7,784	20	25.7				

MOUTIERS. (XIVe Corps. — Savoie.)

ARMÉE.				POPULATION CIVILE.			
ANNÉES.	EFFECTIF.	DÉCÈS.	PROPORTION pour 10,000 hommes.	ANNÉES.	POPULATION.	DÉCÈS.	PROPORTION pour 10,000 habitants.
1876-1880...	"	"	"	1876-1880...	"	"	"
1881-1885...	"	"	"	1881-1885...	"	"	"
1876-1885.	"	"	"	1876-1885.	"	"	"
1886-1890...	"	"	"	1886-1890...	"	"	"
1891-1895...	1,399	1	7.1	1891-1895...	12,070	10	8.3
1896-1900...	1,259	3	23.8	1896-1900...	12,525	8	6.3
1901........	218	0	0.0	1901-1902...	5,204	3	5.7
1891-1901.	2,876	4	*13.9*	1891-1902.	29,799	21	*7.0*

Annuaire. [1892. Dérivation d'eau prise dans le torrent de Clossetaz. — 1901. prise d'eau dans l'Isère.]. — Comité 1891, p. 193; rapporteurs, MM. Jacquot et du Mesnil.

BOURG-SAINT-MAURICE. (XIVe CORPS. — Savoie.)

ARMÉE.				POPULATION CIVILE.			
ANNÉES.	EFFECTIF.	DÉCÈS.	PROPORTION pour 10,000 hommes.	ANNÉES.	POPULATION.	DÉCÈS.	PROPORTION pour 10,000 habitants.
1876–1880...	"	"	"				
1881–1815...	"	"	"				
1876–1885.	"	"	"				
1886–1890...	"	"	"				
1893–1895...	1,091	2	18.3				
1896–1900...	1,312	5	38.1				
1901........	381	1	28.3				
1886–1901.	2,784	8	*28.7*				
ÉPIDÉMIE.							
1900........	375	4	106.0				

Pas de renseignements.
Population inférieure à 5,000 habitants.

Annuaire. [Deux sources à 4 ou 5 kilom. en 1892.]

TOURNEUX. (XIVe CORPS.)

ARMÉE.				POPULATION CIVILE.			
ANNÉES.	EFFECTIF.	DÉCÈS.	PROPORTION pour 10,000 hommes.	ANNÉES.	POPULATION.	DÉCÈS.	PROPORTION pour 10,000 habitants.
1876–1880...	"	"	"				
1881–1885...	"	"	"				
1876–1885.	"	"	"				
1886–1890...	"	"	"				
1891–1895...	"	"	"				
1896–1900...	2,143	7	32.6				
1901........	1,150	10	86.8				
1886–1901.	3,293	17	*51.6*				

Pas de renseignements.

FORT-BARRAUX. (XIVe Corps.)

ARMÉE.				POPULATION CIVILE.			
ANNÉES.	EFFECTIF.	DÉCÈS.	PROPORTION pour 10,000 hommes.	ANNÉES.	POPULATION.	DÉCÈS.	PROPORTION pour 10,000 habitants.
1876–1880...	533	0	0	Pas de renseignements.			
1881–1885...	880	0	0				
1876–1885.	1,413	0	0				
1886–1890...	853	0	0				
1891–1895...	533	0	0				
1896–1900...	583	0	0				
1901........	90	0	0				
1886–1901.	2,059	0	0				

RUMILLY. (XIVe Corps. — Haute-Savoie.)

ARMÉE.				POPULATION CIVILE.			
ANNÉES.	EFFECTIF.	DÉCÈS.	PROPORTION pour 10,000 hommes.	ANNÉES.	POPULATION.	DÉCÈS.	PROPORTION pour 10,000 habitants.
1876-1880...	634	1	15.8	Pas de renseignements. Population inférieure à 5,000 habitants.			
1881-1885...	264	3	113.6				
1876-1885.	898	4	44.5				
1886-1890...	1,195	0	0				
1891-1895...	2,261	2	8.8				
1896-1900...	2,303	0	0				
1901........	439	1	22.8				
1886-1901.	6,291	3	4.6				

Annuaire. [Source et nappe d'eau souterraine. — 1880, source de Martenex. — 1898, eau d'une nappe aquifère.]

État avant et après la modification apportée au régime des eaux.

ARMÉE.				POPULATION CIVILE.			
ANNÉES.	EFFECTIF.	DÉCÈS.	PROPORTION pour 10,000 hommes.	ANNÉES.	POPULATION.	DÉCÈS.	PROPORTION pour 10,000 habitants.
1875-1880...	738	1	13.5	1875-1880...	"	"	"
1880 (A).							
1881-1898...	4,676	5	10.7	1881-1898...	"	"	"
1898 (B).							
1899-1901...	1,369	1	7.3	1899-1901...	"	"	"

(A) 1880 : Source.
(B) 1898 : Nappe souterraine.

THONON. (XIVe Corps. — Haute-Savoie.)

ARMÉE.				POPULATION CIVILE.			
ANNÉES.	EFFECTIF.	DÉCÈS.	PROPORTION pour 10,000 hommes.	ANNÉES.	POPULATION.	DÉCÈS.	PROPORTION pour 10,000 habitants.
1876-1880...	1,336	0	0	1876-1880...	"	"	"
1881-1885...	1,078	2	18 6	1881-1885...	"	"	"
1876-1885.	2,414	2	8.2	1876-1885.	"	"	"
1886-1890...	1,076	2	18 5	1890........	5,417	2	3.7
1891-1895...	577	0	0	1891-1895...	28,795	7	2.4
1896-1900...	583	0	0	1896-1900...	28,775	2	0.7
1901........	158	0	0	1901-1902...	12,536	0	0
1886-1901.	2,394	2	8.3	1890-1902.	75.553	11	1.4

Annuaire. [Sources amenées vers 1850. — Sources de la Dame et de la Versoie émergeant du plateau ou terrasse inférieure des dépôts glaciaires dominant le lac Léman.]

MONTMÉLIAN. (XIVe Corps. — Savoie.)

ARMÉE.				POPULATION CIVILE.			
ANNÉES.	EFFECTIF.	DÉCÈS.	PROPORTION pour 10,000 hommes.	ANNÉES.	POPULATION.	DÉCÈS.	PROPORTION pour 10,000 habitants.
1876-1880 ...	362	1	27.6				
1881-1885 ...	812	2	24.6				
1876-1885 .	1,174	3	*26.4*				
1886-1890 ...	872	4	45.9	Pas de renseignements. Population inférieure à 5,000 habitants.			
1891-1895 ...	724	1	13.8				
1896-1900 ...	306	1	32.6				
1901	155	0	0				
1886-1901 .	2,057	6	*29.1*				

Annuaire. [1891 : Amenée d'eau de source à la Caserne.] — Comité 1891, p. 139, rapp. de MM. Bourneville et Chantemesse.

État avant et après la modification apportée au régime des eaux.

ARMÉE.				POPULATION CIVILE.			
ANNÉES.	EFFECTIF.	DÉCÈS.	PROPORTION pour 10,000 hommes.	ANNÉES.	POPULATION.	DÉCÈS.	PROPORTION pour 10,000 habitants.
1875-1890 ...	2,081	7	33.6	1875-1890 ...	"	"	"
1891 (A).							
1892-1901 ...	1,019	2	11.7	1892-1901 ...	"	"	"

(A) 1891 : Source.

XVE CORPS D'ARMÉE.

DIGNE. (XVe Corps. — Basses-Alpes.)

ARMÉE.				POPULATION CIVILE.			
ANNÉES.	EFFECTIF.	DÉCÈS.	PROPORTION pour 10,000 hommes.	ANNÉES.	POPULATION.	DÉCÈS.	PROPORTION pour 10,000 habitants.
1876-1880 ...	1,551	0	0	1876-1880 ...	"	"	"
1881-1885 ...	1,371	3	21.8	1881-1885 ...	"	"	"
1876-1885 .	2,922	3	*10.2*	1876-1885 .	"	"	"
1886-1890 ...	1,422	0	0	1889-1890 ...	14,166	1	0.7
1891-1895 ...	1,766	3	16.9	1891-1895 ...	36,305	0	0
1896-1900 ...	1,967	2	10.1	1896-1900 ...	36,320	7	1.9
1901	376	1	26.5	1901-1902 ...	14,476	4	2.7
1886-1901 .	5,531	6	*10.8*	1889-1902 .	101,267	12	*1.1*

Annuaire. [Sources. — 1824, adduction de sources voisines de la ville. — 1900, adduction de nouvelles sources.]

ENTREVAUX. (XVe Corps. — Basses-Alpes.)

ARMÉE.				POPULATION CIVILE.			
ANNÉES.	EFFECTIF.	DÉCÈS.	PROPORTION pour 10,000 hommes.	ANNÉES.	POPULATION.	DÉCÈS.	PROPORTION pour 10,000 habitants.
1876-1880 ...	38	0	0	Pas de renseignements. Population inférieure à 5,000 habitants.			
1881-1885 ...	101	1	99.0				
1876-1885 .	139	1	*71.9*				
1886-1890 ...	180	1	55.5				
1891-1895 ...	254	0	0				
1896-1900 ...	550	1	18.2				
1901	117	0	0				
1886-1901 .	1,101	2	*18.1*				

Annuaire. [Pas de renseignements.]

NICE ET VILLEFRANCHE. (XVe Corps. — Alpes-Maritimes.)

ARMÉE.				POPULATION CIVILE.			
ANNÉES.	EFFECTIF.	DÉCÈS.	PROPORTION pour 10,000 hommes.	ANNÉES.	POPULATION.	DÉCÈS.	PROPORTION pour 10,000 habitants.
1875-1880...	6,170	20	32.4	1875-1880...	"	"	"
1881-1885...	7,802	7	8.9	1881-1885...	"	"	"
1875-1885.	13,972	27	*19.3*	1875-1885.	"	"	"
1886-1890...	21,884	56	26.3	1886-1890...	369,445	289	7.8
1891-1895...	26,566	66	24.8	1891-1895...	481,395	161	3.3
1896-1900...	28,898	61	21.1	1896-1900...	533,670	288	5.4
1901........	5,404	3	5.5	1901-1902...	210,218	55	2.6
1886-1901.	82,152	186	*22.6*	1886-1902.	1,594,728	793	*4.9*

Nota. *Nice seule*. Pas de renseignements sur Villefranche avant 1901.

Annuaire. [Sources, drainages et eau de rivière. — 1864. Sources de Sainte-Thècle alimentée par le bassin qui s'étend à l'ouest du mont Agel, banc de calcaire à glauconie. Drainages (du Pré) de la nappe souterraine du Paillon, on ne les utilise qu'en temps de sécheresse, elles sont insuffisamment protégées. Drainages de la Sagna. Sources Bottieri émergeant du versant droit du Paillon. Drainages de la Trinité dans le lit du Paillon. Eau de la Vésuvie (torrent du Boréon et de la Madone des fenêtres qui naissent tous les deux en Italie). 1892, épuration et filtration par le système Anderson.]

État avant et après la modification apportée au régime des eaux.

ARMÉE.				POPULATION CIVILE.			
ANNÉES.	EFFECTIF.	DÉCÈS.	PROPORTION pour 10,000 hommes.	ANNÉES.	POPULATION.	DÉCÈS.	PROPORTION pour 10,000 habitants.
1875-1891...	42,289	102	24.1	1886-1891...	465,724	309	6.6
1892 (A).							
1892-1901...	54,753	113	20.6	1892-1902...	1,129,004	484	4.3

(A) 1892 : Eau de rivière épurée.

ANTIBES. (XVe Corps. — Alpes-Maritimes.)

ARMÉE.				POPULATION CIVILE.			
ANNÉES.	EFFECTIF.	DÉCÈS.	PROPORTION pour 10,000 hommes.	ANNÉES.	POPULATION.	DÉCÈS.	PROPORTION pour 10,000 habitants.
1876-1880...	3,907	10	25.6	1876-1880...	"	"	"
1881-1885...	3,372	7	20.7	1881-1885...	"	"	"
1876-1885.	7,279	17	*23.3*	1876-1885.	"	"	"
1886-1890...	6,084	9	14.7	1889-1890...	12,922	5	3.8
1891-1895...	8,101	8	9.8	1891-1895...	37,005	31	8.4
1896-1900...	9,741	12	12.3	1896-1900...	47,540	11	2.3
1901........	1,913	1	5.2	1901-1902...	21,894	0	0
1886-1901.	25,839	30	*11.6*	1889-1902.	119,361	47	*3.9*

Annuaire. [Sources. — 1891, distribution des eaux du Riou et des Soursets, naissant dans des grottes creusées dans le massif calcaire (jurassique supérieur).]

État avant et après la modification apportée au régime des eaux.

ARMÉE.				POPULATION CIVILE.			
ANNÉES.	EFFECTIF.	DÉCÈS.	PROPORTION pour 10,000 hommes.	ANNÉES.	POPULATION.	DÉCÈS.	PROPORTION pour 10,000 habitants.
1875-1890...	14,471	28	19.3	1889-1890...	12,922	5	3.8
1891 (A).							
1892-1901...	18,255	16	8.7	1892-1902...	99,038	34	3.4

(A) 1891 : Sources.

GRASSE. — (XVe Corps. — Alpes-Maritimes.)

ARMÉE.				POPULATION CIVILE.			
ANNÉES.	EFFECTIF.	DÉCÈS.	PROPORTION pour 10,000 hommes.	ANNÉES.	POPULATION.	DÉCÈS.	PROPORTION pour 10,000 habitants.
1876-1880...	"	"	"	1876-1880...	"	"	"
1881-1885...	"	"	"	1881-1885...	"	"	"
1876-1885.	"	"	"	1876-1885.	"	"	"
1889-1890...	954	2	20.9	1886-1890...	57,635	22	3.8
1891-1895...	3,569	2	5.6	1891-1895...	70,075	33	4.7
1896-1900...	5,138	5	9.7	1896-1900...	75,100	22	2.9
1901........	911	0	0	1901-1902...	30,858	8	2.6
1889-1901.	10,572	9	*8.5*	1886-1902.	233,668	85	*3.6*

Annuaire. [Sources. — 1884. — Source du Foulon naissant sur les marnes du Lias, du calcaire jurassique. L'eau reste à ciel ouvert sur 300 mètres. Les sources se troublent par les grandes pluies. Il faudrait couvrir et capter la source du Foulon à son origine.]

MENTON. — (XVe Corps. — Alpes-Maritimes.)

ARMÉE.				POPULATION CIVILE.			
ANNÉES.	EFFECTIF.	DÉCÈS.	PROPORTION pour 10,000 hommes.	ANNÉES.	POPULATION.	DÉCÈS.	PROPORTION pour 10,000 habitants.
1880	174	0	0	1880	"	"	"
1881–1885 ...	302	0	0	1881–1885 ...	"	"	"
1880–1885 .	476	0	*0*	1880–1885 .	"	"	"
1886–1890 ...	1,078	7	35.3	1889–1890 ...	18,774	3	1.6
1891–1895 ...	4,165	6	14.4	1891–1895 ...	59,410	17	2.8
1896–1900 ...	3,347	6	17.9	1896–1900 ...	65,805	21	3.2
1901	677	0	0	1901–1902 ...	19,888	3	1.5
1886–1901 .	10,167	19	*18.6*	1889–1902 .	163,877	44	*2.7*

Annuaire. [Depuis 1884. — Eau de la Vésuvie.]

État avant et après la modification apportée au régime des eaux.

ARMÉE.				POPULATION CIVILE.			
ANNÉES.	EFFECTIF.	DÉCÈS.	PROPORTION pour 10,000 hommes.	ANNÉES.	POPULATION.	DÉCÈS.	PROPORTION pour 10,000 habitants.
1875–1883 ...	378	0	0	1875–1883 ...	"	"	"
1884 (A).							
1885–1901 ...	10,216	19	18.6	1889–1902 ...	163,877	44	2.7

(A) 1883 : Eau de rivière.

SOSPEL. (XVe Corps. — Alpes-Maritimes.)

ARMÉE.				POPULATION CIVILE.			
ANNÉES.	EFFECTIF.	DÉCÈS.	PROPORTION pour 10,000 hommes.	ANNÉES.	POPULATION.	DÉCÈS.	PROPORTION pour 10,000 habitants.
1878-1880 ...	687	1	14.5				
1881-1885 ...	558	0	0				
1878-1885 .	1,245	1	*8.0*				
1886-1890 ...	1,043	2	19.1	Pas de renseignements. Population inférieure à 5,000 habitants.			
1891-1895 ...	1,575	1	6.3				
1896-1900 ...	2,168	2	9.2				
1901	429	3	69.9				
1886-1901 .	5,215	8	*15.3*				

Annuaire. [Pas de renseignements.]

BREIL et SAORGE. (XVe Corps. — Alpes-Maritimes.)

ARMÉE.				POPULATION CIVILE.			
ANNÉES.	EFFECTIF.	DÉCÈS.	PROPORTION pour 10,000 hommes.	ANNÉES.	POPULATION.	DÉCÈS.	PROPORTION pour 10,000 habitants.
1876-1880 ...	"	"	"				
1881-1885 ...	"	"	"				
1876-1885 .	"	"	"				
1888-1890 ...	798	0	0	Pas de renseignements. Population inférieure à 5,000 habitants.			
1891-1895 ...	720	2	27.7				
1896-1900 ...	780	1	12.8				
1901	126	1	79.3				
1888-1901 .	2,424	4	*16.5*				

PRIVAS. (XVe Corps. — Ardèche.)

ARMÉE.				POPULATION CIVILE.			
ANNÉES.	EFFECTIF.	DÉCÈS.	PROPORTION pour 10,000 hommes.	ANNÉES.	POPULATION.	DÉCÈS.	PROPORTION pour 10,000 habitants.
1876-1880 …	2,700	0	0	1876-1880 …	"	"	"
1881-1885 …	2,317	3	12.9	1881-1885 …	"	"	"
1876-1885 .	5,017	3	*5.9*	1876-1885 .	"	"	"
1886-1890 …	2,396	13	54.2	1889-1890 …	15,200	18	11.8
1891-1895 …	2,482	6	24.1	1891-1895 …	40,320	34	8.4
1896-1900 …	2,307	3	13.0	1896-1900 …	38,515	26	5.2
1901 ………	318	1	31.4	1901-1902 …	15,122	13	8.6
1886-1901 .	7,503	23	*30.6*	1889-1902 .	109,157	91	*8.3*
ÉPIDÉMIE.							
1889 ………	481	6	124.0	1889 ………	"	"	"

Annuaire. [Sources. — 1865, adduction des sources du Bouchet et de Fontaugier, sortant du calcaire jurassique. La source de Fontaugier paraît n'être que la réapparition d'un ruisseau dit le Rieusec qui aurait souterrainement un parcours de 26 heures.]

MARSEILLE. (XVe Corps. — Bouches-du-Rhône.)

ARMÉE.				POPULATION CIVILE.			
ANNÉES.	EFFECTIF.	DÉCÈS.	PROPORTION pour 10,000 hommes.	ANNÉES.	POPULATION.	DÉCÈS.	PROPORTION pour 10,000 habitants.
1876-1880...	22,358	132	59.0	1876-1880...	"	"	"
1881-1885...	21,427	113	52.7	1881-1885...	"	"	"
1876-1885.	43,785	245	*55.9*	1876-1885.	"	"	"
1886-1890...	24,010	74	30.8	1886-1890...	1,880,715	1,885	10.0
1891-1895...	22,402	68	30,3	1891-1895...	2,034,595	1,269	6.2
1896-1900...	25,052	61	28.3	1896-1900...	2,336,720	1,252	5.6
1901........	3,569	6	16.7	1901-1902...	982,322	433	4.4
1886-1901.	75,033	209	*27.8*	1886-1902.	7,234,352	4,839	*6.1*

Annuaire. [Eau de rivière. — 1839 à 1847, dérivation de la Durance. — 1869 et 1884, bassin de décantation et nombreux autres travaux partiels. — 1900, dérivation dite double canalisation.]

Comité: 1890, p. 494, M. Thoinot. — 1892, p. 317, M. le docteur Vaillard. — 1897, M. Jacquot.

État avant et après les modifications apportées au régime des eaux.

ARMÉE.				POPULATION CIVILE.			
ANNÉES.	EFFECTIF.	DÉCÈS.	PROPORTION pour 10,000 hommes.	ANNÉES.	POPULATION.	DÉCÈS.	PROPORTION pour 10,000 habitants.
1875-1884...	44,555	249	55.8	1875-1884...	"	"	"
1884 (A).							
1885-1901...	78,845	224	28.4	1886-1902...	7,234,352	4,839	6.1

(A) 1884 : Réfection.

AIX. (XVe Corps. — Bouches-du-Rhône.)

ARMÉE.				POPULATION CIVILE.			
ANNÉES.	EFFECTIF.	DÉCÈS.	PROPORTION pour 10,000 hommes.	ANNÉES.	POPULATION.	DÉCÈS.	PROPORTION pour 10,000 habitants.
1876-1880...	6,255	42	67.3	1876-1880...	"	"	"
1881-1885...	5,820	27	46.4	1881-1885...	"	"	"
1876-1885.	12,075	69	*57.1*	1876-1885.	"	"	"
1886-1890...	5,629	21	37.3	1886-1890...	135,285	110	7.5
1891-1895...	7,093	21	29,6	1891-1895...	140,965	77	5.5
1896-1900...	7,123	7	9.7	1896-1900...	145,300	61	4.2
1901........	1,600	4	25.0	1901-1902...	58,836	21	3.5
1886-1901.	21,445	53	*24.7*	1886-1902.	490,386	269	*5.4*
ÉPIDÉMIES.							
1879........	1,168	13	111.0	1879........	"	"	"
1880........	1,252	17	135.0	1880........	"	"	"
1883........	1,109	13	117.0	1883........	"	"	"

Annuaire. [Eau de sources et eau de rivière. — Sources thermales (sources Sextius et du Barret). Les sources des Pinchinats et de Corneille naissent sur les marnes du Lias, recouvertes par le calcaire.

Les casernes ont des sources des Pinchinats distinctes de celles de la ville. — 1876, eau de rivière fournie par le canal du Verdon.]

TARASCON. (XVe Corps. — Bouches-du-Rhône.)

ARMÉE.				POPULATION CIVILE.			
ANNÉES.	EFFECTIF.	DÉCÈS.	PROPORTION pour 10,000 hommes.	ANNÉES.	POPULATION.	DÉCÈS.	PROPORTION pour 10,000 habitants.
1876-1880....	3,830	38	99.2	1876-1880....	"	"	"
1881-1885....	2,677	18	67.2	1881-1885....	"	"	"
1876-1885.	6,507	56	*86.0*	1876-1885.	"	"	"
1886-1890....	4,042	32	79.1	1889-1890....	18,268	21	11.5
1891-1895....	3,845	27	70.2	1891-1895....	45,930	30	6.5
1896-1900 ...	3,774	6	15.9	1896-1900....	44,915	16	3.6
1901........	738	0	0	1901-1902....	17,770	6	3.3
1886-1901.	12,399	65	*52.4*	1889-1902.	126,883	73	5.7

ÉPIDÉMIES.

ANNÉES.	EFFECTIF.	DÉCÈS.	PROPORTION.	ANNÉES.	POPULATION.	DÉCÈS.	PROPORTION.
1876........	705	9	127.0	1876........	"	"	"
1877........	752	12	159.0	1877........	"	"	"
1878........	785	10	126.0	1878........	"	"	"
1883........	623	9	144.0	1883........	"	"	"
1886........	645	7	108.0	1886........	"	"	"
1891........	808	19	235.0	1891........	"	"	"

Annuaire. [Puits filtrant : 1867, puisard établi à 150 mètres du Rhône. On a surtout l'eau de la nappe souterraine contaminée par la ville elle-même.]

ARLES. (XVe Corps. — Bouches-du-Rhône.)

ARMÉE.				POPULATION CIVILE.			
ANNÉES.	EFFECTIF.	DÉCÈS.	PROPORTION pour 10,000 hommes.	ANNÉES.	POPULATION.	DÉCÈS.	PROPORTION pour 10,000 habitants.
1876-1880....	1,764	14	79.3	1876-1880....	"	"	"
1881-1885....	552	4	72.4	1881-1885....	"	"	"
1876-1885.	2,316	18	*77.6*	1876-1885.	"	"	"
1886-1890....	1,520	8	52.6	1886-1890....	117,455	108	9.2
1891-1895....	939	4	42.6	1891-1895....	120,980	101	8.3
1896-1900....	2,115	9	42.5	1896-1900....	126,970	81	6.4
1901.........	339	1	29.5	1901-1902....	58,628	33	5.6
1886-1901.	4,913	22	*44.7*	1886-1902.	424,033	323	*7.6*
ÉPIDÉMIES.							
1880.........	226	6	265.0	1880.........	"	"	"
1885.........	119	2	168.0	1885.........	"	"	"
1888.........	130	3	231.0	1888.........	"	"	"
1890.........	128	2	156.0	1890.........	"	"	"
1891.........	182	3	159.0	1891.........	"	"	"
1896.........	191	4	209.0	1896.........	"	"	"

Annuaire. [Eau de rivière : vers 1861, distribution de l'eau du Rhône. Prise directe, en aval de plusieurs égouts et du débouché d'un canal de dérivation.]

SALON. (XVe Corps. — Bouches-du-Rhône.)

ARMÉE.				POPULATION CIVILE.			
ANNÉES.	EFFECTIF.	DÉCÈS.	PROPORTION pour 10,000 hommes.	ANNÉES.	POPULATION.	DÉCÈS.	PROPORTION pour 10,000 habitants.
1876–1880...	741	3	40.5	Salon n'a pas fourni de renseignements sanitaires.			
1881–1885...	650	0	0				
1876–1885.	1,391	3	*22.3*				
1886–1890...	943	2	21.2				
1891–1895...	858	4	46.6				
1896–1900...	795	0	0				
1901........	75	0	0				
1886–1901.	2,671	6	*22.4*				

Annuaire. [Sources. — Antérieurement, sources Saint-Joseph et du Puits du mouton (nées dans l'intérieur de la ville) et la source du Mayres. — 1896, source des Aubes située dans le néocomien.] Comité, 1894, M. Wurtz.

État avant et après la modification apportée au régime des eaux.

ARMÉE.				POPULATION CIVILE.			
ANNÉES.	EFFECTIF.	DÉCÈS.	PROPORTION pour 10,000 hommes.	ANNÉES.	POPULATION.	DÉCÈS.	PROPORTION pour 10,000 habitants.
1875–1895... 1896 (A).	3,240	9	27.8	1875–1895...	"	"	"
1896–1901...	870	0	0	1896–1901...	"	"	"

(A) 1896 : Source.

SAINT-CHAMAS. (XVe Corps. — Bouches-du-Rhône.)

ARMÉE.				POPULATION CIVILE.			
ANNÉES.	EFFECTIF.	DÉCÈS.	PROPORTION pour 10,000 hommes.	ANNÉES.	POPULATION.	DÉCÈS.	PROPORTION pour 10,000 habitants.
1876–1880...	255	2	78.4				
1881–1885...	128	1	78.1				
1876–1885.	383	3	*78.3*				
1886–1890...	217	0	0	Population inférieure à 5,000 habitants. Pas de renseignements.			
1891–1895...	200	0	0				
1896–1900...	200	0	0				
1901........	50	0	0				
1886–1901.	667	0	*0*				

[Comité, 1892; Rapp. M. Jacquot.]

BASTIA. (XVe Corps. — Corse.)

ARMÉE.				POPULATION CIVILE.			
ANNÉES.	EFFECTIF.	DÉCÈS.	PROPORTION pour 10,000 hommes.	ANNÉES.	POPULATION.	DÉCÈS.	PROPORTION pour 10,000 habitants.
1876–1880 ...	3,513	14	39.8	1876–1880 ...	"	"	"
1881–1885 ...	4,138	1	2.4	1881–1885 ...	"	"	"
1876–1885.	7,651	15	*19.6*	1876–1885.	"	"	"
1886–1890 ...	4,483	7	15.6	1886–1890 ...	101,650	102	10.0
1891–1895 ...	3,926	4	10.1	1891–1895 ...	115,565	58	5.0
1896–1900 ...	4,294	4	9.3	1896–1900 ...	111,595	38	3.3
1901	986	0	0	1901–1902 ...	50,850	16	3.1
1886–1901.	13,689	15	*10.9*	1886–1902.	379,650	214	*5.6*

Annuaire. [Eau de source et eau de rivière. — 6 sources sont prises sur le versant Est de la montagne Pigno. L'hôpital militaire est alimenté par une autre source dite *Occhio dei Frati*, dont l'eau est bonne à son émergence. — 1896, eau de rivière. — Barrage.]

Mes notes indiquent pour l'amenée d'eau du torrent le Bevinco la date de 1886 et non de 1896. Comité.

État avant et après la modification apportée au régime des eaux.

ARMÉE.				POPULATION CIVILE.			
ANNÉES.	EFFECTIF.	DÉCÈS.	PROPORTION pour 10,000 hommes.	ANNÉES.	POPULATION.	DÉCÈS.	PROPORTION pour 10,000 habitants.
1875–1885 ...	8,182	16	19.5	1875–1885 ...	"	"	"
1886 (A).							
1887–1901 ...	12,781	11	8.6	1887–1902 ...	359,332	183	5.1

(A) 1886 : Eau de torrent.

AJACCIO. (XVe Corps. — Corse.)

ARMÉE.				POPULATION CIVILE.			
ANNÉES.	EFFECTIF.	DÉCÈS.	PROPORTION pour 10,000 hommes.	ANNÉES.	POPULATION.	DÉCÈS.	PROPORTION pour 10,000 habitants.
1876-1880 ...	3,010	13	43.1	1876-1880 ...	"	"	"
1881-1885 ...	3,198	19	59.4	1881-1885 ...	"	"	"
1876-1885 .	6,208	32	*51.5*	1876-1885 .	"	"	"
1886-1890 ...	2.835	8	28.2	1886-1890 ...	87.515	113	12.9
1891-1895 ...	2,675	3	11.2	1891-1895 ...	100,890	86	8.5
1896-1900 ...	3,367	11	32.4	1896-1900 ...	101,115	73	7.2
1901	777	1	12.9	1901-1902 ...	43.558	21	4.8
1886-1901 .	9,654	23	*23.8*	1886-1902 .	333.078	293	*8.8*
ÉPIDÉMIES.							
1880	470	5	106.0	1880	"	"	"
1881	851	9	105.0	1881	"	"	"

Annuaire. [Eau de source et de rivière. — 1868, eau de source. Adduction de 34 sources au pied d'un massif granitique. — 1876, eau de la Gravona. L'eau parcourt 19 kilomètres à ciel ouvert.]

BONIFACIO. (XVe Corps. — Corse.)

ARMÉE.				POPULATION CIVILE.			
ANNÉES.	EFFECTIF.	DÉCÈS.	PROPORTION pour 10,000 hommes.	ANNÉES.	POPULATION.	DÉCÈS.	PROPORTION pour 10,000 habitants.
1876-1880 ...	597	4	66.9	Pas de renseignements. Population inférieure à 5,000 habitants.			
1881-1885 ...	805	1	12.4				
1876-1885 .	1.402	5	*35.6*				
1886-1890 ...	1.037	3	28.9				
1891-1895 ...	1.194	7	58.4				
1896-1900 ...	2,954	3	10.1				
1901	576	1	17.3				
1886-1901 .	5,761	14	*24.3*				
ÉPIDÉMIES.							
1879	155	3	193.0				
1894	252	4	158.0				

Annuaire. [Eau de source. 20 mètres cubes par jour. — Citernes.]

CORTE. (XVe Corps. — Corse.)

ARMÉE.				POPULATION CIVILE.			
ANNÉES.	EFFECTIF.	DÉCÈS.	PROPORTION pour 10,000 hommes.	ANNÉES.	POPULATION.	DÉCÈS.	PROPORTION pour 10,000 habitants.
1876-1880...	"	"	"	1876-1880...	"	"	"
1881-1885...	"	"	"	1881-1885...	"	"	"
1876-1885.	"	"	"	1876-1885.	"	"	"
1886-1890...	"	"	"	1890........	5,002	10	19.9
1891-1895...	"	"	"	1891-1895...	24,485	5	2.0
1897-1900...	920	4	43.0	1896-1900...	24,480	1	0.2
1901........	288	0	0	1901-1902...	10,850	0	0
1897-1901.	1,217	4	*33.0*	1890-1902.	64,817	16	*2.4*
ÉPIDÉMIE.							
1898........	283	4	141.0	1898........	"	"	"

Annuaire. [Source sortant d'un rocher, calcaire carbonifère peu abondante. Alimente quelques fontaines publiques. Pas de concessions particulières.]

CALVI. (XVe Corps. — Corse.)

ARMÉE.				POPULATION CIVILE.			
ANNÉES.	EFFECTIF.	DÉCÈS.	PROPORTION pour 10,000 hommes.	ANNÉES.	POPULATION.	DÉCÈS.	PROPORTION pour 10,000 habitants.
1876-1880...	"	"	"	Renseignements insuffisants.			
1881-1885...	"	"	"				
1876-1885.	"	"	"				
1886-1890...	"	"	"				
1891-1895...	"	"	"				
1897-1900...	365	0	0				
1901........	87	0	0				
1897-1901.	452	0	*0*				

Annuaire. [Cinq sources émergeant du granit au pied du plateau de la Serra. Elles sont bien captées.]

NÎMES. (XVe Corps. — Gard.)

ARMÉE.				POPULATION CIVILE.			
ANNÉES.	EFFECTIF.	DÉCÈS.	PROPORTION pour 10,000 hommes.	ANNÉES.	POPULATION.	DÉCÈS.	PROPORTION pour 10,000 habitants.
1876-1880...	12,059	25	20.7	1876-1880...	"	"	"
1881-1885...	16,941	42	24.8	1881-1885...	"	"	"
1876-1885.	29,000	67	*23.1*	1876-1885.	"	"	"
1886-1890...	17,750	31	17.4	1886-1890...	349,490	266	7.5
1891-1895...	14,498	22	15.1	1891-1895...	358,585	192	5.3
1896-1900...	15,329	20	13.0	1896-1900...	371,550	199	5.3
1901........	2,576	1	3.8	1901-1902...	161,210	65	4.0
1886-1901.	50,153	74	*14.7*	1886-1902.	1,240,835	722	*5.8*

Annuaire. [Galerie filtrante. — 1869, galerie filtrant les eaux du Rhône. Une source, la Fontaine, belle source de l'Ugonien émerge dans la ville même : 800 m. 3 par jour. 1896, protection de la galerie.] Comité 1889, M. Gariel. — 1896, Rapporteur M. Gariel.

État avant et après la modification apportée au régime des eaux.

ARMÉE.				POPULATION CIVILE.			
ANNÉES.	EFFECTIF.	DÉCÈS.	PROPORTION pour 10,000 hommes.	ANNÉES.	POPULATION.	DÉCÈS.	PROPORTION pour 10,000 habitants.
1875-1895...	63,469	122	19.2	1886-1895...	708,075	458	6.5
1896 (A). 1896-1901...	17,905	21	11.7	1896-1902...	532,760	164	3.1

(A) 1896 : Protection de la galerie.

PONT-SAINT-ESPRIT. (XVe Corps. — Gard.)

ARMÉE.				POPULATION CIVILE.			
ANNÉES.	EFFECTIF.	DÉCÈS.	PROPORTION pour 10,000 hommes.	ANNÉES.	POPULATION.	DÉCÈS.	PROPORTION pour 10,000 habitants.
1876-1880....	2,894	5	17.2				
1881-1885....	1,877	2	10.6				
1876-1885.	4,771	7	*14.6*				
1886-1890....	2,473	7	28.3				
1891-1895....	822	5	60.8	Pas de renseignements. Population inférieure à 5,000 habitants.			
1896-1900....	1,555	0	0				
1901-1902....	431	0	0				
1886-1902.	5,281	12	*22.7*				
ÉPIDÉMIE.							
1892.........	99	5	505.0				

Annuaire. [Galerie filtrante et puits filtrant. Galerie d'un faible débit. 1899, puits filtrant dans l'intérieur de l'usine à gaz, à 800 mètres du Rhône.] Comité 1897, rapporteur M. Bordas.

État avant et après la modification apportée au régime des eaux.

ARMÉE.				POPULATION CIVILE.			
ANNÉES.	EFFECTIF.	DÉCÈS.	PROPORTION pour 10,000 hommes.	ANNÉES.	POPULATION.	DÉCÈS.	PROPORTION pour 10,000 habitants.
1875-1898....	9,423	19	20.1	1875-1898....	"	"	"
1899 (A).							
1899-1901....	1,205	0	0	1899-1901....	"	"	"

(A) 1899 : Puits filtrant.

ALAIS. (XVe Corps. — Gard.)

ARMÉE.				POPULATION CIVILE.			
ANNÉES.	EFFECTIF.	DÉCÈS.	PROPORTION pour 10,000 hommes.	ANNÉES.	POPULATION.	DÉCÈS.	PROPORTION pour 10,000 habitants.
1876-1880....	1,497	4	26.7	1876-1880....	"	"	"
1881-1885....	1,598	3	18.8	1881-1885....	"	"	"
1876-1885..	3,095	7	*22.6*	1876-1885..	"	"	"
1886-1890....	1,501	1	6.7	1886-1890....	112,570	68	6.0
1891-1895....	407	1	24.5	1891-1895....	121,780	57	4.7
1896-1900....	1,127	3	26.6	1896-1900....	119,905	44	3.7
1901.........	185	0	0	1901-1902....	49,880	14	2.8
1886-1901..	3,220	5	*15.5*	1886-1902..	404,135	183	*4.5*
ÉPIDÉMIE.							
1880.........	297	3	101.0	1880.........	"	"	"

Annuaire. [Sources. 1877, sources de Latour, émergeant du Lias. Le captage devrait être mieux protégé contre l'invasion du Gardon.]

État avant et après la modification apportée au régime des eaux.

ARMÉE.				POPULATION CIVILE.			
ANNÉES.	EFFECTIF.	DÉCÈS.	PROPORTION pour 10,000 hommes.	ANNÉES.	POPULATION.	DÉCÈS.	PROPORTION pour 10,000 habitants.
1876.........	341	1	29.3	1876-1885....	"	"	"
1877 (A).							
1878-1901....	5,057	11	19.4	1886-1902....	404,135	183	4.5

(A) 1877 : Sources.

UZÈS. (XVe Corps. — Gard.)

ARMÉE.				POPULATION CIVILE.			
ANNÉES.	EFFECTIF.	DÉCÈS.	PROPORTION pour 10,000 hommes.	ANNÉES.	POPULATION.	DÉCÈS.	PROPORTION pour 10,000 habitants.
1878–1880....	565	10	176.9	1876–1880....	"	"	"
1881–1885....	"	"	"	1881–1885....	"	"	"
1876–1885..	565	10	*176.9*	1876–1885..	"	"	"
1886–1890....	113	0	0	1890.........	5,146	3	5.8
1891–1895....	"	"	"	1891–1895....	24,930	26	10.4
1896–1900....	1,371	2	14.5	1896–1900....	24,095	9	3.7
1901.........	186	0	0	1901–1902....	9,778	0	"
1886–1901..	1,670	2	*11.9*	1890–1902..	63,949	38	*5.9*
ÉPIDÉMIE.							
1878.........	144	10	694.0	1878.........	"	"	"

Annuaire. [Source de l'Eure (calcaire urgonien) avec adjonction de l'eau de la rivière de l'Eure.

TOULON. (XVe Corps. — Var.)

ARMÉE.				POPULATION CIVILE.			
ANNÉES.	EFFECTIF.	DÉCÈS.	PROPORTION pour 10,000 hommes.	ANNÉES.	POPULATION.	DÉCÈS.	PROPORTION pour 10,000 habitants.
1876-1880....	10,498	113	107.6	1876-1880....	"	"	"
1881-1885....	8,164	106	129.8	1881-1885....	"	"	"
1876-1885..	18,662	219	*117.3*	1876-1885..	"	"	"
1886-1890....	8,508	40	44.6	1886-1890....	412,890	434	10.5
1891-1895....	8,428	13	15.4	1891-1895....	460,455	507	11.0
1896-1900....	12,040	24	19.8	1896-1900....	554,260	566	10.2
1901.........	3,075	5	16.2	1901-1902. ..	245,208	188	7.6
1886-1901..	32,051	82	*25.5*	1886-1902..	1,672,813	1,695	*10.1*
ÉPIDÉMIES.							
1878.........	2,327	34	146	1378.........	"	"	"
1879.........	1,913	25	130	1879.........	"	"	"
1880.........	1,911	25	130	1380.........	"	"	"
1881.........	1,687	25	148	1681.........	"	"	"
1882.........	1,632	19	116	1882.........	"	"	"
1884.........	1,463	17	116	1884.........	"	"	"
1885.........	1,546	27	174	1885.........	"	"	"
1886.........	1,526	19	124	1886.........	"	"	"

Nota. Toulon et la Sey réunis. (Hôpitaux et alimentation en eau communs.)

Annuaire. [Puits et sources. — 1887, source Saint-Antoine et eau du Ragas, puits naturel de 60 mètres de profondeur, qui, ouvert sur le versant Est du Mont-Faron, reçoit les eaux de la nappe aquifère des plateaux calcaires qui dominent la ville de Toulon (Urgonien et jurassique supérieur). — La Seyne emprunte son eau au réservoir supérieur de Saint-Antoine (Toulon).] Comité 1884. p. 292, rapport Bruniquel et Brouardel; p. 195, Brouardel. — 1886, p. 145, 157, 254, Brouardel. — 1887, MM. Brouardel, Bergeron et J. Martin. — 1890, p. 247 et 252, M. Thoinot.

État avant et après la modification apportée au régime des eaux.

ARMÉE.				POPULATION CIVILE.			
ANNÉES.	EFFECTIF.	DÉCÈS.	PROPORTION pour 10,000 hommes.	ANNÉES.	POPULATION.	DÉCÈS.	PROPORTION pour 10,000 habitants.
1875-1886....	23,553	239	101.4	1875-1887....	"	"	"
1887 (A).							
1888-1901....	28,928	53	18.3	1888-1902....	1,507,057	1,452	9.6

(A) 1887 : Source et puits.

DRAGUIGNAN. (XVᵉ CORPS. — Var.)

ARMÉE.				POPULATION CIVILE.			
ANNÉES.	EFFECTIF.	DÉCÈS.	PROPORTION pour 10,000 hommes.	ANNÉES.	POPULATION.	DÉCÈS.	PROPORTION pour 10,000 habitants.
1876-1880...	984	5	50.8	1876-1880...	"	"	"
1881-1885...	756	2	26.4	1881-1885...	"	"	"
1876-1885.	1,740	7	*40.2*	1876-1885.	"	"	"
1886-1890...	1,580	6	37.8	1889-1890...	19,506	18	9.2
1891-1895...	1,988	4	20.1	1891-1895...	47,910	15	3.1
1896-1900...	1,877	4	21.3	1896-1900...	49,095	11	2.2
1901........	365	1	27.4	1901-1902...	19,342	1	0.5
1886-1901.	5,810	15	*25.8*	1889-1902.	135,853	45	*3.3*

Annuaire. [Sources et eau de rivière. — Source du Malmont. — 1899, source du Dragon, émergeant des marnes irisées. — Eau de lavage, canal dérivé de la rivière la Nartuby pour le lavage. — Comité 1898, rapport de M. Bordas.]

État avant et après la modification apportée au régime des eaux.

ARMÉE.				POPULATION CIVILE.			
ANNÉES.	EFFECTIF.	DÉCÈS.	PROPORTION pour 10,000 hommes.	ANNÉES.	POPULATION.	DÉCÈS.	PROPORTION pour 10,000 habitants.
1876-1898...	6,737	21	31.1	1889-1898...	96,873	40	4.1
1899 (A).							
1900-1901...	705	1	14.1	1900-1902...	29,161	3	1.0

(A) 1899 : Source.

AVIGNON. (XVe Corps. — Vaucluse.)

ARMÉE.				POPULATION CIVILE.			
ANNÉES.	EFFECTIF.	DÉCÈS.	PROPORTION pour 10,000 hommes.	ANNÉES.	POPULATION.	DÉCÈS.	PROPORTION pour 10,000 habitants.
1876-1880 ...	15,788	47	29.8	1876-1880 ...	"	"	"
1881-1885 ...	15,099	28	18.5	1881-1885 ...	"	"	"
1876-1885 .	30,887	75	*24.3*	1876-1885 .	"	"	"
1886-1890 ...	16,026	34	21.2	1886-1890 ...	205,035	139	6.8
1891-1895 ...	14,239	22	15.4	1891-1895 ...	211,750	84	3.9
1896-1900 ...	16,150	34	21.0	1896-1900 ...	222,040	145	6.5
1901	2,689	3	11.1	1901-1902 ...	93,515	47	5.0
1886-1901 .	49,104	93	*18.9*	1886-1902 .	733,517	415	*5.6*

Annuaire. [Puits captant. — 1863, nappe aquifère de la plaine d'Avignon, formée par les alluvions récentes du Rhône et de la Durance et par les alluvions anciennes.]

ORANGE (XVe Corps. — Vaucluse.)

ARMÉE.				POPULATION CIVILE.			
ANNÉES.	EFFECTIF.	DÉCÈS.	PROPORTION pour 10,000 hommes.	ANNÉES.	POPULATION.	DÉCÈS.	PROPORTION pour 10,000 habitants.
1876–1880 ...	2,939	12	40.8	1876–1880 ...	"	"	"
1881–1885 ...	2,292	1	4.4	1881–1885 ...	"	"	"
1876–1885.	5,231	13	*24.8*	1876–1885.	"	"	"
1886–1890...	1,442	3	20.8	1886–1890 ...	51,400	25	4.9
1891–1895...	1,853	2	10.7	1891–1895 ...	49.295	19	3.8
1896–1900 ...	1,437	2	13.9	1896–1900 ...	49,900	15	3.0
1901........	267	0	0	1901–1902 ...	20,192	10	4.9
1886–1901.	4,999	7	*14.0*	1886–1902.	170,787	69	*4.2*
ÉPIDÉMIE.							
1879........	535	7	131	1879........	"	"	"

Annuaire. [Nappe souterraine en relation avec la rivière d'Eygues. — 1884, réfection des conduites d'amenée.]

État avant et après la modification apportée au régime des eaux.

ARMÉE.				POPULATION CIVILE.			
ANNÉES.	EFFECTIF.	DÉCÈS.	PROPORTION pour 10,000 hommes.	ANNÉES.	POPULATION.	DÉCÈS.	PROPORTION pour 10,000 habitants.
1875–1884 ...	5,162	13	25.2	1875–1885 ...	"	"	"
1884 (A).							
1885–1901 ...	5,512	7	12.7	1886–1902 ...	170,787	69	4.2

(A) 1884 : Réfection de la canalisation.

PEIRA-CAVA. (XVe Corps. — Infirmerie-Hôpital.)

ARMÉE.				POPULATION CIVILE.			
ANNÉES.	EFFECTIF.	DÉCÈS.	PROPORTION pour 10,000 hommes.	ANNÉES.	POPULATION.	DÉCÈS.	PROPORTION pour 10,000 habitants.
1876-1880...	"	"	"	Pas de renseignements.			
1881-1885...	"	"	"				
1876-1885.	"	"	"				
1886-1890...	"	"	"				
1893-1895...	1,086	0	0				
1896-1900...	1,827	0	0				
1901........	325	0	0				
1893-1901.	3,238	0	0				

XVIE CORPS D'ARMÉE.

CARCASSONNE. (XVIe CORPS. — Aude.)

ARMÉE.				POPULATION CIVILE.			
ANNÉES.	EFFECTIF.	DÉCÈS.	PROPORTION pour 10,000 hommes.	ANNÉES.	POPULATION.	DÉCÈS.	PROPORTION pour 10,000 habitants.
1876-1880...	5,452	50	91.7	1876-1880...	"	"	"
1881-1885...	5,030	61	121.2	1881-1885...	"	"	"
1876-1885.	10,482	111	*105.9*	1876-1885.	"	"	"
1886-1890...	5,092	33	57.9	1886-1890...	131,915	75	5.7
1891-1895...	6,208	14	22.5	1891-1895...	142,525	85	5.9
1896-1900...	6,247	2	3.2	1896-1900...	145,155	54	3.7
1901........	1,123	1	8.8	1901-1902...	61,440	28	4.5
1886-1901.	19,270	50	*25.9*	1886-1902.	481,035	242	*5.0*
ÉPIDÉMIES.							
1875........	931	27	290.0	1875........	"	"	"
1876........	1,038	13	125.0	1876........	"	"	"
1878........	1,110	16	144.0	1878........	"	"	"
1880........	1,041	13	124.0	1880........	"	"	"
1881........	1,016	12	118.0	1881........	"	"	"
1882........	945	13	137.0	1882........	"	"	"
1884........	1,076	12	111.0	1884........	"	"	"
1885........	820	16	195.0	1885........	"	"	"

Annuaire. [Galeries filtrantes. — 1870, simples tranchées ouvertes dans les graviers de la vallée de l'Aude. — 1890, galeries Maquens mieux établies.] Comité : 1890, p. 444, M. Thoinot. — 1896, rapport de M. Pouchet.

État avant et après la modification apportée au régime des eaux.

ARMÉE.				POPULATION CIVILE.			
ANNÉES.	EFFECTIF.	DÉCÈS.	PROPORTION pour 10,000 hommes.	ANNÉES.	POPULATION.	DÉCÈS.	PROPORTION pour 10,000 habitants.
1875-1889...	15,780	165	104.5	1886-1889...	105,532	53	5.0
1890 (A).							
1891-1901...	13,578	17	12.5	1891-1902...	349,120	167	4.7

(A) 1890 : Galerie filtrante.

NARBONNE. (XVIe Corps. — Aude.)

ARMÉE.				POPULATION CIVILE.			
ANNÉES.	EFFECTIF.	DÉCÈS.	POPULATION pour 10,000 hommes.	ANNÉES.	POPULATION.	DÉCÈS.	PROPORTION pour 10,000 habitants.
1876–1880 ...	3,586	16	44.6	1876–1880 ...	"	"	"
1881–1885 ...	2,043	10	48.9	1881–1885 ...	"	"	"
1876–1885 .	5,629	26	46.2	1876–1885 .	"	"	"
1886–1890 ...	4,777	13	27.2	1887–1890 ...	113,512	108	9.5
1891–1895 ...	5,413	6	9.2	1891–1895 ...	146,210	69	4.7
1896–1900 ...	5,280	5	11.3	1896–1900 ...	137,400	114	8.3
1901	1,457	0	0	1901–1902 ...	57,704	33	5.7
1886–1901 .	16,927	24	14.2	1887–1902 .	454,826	324	7.1
ÉPIDÉMIE.							
1883	495	5	101.0	1883	"	"	"

Annuaire. [1867 à 1869, galerie et puits filtrants. — 1899, réfection et extension.]

État avant et après les modifications apportées au régime des eaux.

ARMÉE.				POPULATION CIVILE.			
ANNÉES.	EFFECTIF.	DÉCÈS.	PROPORTION pour 10,000 hommes.	ANNÉES.	POPULATION.	DÉCÈS.	PROPORTION pour 10,000 habitants.
1875–1898 ...	10,470	50	25.6	1887–1898 ...	342,162	246	7.2
1899 (A).							
1899–1901 ...	3,609	3	8.3	1899–1902 ...	112,664	78	6.9

(A) 1899 : Réfection et extension.

CASTELNAUDARY. (XVIe Corps. — Aude.)

ARMÉE.				POPULATION CIVILE.			
ANNÉES.	EFFECTIF.	DÉCÈS.	PROPORTION. pour 10,000 hommes.	ANNÉES.	POPULATION.	DÉCÈS	PROPORTION pour 10,000 habitants.
1876-1880...	1,955	12	61.3	1876-1880...	"	"	"
1881-1885...	4,176	19	45.5	1881-1885...	"	"	"
1876-1885.	6,131	31	*50.5*	1876-1885.	"	"	"
1886-1890...	4,789	6	12.6	1889-1890...	17,812	7	3.9
1891-1895...	4,787	17	35.5	1891-1895...	50,230	33	6.5
1896-1900...	4,855	9	18.5	1896-1900...	48,915	30	6.0
1901........	883	0	0	1901-1903...	18,794	5	2.6
1886-1901.	15,274	32	*20.9*	1889-1903.	135,751	75	*5.5*
ÉPIDÉMIES.							
1880........	1,116	12	107.0	1880........	"	"	"
1884........	787	13	165.0	1884........	"	"	"

Annuaire. [1851, adduction de la source de Co d'en Sens. Elle émerge des terrains granitiques et a été captée à l'aide d'un mur qui fait barrage en travers du Vallon. — 1891, remplacement d'une partie des tuyaux de l'adduction.]

État avant et après la modification apportée au régime des eaux.

ARMÉE.				POPULATION CIVILE.			
ANNÉES.	EFFECTIF.	DÉCÈS.	PROPORTION pour 10,000 hommes.	ANNÉES.	POPULATION.	DÉCÈS.	PROPORTION pour 10,000 habitants.
1876-1890...	10,880	37	34.0	1889-1890...	17,812	7	3.9
1891 (A).							
1892-1901...	9,408	22	23.3	1892-1903...	107,803	60	5.5

(A) 1891 : Réfection de la conduite d'amenée.

RODEZ. (VI^er Corps. — Aveyron.)

ARMÉE.				POPULATION CIVILE.			
ANNÉES.	EFFECTIF.	DÉCÈS.	PROPORTION pour 10,000 hommes.	ANNÉES.	POPULATION	DÉCÈS.	PROPORTION pour 10,000 habitants.
1876-1880...	3,743	7	18.6	1876-1880...	»	»	»
1881-1885...	6,510	17	26.1	1881-1885...	»	»	»
1876-1885.	10,253	24	23.4	1876-1885.	»	»	»
1886-1890...	6,497	11	16.9	1886-1890...	59,645	62	10.4
1891-1895...	6,843	5	7.3	1891-1895...	80,565	33	4.1
1896-1900...	7,535	8	10.6	1896-1900...	81,515	28	3.4
1901........	1,420	0	0	1901-1902...	32,210	1	0.3
1886-1901.	22,295	24	*10.7*	1886-1902...	253,935	124	*4.8*

Annuaire. [Sources : 1856, adduction des sources de Vors. 1898, adduction des sources de Levizon. Les sources de Vors, une soixantaine environ, émergent des gniers et micaschistes; les sources du Lésizon émergent au pied de la montagne de ce nom.] Comité : 1895, p. 156. rapporteur M. Pouchet.

État avant et après la modification apportée au régime des eaux.

ARMÉE.				POPULATION CIVILE.			
ANNÉES.	EFFECTIF.	DÉCÈS.	PROPORTION pour 10,000 hommes.	ANNÉES.	POPULATION.	DÉCÈS.	PROPORTION pour 10,000 habitants.
1875-1897...	26,873	45	16.7	1886-1897...	172,816	108	6.2
1898 (A).							
1899-1901...	4,528	1	2.2	1899-1902...	64,816	12	1.8

(A) 1898 : Source.

MONTPELLIER. (XVIe Corps. — Hérault.)

ARMÉE.				POPULATION CIVILE.			
ANNÉES.	EFFECTIF.	DÉCÈS.	PROPORTION pour 10,000 hommes.	ANNÉES.	POPULATION.	DÉCÈS.	PROPORTION pour 10,000 habitants.
1876-1880...	14,737	50	33.9	1876-1880...	"	"	"
1881-1885...	14,475	68	46.9	1881-1885...	"	"	"
1876-1885.	29,212	118	*40.3*	1876-1885.	"	"	"
1886-1890...	17,007	50	29.4	1886-1890...	283,620	302	10.6
1891-1895...	16,963	24	14.1	1891-1895...	349,170	149	4.3
1896-1900...	15,199	19	12.5	1896-1900...	368,295	240	6.5
1901........	2,719	4	14.7	1901-1902...	151,900	92	6.0
1886-1901.	51,888	97	*18.7*	1886-1902.	1,152,985	783	*6.7*

Annuaire. [1766. Source Saint-Clément aboutissant au château du Peyrou. — 1854-82-1900. Source du Lez aujourd'hui seule utilisée. Les sources naissent dans le terrain néocomien garrigues. Il y a encore 700 puits particuliers.] — Comité 1890, p. 498. 1899, p. 82. Rapp. M. Ogier.

État avant et après les modifications apportées au régime des eaux.

ARMÉE.				POPULATION CIVILE.			
ANNÉES.	EFFECTIF.	DÉCÈS.	PROPORTION pour 10,000 hommes.	ANNÉES.	POPULATION.	DÉCÈS.	PROPORTION pour 10,000 habitants.
1875-1881...	20,665	92	44.5	1875-1881...	"	"	"
1882 (A).							
1882-1899...	58,357	138	23.6	1886-1899...	927,426	639	6.9
1900 (B).							
1900-1901...	5,490	7	12.7	1900-1902...	225,559	144	6.3

(A) 1882 : Source.
(B) 1900 : Augmentation de la prise.

BÉZIERS. (XVIe Corps. — Hérault.)

ARMÉE.				POPULATION CIVILE.			
ANNÉES.	EFFECTIF.	DÉCÈS.	PROPORTION pour 10,000 hommes.	ANNÉES.	POPULATION.	DÉCÈS.	PROPORTION pour 10,000 habitants.
1876-1880 ...	7,162	37	51.6	1876-1880 ...	"	"	"
1881-1885 ...	8,033	57	70.9	1881-1885 ...	"	"	"
1876-1885 .	15,195	94	*61.8*	1876-1885 .	"	"	"
1886-1890 ...	8,563	50	58.3	1886-1890 ...	214,220	219	10.2
1891-1895 ...	8,240	18	21.8	1891-1895 ...	223,745	92	4.1
1896-1900 ...	8,373	15	17.9	1896-1900 ...	239,105	144	6.0
1901	1,785	5	28.0	1901-1902 ...	104,620	53	5.1
1886-1901 .	26,961	88	*32.6*	1886-1902 .	781,690	508	*6.5*
ÉPIDÉMIE.							
1881	1,685	22	130.0	1881	"	"	"

Annuaire. [Galeries et puits filtrants creusés dans les graviers de la vallée de l'Orb. — 1862, caissons filtrants. — 1889, galerie filtrante. — 1896, réfection de quelques caissons filtrants et établissement de 3 puits filtrants.] — Comité 1899. Rapp. M. Ogier.

État avant et après les modifications apportées au régime des eaux.

ARMÉE.				POPULATION CIVILE.			
ANNÉES.	EFFECTIF.	DÉCÈS.	PROPORTION pour 10,000 hommes.	ANNÉES.	POPULATION.	DÉCÈS.	PROPORTION pour 10,000 habitants.
1875-1889 ...	22,299	139	62.3	1886-1889 ...	171.376	177	10.3
1889 (A).							
1890-1895 ...	10,506	25	23.8	1890-1895 ...	266,589	134	5.0
1896 (B).							
1896-1901 ...	10,158	20	19.6	1896-1902 ...	343,725	197	5.7

(A) 1889 : Galerie filtrante.
(B) 1896 : Puits filtrant.

LODÈVE. (XVIe Corps. — Hérault.)

ARMÉE.				POPULATION CIVILE.			
ANNÉES.	EFFECTIF.	DÉCÈS.	PROPORTION pour 10,000 hommes.	ANNÉES.	POPULATION.	DÉCÈS.	PROPORTION pour 10,000 habitants.
1876-1880 ...	4,339	34	78.3	1876-1880 ...	"	"	"
1881-1885 ...	3,099	10	32.2	1881-1885 ...	"	"	"
1876-1885 .	7,438	44	*59.1*	1876-1885 .	"	"	"
1886-1890 ...	4,819	12	24.9	1889-1890 ...	19,064	9	4.6
1891-1895 ...	4,835	1	2.1	1891-1895 ...	45,165	23	5.1
1896-1900 ...	5,347	5	9.3	1896-1900 ...	42,285	24	5.7
1901	935	0	0	1901-1902 ...	16,400	5	3.0
1886-1901 .	15.936	18	*11.3*	1889-1902 .	122,914	61	4.9
ÉPIDÉMIE.							
1878	788	16	203.0	1878	"	"	"

Annuaire. [Sources. — La ville avait quelques sources anciennement captées. En 1893, elle fit l'adduction des sources du vallon Cauvy, les sources Labranche et la source des Foulons-Labranche. Ces sources naissent au-dessus des marnes irisées.] Comité 1891 et 1900, rapport de M. Bergeron.

État avant et après la modification apportée au régime des eaux.

ARMÉE.				POPULATION CIVILE.			
ANNÉES.	EFFECTIF.	DÉCÈS.	PROPORTION pour 10,000 hommes.	ANNÉES.	POPULATION.	DÉCÈS.	PROPORTION pour 10,000 habitants.
1875-1892 ...	14,532	58	39.9	1889-1892 ...	37,130	21	5.6
1893 (A).							
1894-1901 ...	8,339	5	5.9	1894-1902 ...	76,751	33	4.3

(A) 1893 : Sources.

CETTE. (XVIe Corps. — **Hérault.**)

ARMÉE.				POPULATION CIVILE.			
ANNÉES.	EFFECTIF.	DÉCÈS.	PROPORTION pour 10,000 hommes.	ANNÉES.	POPULATION.	DÉCÈS.	PROPORTION pour 10,000 habitants.
1876–1880 ...	3.064	6	19.5	1876–1880 ...	"	"	"
1881–1885 ...	1,493	6	40.2	1881–1885 ...	"	"	"
1876–1885 .	4,557	12	*26.3*	1876–1885 .	"	"	"
1886–1890 ...	2,078	10	48.1	1886–1890 ...	184,510	186	10.0
1891–1895 ...	2,289	7	30.6	1891–1895 ...	180,935	77	4.2
1896–1900 ...	2,322	8	34.4	1896–1900 ...	162,265	114	7.0
1901.........	573	1	17.4	1901–1902 ...	66.492	55	8.2
1886–1901 .	7.262	26	*35.8*	1886–1902 .	594.202	432	7.2

Annuaire. [Sources. — 1863, captage des sources d'Issanka sortant du calcaire triasique. — 1887, remaniement complet.] Le résultat semble peu favorable.

État avant et après la modification apportée au régime des eaux.

ARMÉE.				POPULATION CIVILE.			
ANNÉES.	EFFECTIF.	DÉCÈS.	PROPORTION pour 10,000 hommes.	ANNÉES.	POPULATION.	DÉCÈS.	PROPORTION pour 10,000 habitants.
1875–1886 ...	5,999	18	30.0	1886	36,902	41	11.1
1887 (A).							
1888–1901 ...	6,406	21	32.7	1888–1902 ...	520,398	348	6.7

(A) 1887 : Réfection.

AGDE. (XVIe Corps. — Hérault.)

ARMÉE.				POPULATION CIVILE.			
ANNÉES.	EFFECTIF.	DÉCÈS.	PROPORTION pour 10,000 hommes.	ANNÉES.	POPULATION.	DÉCÈS.	PROPORTION pour 10,000 habitants.
1876-1880...	281	2	71.1	1876-1880...	"	"	"
1881-1885...	18	1	555.5	1881-1885...	"	"	"
1876-1885.	299	3	*100.3*	1876-1885.	"	"	"
1886-1890...	593	1	16.8	1889-1890...	16,892	10	5.9
1891-1895...	2,219	1	4.5	1891-1895...	36,440	15	4.1
1896-1900...	2,715	6	22.1	1896-1900...	42,390	31	7.3
1901........	602	2	33.2	1901-1902...	18,066	12	6.3
1886-1901.	6,129	10	*16.3*	1889-1902.	113,788	68	*5.9*

Annuaire. [Eau de rivière. — 1866-1890, pas d'épuration. — 1890, réfection et extension.]

État avant et après la modification apportée au régime des eaux.

ARMÉE.				POPULATION CIVILE.			
ANNÉES.	EFFECTIF.	DÉCÈS.	PROPORTION pour 10,000 hommes.	ANNÉES.	POPULATION.	DÉCÈS.	PROPORTION pour 10,000 habitants.
1875-1889...	955	7	73.2	1889........	8,446	3	3.5
1890 (A).							
1891-1901...	5,536	9	16.2	1891-1902...	96,896	58	5.9

(A) 1890 : Réfection et extension.

LUNEL. (XVIe Corps. — Hérault.)

ARMÉE.				POPULATION CIVILE.			
ANNÉES.	EFFECTIF.	DÉCÈS.	PROPORTION pour 10,000 hommes.	ANNÉES.	POPULATION.	DÉCÈS.	PROPORTION pour 10,000 habitants.
1876-1880 ...	2,280	6	26.3	1876-1880 ...	"	"	"
1881-1885 ...	1,978	16	80.8	1881-1885 ...	"	"	"
1876-1885.	4,258	22	*51.6*	1876-1885.	"	"	"
1886-1890 ...	1,637	13	79.4	1889-1890 ...	13,214	11	8.3
1891-1895 ...	1,957	4	20.4	1891-1895 ...	33,965	13	3.8
1896-1900 ...	1,862	2	10.6	1896-1900 ...	36,015	19	5.3
1901	269	0	0	1901-1902 ...	15,064	13	9.9
1886-1901.	5,725	19	*33.1*	1889-1902.	98,252	56	5.7
ÉPIDÉMIES.							
1875	486	7	144.0	1875	"	"	"
1881	290	3	103.0	1881	"	"	"
1883	481	6	124.0	1883	"	"	"
1888	321	6	187.0	1888	"	"	"

Annuaire. [Pas de distribution d'eau. — Nombreux puits de 4 mètres de profondeur. — 4 puits publics.]

D'après mes notes en 1899, il y a eu des modifications introduites dans le captage et la distribution des eaux prises dans les nappes souterraines.

État avant et après la modification apportée au régime des eaux.

ARMÉE.				POPULATION CIVILE.			
ANNÉES.	EFFECTIF.	DÉCÈS.	PROPORTION pour 10,000 hommes.	ANNÉES.	POPULATION.	DÉCÈS.	PROPORTION pour 10,000 habitants.
1875-1888 ...	5,673	38	66.9	1875-1888 ...	"	"	"
1889 (A). 1890-1901 ...	4,414	8	18.1	1890-1902 ...	91,651	51	5.5

(A) 1889 : Réfection.

MENDE. (XVIe Corps. — Lozère.)

ARMÉE.				POPULATION CIVILE.			
ANNÉES.	EFFECTIF.	DÉCÈS.	PROPORTION pour 10,000 hommes.	ANNÉES.	POPULATION.	DÉCÈS.	PROPORTION pour 10,000 habitants.
1876-1880 ...	1,799	0	0	Pas de renseignements sanitaires.			
1881-1885 ...	1,825	7	38.8				
1876-1885.	3,624	7	*19.3*				
1886-1890 ...	2,230	8	35.8				
1891-1895 ...	2,331	3	12.8				
1896-1900 ...	2,704	2	7.4				
1901	669	2	29.9				
1886-1901.	7,934	15	*18.9*				
ÉPIDÉMIE.							
1888	424	7	165.0				

Annuaire. [Sources. — Adduction en 1895. — Une des sources naît dans l'intérieur de la ville; deux à côté d'elle, au pied du Mont Mimat.]

État avant et après la modification apportée au régime des eaux.

ARMÉE.				POPULATION CIVILE.			
ANNÉES.	EFFECTIF.	DÉCÈS.	PROPORTION pour 10,000 hommes.	ANNÉES.	POPULATION.	DÉCÈS.	PROPORTION pour 10,000 habitants.
1875-1894 ...	8,046	18	22.3	1875-1894 ...	"	"	"
1895 (A).							
1896-1901 ...	3,373	4	11.8	1896-1901 ...	"	"	"

(A) 1895 : Sources.

PERPIGNAN. (XVIe Corps. — Pyrénées-Orientales.)

ARMÉE.				POPULATION CIVILE.			
ANNÉES.	EFFECTIF.	DÉCÈS.	PROPORTION pour 10,000 hommes.	ANNÉES.	POPULATION.	DÉCÈS.	PROPORTION pour 10,000 habitants.
1876–1880 ...	13,211	91	68.8	1876–1880 ...	"	"	"
1881–1885 ...	10,752	85	79.0	1881–1885 ...	"	"	"
1876–1885.	23,963	176	*73.4*	1876–1885.	"	"	"
1886–1890 ...	13,031	46	35.3	1886–1890 ...	170,915	146	8.5
1891–1895 ...	11,124	24	21.5	1891–1895 ...	169,390	94	5.5
1896–1900 ...	11,126	21	18.8	1896–1900 ...	171,505	96	5.5
1901	1,160	5	43.1	1901–1903 ...	72,314	24	3.3
1886–1901.	36,441	96	*26.3*	1886–1903.	584,124	360	*6.1*
ÉPIDÉMIES.							
1875	3,253	39	119.0	1875	"	"	"
1879	2,461	30	121.0	1879	"	"	"
1883	1,640	25	152.0	1883	"	"	"

Annuaire. [1886, galerie filtrante dans les graviers du lit de la Têt.] Comité 1890, p. 530, M. Thoinot.

État avant et après la modification apportée au régime des eaux.

ARMÉE.				POPULATION CIVILE.			
ANNÉES.	EFFECTIF.	DÉCÈS.	PROPORTION pour 10,000 hommes.	ANNÉES.	POPULATION.	DÉCÈS.	PROPORTION pour 10,000 habitants.
1875–1885 ...	27,216	215	78.9	1875–1886 ...	"	"	"
1886 (A).							
1887–1901 ...	36,441	96	26.3	1887–1903 ...	549,941	327	5.9

(A) 1886 : Galerie filtrante.

MONT-LOUIS. (XVIe Corps. — Pyrénées-Orientales.)

ARMÉE.				POPULATION CIVILE.			
ANNÉES.	EFFECTIF.	DÉCÈS.	PROPORTION pour 10,000 hommes.	ANNÉES.	POPULATION.	DÉCÈS.	PROPORTION pour 10,000 habitants.
1876-1880...	"	"	"	Pas de renseignements.			
1881-1885...	1,107	3	27.1				
1876-1885.	1,107	3	*27.1*				
1886-1890...	1,912	3	15.7				
1891-1895...	857	0	0				
1896-1900...	1,191	1	8.4				
1901........	110	0	0				
1886-1901.	4,070	4	*9.8*				

Annuaire. [3 sources, la principale *dite* source des Esclops. En été, on ajoute de l'eau du canal des Moulins.] Pas de date. — Comité 1892, rapport de M. Thoinot.

AMÉLIE-LES-BAINS.

(XVIe Corps. — Pyrénées-Orientales.)

ARMÉE.				POPULATION CIVILE.			
ANNÉES.	EFFECTIF.	DÉCÈS.	PROPORTION pour 10,000 hommes.	ANNÉES.	POPULATION.	DÉCÈS.	PROPORTION pour 10,000 habitants.
1878-1880...	254	2	78.7	Population inférieure à 5,000 habitants. Pas de renseignements.			
1881-1885...	501	0	0				
1878-1885.	755	2	*26.4*				
1886-1890...	631	5	79.2				
1891-1895...	464	0	0				
1896-1900...	454	1	22.0				
1901........	65	0	0				
1886-1901.	1,614	6	*37.1*				

Annuaire. [La source Pujade, sortant du rocher, est partagée entre la ville et les *établissements militaires* et thermal.]

CASTRES. (XVIe Corps. — Tarn.)

ARMÉE.				POPULATION CIVILE.			
ANNÉES.	EFFECTIF.	DÉCÈS.	PROPORTION pour 10.000 hommes.	ANNÉES.	POPULATION.	DÉCÈS.	PROPORTION pour 10.000 habitants.
1876-1880 ...	12,678	33	26.0	1876-1880 ...	"	"	"
1881-1885 ...	11,079	39	35.2	1881-1885 ...	"	"	"
1876-1885 .	23,757	72	*30.3*	1876-1885 .	"	"	"
1886-1890 ...	11,055	32	28.9	1886-1890 ...	136,300	226	16.6
1891-1895 ...	12,074	49	40.5	1891-1895 ...	135,585	117	8.6
1896-1900 ...	12,966	81	62.5	1896-1900 ...	138,435	142	10.2
1901	2,289	2	8.7	1901-1902. ..	54,616	13	2.3
1886-1901 .	38,384	164	*42.7*	1886-1902 .	464,996	498	*10.7*
ÉPIDÉMIE.							
1897	2,738	52	*189.0*	1897	"	"	"

Annuaire. [Eau de rivière. — 1864, adduction de l'eau de la rivière l'Agout. — 1899, installation des filtres à sable.] Comité 1898, p. 181. Rapporteur M. Chantemesse,

ALBI. (XVIe Corps. — Tarn.)

ARMÉE.				POPULATION CIVILE.			
ANNÉES.	EFFECTIF.	DÉCÈS.	PROPORTION pour 10,000 hommes.	ANNÉES.	POPULATION.	DÉCÈS.	PROPORTION pour 10,000 habitants.
1876-1880...	5,863	28	47.7	1876-1880...	"	"	"
1881-1885...	6,445	28	43.4	1881-1885...	"	"	"
1876-1885.	12,308	56	45.5	1876-1885.	"	"	"
1886-1890...	6,095	7	11.4	1886-1890...	105,820	56	5.3
1891-1895...	6,883	2	2.9	1891-1895...	105,390	18	1.7
1896-1900...	8,964	2	2.2	1896-1900...	106,390	13	1.2
1901........	1,564	0	0	1901-1902...	25,142	5	1.1
1886-1901.	23,508	11	4.7	1886-1902.	342,742	92	2.5
ÉPIDÉMIES.							
1877........	972	17	174.0	1877........	"	"	"
1882........	1,595	18	112.0	1882........	"	"	"

Annuaire. [1888, puits filtrants à 9 et 10 mètres du Tarn, dans une alluvion.]

État avant et après la modification apportée au régime des eaux.

ARMÉE.				POPULATION CIVILE.			
ANNÉES.	EFFECTIF.	DÉCÈS.	PROPORTION pour 10,000 hommes.	ANNÉES.	POPULATION.	DÉCÈS.	PROPORTION pour 10,000 habitants.
1875-1887...	15,686	59	37.6	1886-1887...	42,328	33	7.7
1888 (A).							
1889-1901...	20,142	6	2.9	1889-1902...	290,240	49	1.6

(A) 1888 : Puits filtrants.

XVIIE CORPS D'ARMÉE.

PAMIERS. (XVIIe Corps. — Ariège.)

ARMÉE.				POPULATION CIVILE.			
ANNÉES.	EFFECTIF.	DÉCÈS.	PROPORTION pour 10,000 hommes.	ANNÉES.	POPULATION.	DÉCÈS.	PROPORTION pour 10,000 habitants.
1877-1880 ...	3,439	16	46.5	1877-1880 ...	"	"	"
1881-1885 ...	4,317	32	74.1	1881-1885 ...	"	"	"
1877-1885 .	7,756	48	*61.8*	1877-1885 .	"	"	"
1886-1890 ...	4,610	34	73.7	1886-1890 ...	51,750	48	9.3
1891-1895 ...	4,500	8	17.7	1891-1895 ...	55,675	5	0.9
1896-1900 ...	5,254	11	20.9	1896-1900 ...	53,405	40	7.5
1901	1,065	1	9.4	1901-1902 ...	21,772	13	5.9
1886-1901 .	15,429	54	*34.9*	1886-1902 .	182,502	106	*5.6*
ÉPIDÉMIES.							
1882	686	12	175.0	1882	"	"	"
1883	817	9	110.0	1883	"	"	"
1886	979	14	142 0	1886	"	"	"
1887	927	10	107.0	1887	"	"	"

Annuaire. [Eau de rivière avec filtres et drains. — 1886, eau de la rivière l'Ariège. — Compartiments filtrants défectueux. — Drainage du sol de la prairie.]

État avant et après la modification apportée au régime des eaux.

ARMÉE.				POPULATION CIVILE.			
ANNÉES.	EFFECTIF.	DÉCÈS.	PROPORTION pour 10,000 hommes.	ANNÉES.	POPULATION.	DÉCÈS.	PROPORTION pour 10,000 habitants.
1877-1885 ...	7,756	48	61.9	1877-1885 ...	"	"	"
1886 (A).							
1887-1901 ...	14,450	40	27.7	1886-1902 ...	182,502	106	5.6

(A) 1886 : Eau de rivière. — Drainage.

FOIX. (XVIIe Corps. — Ariège.)

ARMÉE.				POPULATION CIVILE.			
ANNÉES.	EFFECTIF.	DÉCÈS.	PROPORTION pour 10,000 hommes.	ANNÉES.	POPULATION.	DÉCÈS.	PROPORTION pour 10,000 habitants.
1876-1880...	2 023	0	0	1876-1880...	"	"	"
1881-1885...	1,873	5	26.7	1881-1885...	"	"	"
1876-1885.	3,896	5	*12.8*	1876-1885.	"	"	"
1886-1890...	2,253	12	53.2	1886-1890...	"	"	"
1891-1895...	2,506	5	19.9	1891-1895...	37,090	8	2.1
1896-1900...	2,529	1	3.9	1896-1900...	33,750	4	1.2
1901........	473	0	0	1901-1902...	14,130	1	0.7
1886-1901.	7,761	18	*23.1*	1886-1902.	84,970	13	*1.5*
ÉPIDÉMIE.							
1886........	413	6	145.0	1886........	"	"	"

Annuaire. [Sources. — 1889; adduction de la source d'Oizel. — Adduction antérieure de la source de Villotte. La source d'Oizel naît dans une grotte qui s'enfonce profondément dans le massif calcaire.] Comité, 1887, rapport de M. Pouchet.

État avant et après la modification apportée au régime des eaux.

ARMÉE.				POPULATION CIVILE.			
ANNÉES.	EFFECTIF.	DÉCÈS.	PROPORTION pour 10,000 hommes.	ANNÉES.	POPULATION.	DÉCÈS.	PROPORTION pour 10,000 habitants.
1875-1888...	5,595	14	25.0	1875-1888...	"	"	"
1889 (A).							
1890-1901...	6,028	9	14.9	1890-1902...	84,970	13	1.5

(A) Source.

TOULOUSE. (XVIIe Corps. — Haute-Garonne.)

ARMÉE.				POPULATION CIVILE.			
ANNÉES.	EFFECTIF.	DÉCÈS.	PROPORTION pour 10,000 hommes.	ANNÉES.	POPULATION.	DÉCÈS.	PROPORTION pour 10,000 habitants.
1876-1880...	34,169	62	12.3	1876-1880...	"	"	"
1881-1885...	28,021	46	16.4	1881-1885...	"	"	"
1876-1885.	62,190	108	*17.3*	1876-1889.	"	"	"
1886-1890...	25,365	34	13.4	1886-1890...	723,560	582	8.0
1891-1895...	27,828	40	14.4	1891-1895...	741,100	234	3.1
1896-1900...	29,988	29	9.7	1896-1900...	745,060	244	3.3
1901........	5,791	4	6.0	1901-1902...	299,682	61	2.0
1886-1901.	88,972	107	*12.0*	1886-1902.	2,509,402	1,121	4.4

Annuaire (Galeries et puits filtrants. — 1821 à 1829. Filtres d'Aubbusson. — 1859, galerie Guibal. — 1862-1870, Prolongation ds la galerie. — 1872, galeries filtrantes. — 1893, puits filtrants. — 1902, galerie filtrante.) Comité, 1888, p. 62. Rapport de M. Jacquot. — 1890, p. 158, rapport de M. Jacquot, p. 174, MM. Brouardel et Ogier. — 1898, p. 157, M. Ogier.

État avant et après la modification apportée au régime des eaux.

ARMÉE.				POPULATION CIVILE.			
ANNÉES.	EFFECTIF.	DÉCÈS.	PROPORTION pour 10,000 hommes.	ANNÉES.	POPULATION.	DÉCÈS.	PROPORTION pour 10,000 habitants.
1875-1892...	105,462	204	19.3	1886-1892...	1,020,000	724	7.1
1893 (A).							
1893-1901...	52,702	41	7.7	1893-1902...	1,489,402	307	2.7

(A) Puits filtrants.

SAINT-GAUDENS. (XVIIe Corps. — Haute-Garonne.)

ARMÉE.				POPULATION CIVILE.			
ANNÉES.	EFFECTIF.	DÉCÈS.	PROPORTION pour 10,000 hommes.	ANNÉES.	POPULATION.	DÉCÈS.	PROPORTION pour 10,000 habitants.
1877-1880...	1,647	1	6.1	1877-1880...	"	"	"
1881-1885...	1,696	1	5.9	1881-1885...	"	"	"
1877-1885.	3,343	2	*5.9*	1877-1885.	"	"	"
1886-1890...	2,393	3	12.5	1889-1890...	13,204	3	2.3
1891-1895...	2,488	4	16.0	1891-1895...	35,325	10	2.8
1896-1900...	2,492	1	4.0	1896-1900...	33,695	12	3.6
1901........	523	0	0	1901-1902...	14,554	0	0
1886-1901.	7,896	8	*10.1*	1889-1902.	96,778	25	*2.5*

Annuaire. [Galerie filtrante. — 1872. Elle capte dans une forte proportion l'eau des coteaux, toutefois son niveau varie avec celui de la Garonne. On doit éviter qu'elle reçoive des infiltrations du canal d'irrigation d'Auné qui est voisin.]

AUCH. (XVIIe Corps. — Gers.)

ARMÉE.				POPULATION CIVILE.			
ANNÉES.	EFFECTIF.	DÉCÈS.	PROPORTION pour 10,000 hommes.	ANNÉES.	POPULATION.	DÉCÈS.	PROPORTION pour 10,000 habitants.
1876–1880 ...	8,393	33	39.3	1876–1880 ...	"	"	"
1881–1885 ...	7,427	15	20.2	1881–1885 ...	"	"	"
1876–1885 .	15,820	48	30.3	1876–1885 .	"	"	"
1886–1890 ...	9,145	16	17.5	1886–1900 ...	76,045	35	4.6
1891–1895 ...	8,599	20	23.2	1891–1895 ...	74,460	44	5.9
1896–1900 ...	9,018	16	17.7	1896–1900 ...	73,995	36	4.8
1901	1,803	5	27.7	1901–1902 ...	27,878	7	2.5
1886–1901 .	28,565	57	*19.9*	1886–1902 .	252,378	122	*4.8*

Annuaire. [Mélange d'eau de source et d'eau de rivière. Filtres à sable 1857 sources captées par des drains dans les vallons de Bordenave, Pijoulin et Carlès (Miocène.). — 1881. Eau du Gers prise directement. — L'eau de source et l'eau du Gers passent toutes deux par un filtre. Le filtre ne semble pas parfait.]

État avant et après la modification apportée au régime des eaux.

ARMÉE.				POPULATION CIVILE.			
ANNÉES.	EFFECTIF.	DÉCÈS.	PROPORTION pour 10,000 hommes.	ANNÉES.	POPULATION.	DÉCÈS.	PROPORTION pour 10,000 habitants.
1875–1880 ...	9,926	30	39.2	1875–1880 ...	"	"	"
1881 (A).							
1882–1901 ...	34,604	93	27.4	1886–1900 ...	252,378	122	4.8

(A) 1881 : Eau du Gers.

MIRANDE. (XVIIe Corps. — Gers.)

ARMÉE.				POPULATION CIVILE.			
ANNÉES.	EFFECTIF.	DÉCÈS.	PROPORTION pour 10,000 hommes.	ANNÉES.	POPULATION.	DÉCÈS.	PROPORTION pour 10,000 habitants.
1876-1880...	2,243	0	0	1876-1880...	"	"	"
1881-1885...	1,728	3	17.9	1881-1885...	"	"	"
1876-1885.	3,971	3	*7.5*	1876-1885.	"	"	"
1886-1890...	2,373	13	54.7	....	"	"	"
1891-1895...	2,339	5	21.3	1891-1895...	20,980	11	5.2
1896-1900...	2,599	4	15.4	1896-1900...	18,855	4	2.1
1901........	470	0	0	1901-1902...	7,734	0	0
1886-1901.	7,781	22	*28.2*	1891-1902.	47,569	15	*3.1*
ÉPIDÉMIE.							
1888........	453	11	242.0	1888........	"	"	"

Annuaire. [Sources et eau de rivière brute. — 14 fontaines alimentées par des sources voisines et distribution d'eau puisée directement dans la rivière la Baïse.]

CAHORS. (XVIIe Corps. — Lot.)

ARMÉE.				POPULATION CIVILE.			
ANNÉES.	EFFECTIF.	DÉCÈS.	PROPORTION pour 10,000 hommes.	ANNÉES.	POPULATION.	DÉCÈS.	PROPORTION pour 10,000 habitants.
1876-1880...	5,455	27	49.4	1876-1880...	"	"	"
1881-1885...	5,778	8	13.8	1881-1885...	"	"	"
1876-1885.	11,233	35	*31.0*	1876-1885.	"	"	"
1886-1890...	6,856	44	64.1	1886-1890...	78,110	75	9.6
1891-1895...	7,039	8	11.3	1891-1895...	79,170	27	3.4
1896-1900...	7,594	14	18.4	1896-1900...	72,850	30	4.1
1901........	1,388	1	7.2	1901-1902...	28,036	5	1.8
1886-1901.	22,877	67	*29.2*	1886-1902.	258,166	137	*5.3*
ÉPIDÉMIES.							
1877........	866	10	115.0	1877........	"	"	"
1886........	1,273	18	141.0	1886........	"	"	"
1888........	1,306	19	145.0	1888........	"	"	"

Annuaire. [Sources. — 1853 et 1871. — Source des Chartreux émergeant du calcaire supérieur (Virgulien). L'eau est reçue dans un bassin limité du côté de la montagne par le rocher lui-même et du côté du Lot par un mur formant déversoir.]

AGEN. (XVIIe Corps. — Lot-et-Garonne.)

ARMÉE.				POPULATION CIVILE.			
ANNÉES.	EFFECTIF.	DÉCÈS.	POPULATION pour 10,000 hommes.	ANNÉES.	POPULATION.	DÉCÈS.	PROPORTION pour 10,000 habitants.
1876-1880 ...	5,376	5	9.3	1876-1880 ...	"	"	"
1881-1885 ...	5,950	14	23.5	1881-1885 ...	"	"	"
1876-1885 .	11,326	19	*16.7*	1876-1885 .	"	"	"
1886-1890 ...	7,165	25	34.8	1886-1890 ...	110,605	76	6.9
1891-1895 ...	6,998	1	1.4	1891-1895 ...	116,610	35	3.0
1896-1900 ...	7,767	6	7.7	1896-1900 ...	114,290	40	3.5
1901	1,396	0	0	1901-1902 ...	44,964	8	1.8
1886-1901 .	23,326	32	*13.7*	1886-1902 .	386,469	159	*4.1*
ÉPIDÉMIE.							
1889	1,476	18	122.0	1889	"	"	"

Annuaire. [Galerie filtrante. 1868 à 1871-1898. Extension de la galerie. Celle-ci est distante de 80 mètres de la Garonne.] *Comité* 1895, Rapp. M. Wurtz.

État avant et après la modification apportée au régime des eaux.

ARMÉE.				POPULATION CIVILE.			
ANNÉES.	EFFECTIF.	DÉCÈS.	POPULATION pour 10,000 hommes.	ANNÉES.	POPULATION.	DÉCÈS.	PROPORTION pour 10,000 habitants.
1875-1897 ...	28,944	45	15.5	1886-1897 ...	272,931	119	4.3
1898 (A).							
1898-1901 ...	6,062	6	9.9	1898-1902 ...	113,538	40	3.5

(A) 1898 : Extension de la galerie filtrante.

MARMANDE. (XVIIe Corps. — Lot-et-Garonne.)

ARMÉE.				POPULATION CIVILE.			
ANNÉES.	EFFECTIF.	DÉCÈS.	PROPORTION pour 10,000 hommes.	ANNÉES.	POPULATION.	DÉCÈS.	PROPORTION pour 10,000 habitants.
1877-1880 ...	1,634	0	0	1877-1880 ...	"	"	"
1881-1885 ...	1,686	0	0	1881-1885 ...	"	"	"
1877-1885 .	3,320	0	*0*	1877-1885 .	"	"	"
1886-1890 ...	2,198	2	9.9	1889-1890 ...	19,782	5	2.5
1891-1895 ...	2,386	6	25.1	1891-1895 ...	46,545	14	3.0
1896-1900 ...	3,367	1	2.9	1896-1900 ...	46,210	5	1.1
1901	446	1	22.4	1901-1902 ...	9,873	7	3.5
1886-1901 .	8,397	10	*11.9*	1889-1902 .	122,410	31	*2.3*

Annuaire. [Galerie filtrante.—1872. Eau des coteaux. Il vient peu d'eau de la Garonne.]

EYSSES-VILLENEUVE-SUR-LOT. — (XVIIe Corps. Lot-et-Garonne.)

ARMÉE.				POPULATION CIVILE.			
ANNÉES.	EFFECTIF.	DÉCÈS.	PROPORTION pour 10,000 hommes.	ANNÉES.	POPULATION.	DÉCÈS.	PROPORTION pour 10,000 habitants.
1876-1880 ...	827	1	12.1	1876-1880 ...	"	"	"
1881-1885 ...	801	0	0	1881-1885 ...	"	"	"
1876-1885 .	1,628	1	*6.1*	1876-1885 .	"	"	"
1886-1890 ...	165	0	0	1886-1890 ...	73,465	55	7.5
1891-1895 ...	540	1	18.5	1891-1895 ...	69,020	54	7.8
1896-1900 ...	603	6	99.5	1896-1900 ...	63,455	16	2.5
1901	137	0	0	1901-1902 ...	27,188	5	1.8
1886-1901 .	1,445	7	*48.4*	1886-1902 .	233,128	130	*5.5*
ÉPIDÉMIE.							
1899	140	6	428.0	1899	"	"	"

Nota. — Villeneuve-sur-Lot seul. Pas de renseignements sur Eysses.

Annuaire. [Villeneuve-sur-Lot. — Eau de rivière 1872 à 1877. Pas d'épuration.]

MONTAUBAN. (XVIIe Corps. — Tarn-et-Garonne.)

ARMÉE.				POPULATION CIVILE.			
ANNÉES.	EFFECTIF.	DÉCÈS.	PROPORTION pour 10,000 hommes.	ANNÉES.	POPULATION.	DÉCÈS.	PROPORTION pour 10,000 habitants.
1876-1880 ...	15,475	67	43.3	1876-1880 ...	"	"	"
1881-1885 ...	15,285	26	17.0	1881-1885 ...	"	"	"
1876-1885 .	30,760	93	*30.2*	1876-1885 .	"	"	"
1886-1890 ...	17,128	42	24.5	1886-1890 ...	147,225	96	6.5
1891-1895 ...	15,763	32	20.3	1891-1895 ...	151,035	60	3.9
1896-1900 ...	16,835	12	7.1	1896-1900 ...	147,985	32	2.2
1901	3,170	1	3.1	1901-1902 ...	61,012	9	1.4
1886-1901 .	52,896	97	*18.3*	1886-1902 .	507,257	197	*3.8*
ÉPIDÉMIE.							
1877	2,800	42	150.0				

Annuaire. [Source et galerie filtrante. — 1880. Galerie filtrante de 40 mètres parallèle au cours du Tarn. Elle reçoit à la fois les eaux du Tarn et les eaux d'une source dite des Planques, coulant sur un sous-sol marneux (oligocène).]

État avant et après la modification apportée au régime des eaux.

ARMÉE.				POPULATION CIVILE.			
ANNÉES.	EFFECTIF.	DÉCÈS.	PROPORTION pour 10,000 hommes.	ANNÉES.	POPULATION.	DÉCÈS.	PROPORTION pour 10,000 habitants.
1875-1879 ...	13,837	68	49.1	1875-1879 ...	"	"	"
1880 (A).							
1881-1901 ...	68,181	113	16.6	1886-1902 ...	507,257	197	3.8

(A) 1880 : Source et galerie filtrante.

CASTELSARRASIN. (XVIIe Corps. — Tarn-et-Garonne.)

ARMÉE.				POPULATION CIVILE.			
ANNÉES.	EFFECTIF.	DÉCÈS.	PROPORTION pour 10,000 hommes.	ANNÉES.	POPULATION.	DÉCÈS.	PROPORTION pour 10,000 habitants.
1877-1880....	1,784	6	33.6	1877-1880....	"	"	"
1881-1885....	1,237	5	40.4	1881-1885....	"	"	"
1877-1885.	3,021	11	*36.4*	1877-1885.	"	"	"
1886-1890....	2,074	2	9.6	1889-1890....	15,180	4	2.6
1891-1895....	2,176	2	9.2	1891-1895....	38,760	7	1.8
1896-1900....	2,041	2	9.8	1896-1900....	39,620	13	3.2
1901........	466	0	0	1901-1902....	15,716	6	3.8
1886-1901.	6,757	6	*8.8*	1889-1902.	109,276	30	2.7

Annuaire. [Pas de distribution d'eau. — Puits.]

XVIIIE CORPS D'ARMÉE.

LA ROCHELLE. (XVIIIe Corps. — Charente-Inférieure.)

ARMÉE.				POPULATION CIVILE.			
ANNÉES.	EFFECTIF.	DÉCÈS.	PROPORTION pour 10,000 hommes.	ANNÉES.	POPULATION.	DÉCÈS.	PROPORTION pour 10,000 habitants.
1876–1880...	6,171	5	8.1	1876–1880...	"	"	"
1881–1885...	5,285	12	22.7	1881–1885...	"	"	"
1876–1885.	11,456	17	*14.8*	1876–1885.	"	"	"
1886–1890...	6,354	9	14.1	1887–1890...	96,432	36	3.7
1891–1895...	7,008	7	9.9	1891–1895...	135,700	52	3.8
1896–1900...	7,396	7	9.4	1896–1900...	142,400	39	2.7
1901........	1,446	0	0	1901–1902...	93,118	46	7.2
1886–1901.	22,204	23	*10.3*	1886–1902.	467,650	173	*3.9*

Annuaire. — [Nappes souterraines. — 1864 : Nappes souterraines de Lafont. — 1883 : Nappes de la vallée de Périgny, jurassique moyen.]

État avant et après la modification survenue dans le régime des eaux.

ARMÉE.				POPULATION CIVILE.			
ANNÉES.	EFFECTIF.	DÉCÈS.	PROPORTION pour 10,000 hommes.	ANNÉES.	POPULATION.	DÉCÈS.	PROPORTION pour 10,000 habitants.
1875–1882...	10,245	13	12.6	1875–1886...	"	"	"
1883 (A).							
1884–1901...	24,185	26	10.8	1887–1902...	467,650	173	3.9

(A) 1883 : Nappes souterraines. Galeries captantes.

SAINTES. (XVIIIᵉ CORPS. — Charente-Inférieure.)

ARMÉE.				POPULATION CIVILE.			
ANNÉES.	EFFECTIF.	DÉCÈS.	PROPORTION pour 10,000 hommes.	ANNÉES.	POPULATION.	DÉCÈS.	PROPORTION pour 10,000 habitants.
1876-1880 ...	5,367	4	7.4	1876-1880 ...	"	"	"
1881-1885 ...	5,193	5	9.6	1881-1885 ...	"	"	"
1876-1885 .	10,560	9	*8.5*	1876-1885 .	"	"	"
1886-1890 ...	5,991	5	8.3	1886-1890 ...	86,635	46	5.3
1891-1895 ...	5,182	1	1.9	1891-1895 ...	92,015	21	2.1
1896-1900 ...	6,698	3	4.4	1896-1900 ...	100,920	23	2.3
1901	1,291	0	0.0	1901-1902 ...	26,438	5	1.3
1886-1901 .	19,162	9	*4.7*	1886-1902 .	306,008	5	*3.0*

Annuaire. [Sources 1881 et 1882. — Source, *dite* du Lucerat, provenant du crétacé supérieur.]

État avant et après la modification apportée au régime des eaux.

ARMÉE.				POPULATION CIVILE.			
ANNÉES.	EFFECTIF.	DÉCÈS.	PROPORTION pour 10,000 hommes.	ANNÉES.	POPULATION.	DÉCÈS.	PROPORTION pour 10,000 habitants.
1875-1881 ... 1882 (A).	7,380	4	5.4	1875-1885 ...	"	"	"
1883-1901 ...	22,258	12	5.4	1886-1902 ...	306,008	95	3.0

(A) 1882 : Sources.

ROCHEFORT. (XVIIIe Corps. — Charente-Inférieure.)

ARMÉE.				POPULATION CIVILE.			
ANNÉES.	EFFECTIF.	DÉCÈS.	PROPORTION pour 10,000 hommes.	ANNÉES.	POPULATION.	DÉCÈS.	PROPORTION pour 10,000 habitants.
1876–1880 ...	1,163	2	17.2	1876–1880 ...	"	"	"
1881–1885 ...	317	0	0	1881–1885 ...	"	"	"
1876–1885 .	1,480	2	*13.5*	1876–1885 .	"	"	"
1886–1890 ...	1,711	1	5.7	1886–1890 ...	155,845	107	6.8
1891–1895 ...	2,159	1	4.6	1891–1895 ...	166,215	36	2.2
1896–1900 ...	1,151	4	34.7	1896–1900 ...	170,070	43	2.5
1901	192	1	52.0	1901–1902 ...	72,916	30	4.1
1886–1901 .	5,213	7	*13.4*	1886–1906 .	565,046	216	*4.4*
ÉPIDÉMIE.							
1898	193	3	155.0	1898	"	"	"

Annuaire. [Drainages. — 1751 à 1754, la Marine capta les sources de Fourengeard et de la Touche. — 1809, prise d'eau de la Charente après décantation. — 1874 à 1876, drainage au pied des côteaux de Châteauroux et de Puyjarreau.] *Comité.* 1896, rapport de M. Mosny.

SAINT-MARTIN-DE-RÉ.
(XVIIIe Corps. — Charente-Inférieure.)

ARMÉE.				POPULATION CIVILE.			
ANNÉES.	EFFECTIF.	DÉCÈS.	PROPORTION pour 10,000 hommes.	ANNÉES.	POPULATION.	DÉCÈS.	PROPORTION pour 10,000 habitants.
1876–1880 ...	1,485	12	80.8	Pas de renseignements. Population agglomérée, inférieure à 5,000 habitants.			
1881–1885 ...	1,355	0	0				
1876–1885 .	2,840	12	*42.2*				
1886–1890 ...	1,304	0	0				
1891–1895 ...	1,190	2	16.8				
1896–1900 ...	1,850	3	16.2				
1901	458	0	0				
1886–1901 .	4,802	5	*10.4*				
ÉPIDÉMIES.							
1879	263	5	190.0				
1880	270	6	222.0				

Annuaire. [Saint-Martin-de-Ré n'a que des puits.]

SAINT-JEAN-D'ANGELY.

(XVIIIe Corps. — **Charente-Inférieure.**)

ARMÉE.				POPULATION CIVILE.			
ANNÉES.	EFFECTIF.	DÉCÈS.	PROPORTION pour 10,000 hommes.	ANNÉES.	POPULATION.	DÉCÈS.	PROPORTION pour 10,000 habitants.
1876-1880...	262	1	38.1	1876-1880...	"	"	"
1881-1885...	334	2	59.8	1881-1885...	"	"	"
1876-1885.	596	3	*50.3*	1876-1885.	"	"	"
1886-1890...	367	0	0	1889-1890...	14,510	2	1.3
1891-1895...	272	1	36.7	1891-1895...	35,595	23	6.2
1896-1900...	262	0	0	1896-1900...	35,590	12	3.4
1901........	48	0	0	1901-1902...	14,082	2	1.4
1885-1901.	949	1	*10.5*	1889-1902.	99,777	39	*3.9*

Annuaire. [Eau de rivière filtrée au sable. — 1872, prise d'eau dans la rivière la Boutonne. Filtration au sable, trop rapide.]

BORDEAUX. (XVIIIe Corps. — Gironde.)

ARMÉE.				POPULATION CIVILE.			
ANNÉES.	EFFECTIF.	DÉCÈS.	PROPORTION pour 10,000 hommes.	ANNÉES.	POPULATION.	DÉCÈS.	PROPORTION pour 10,000 habitants.
1876-1880...	21,550	15	6.9	1876-1880...	"	"	"
1881-1885...	15,872	18	11.3	1881-1885...	"	"	"
1876-1885.	38,422	33	*8.6*	1876-1885.	"	"	"
1886-1890...	17,756	21	11.2	1886-1890...	1,185,355	709	5.9
1891-1895...	18,770	3	1.6	1891-1895...	1,260,510	379	3.0
1896-1900...	20,219	9	4.4	1896-1900...	1,284,530	250	1.9
1901........	4,154	1	2.4	1901-1902...	513,276	75	1.4
1886-1901.	60,899	34	*5.6*	1886-1902.	4,243,671	1,413	*3.3*

Annuaire. [Sources. — 1852-1857, amenée des sources de Saint-Médard-en-Jalle, du Tallian et d'Eysines. — 1884, adduction des eaux de Budos. Ces diverses sources sortent du calcaire (à Asteries et mollasse de Fronsadais, oligocène).] En 1888, on a supprimé des communications qui se produisaient entre le ruisseau de la Jalle et les sources du Tallian. — Comité : 1890, p. 430, M. Thoinot.

État avant et après la modification apportée au régime des eaux.

ARMÉE.				POPULATION CIVILE.			
ANNÉES.	EFFECTIF.	DÉCÈS.	PROPORTION pour 10,000 hommes.	ANNÉES.	POPULATION.	DÉCÈS.	PROPORTION pour 10,000 habitants.
1875-1887...	48,553	41	8.4	1886-1887...	474,146	351	7.4
1888 (A).							
1889-1901...	49,974	20	4.0	1889-1902...	3,532,462	905	2.5

(A) 1888 : Protection des sources du Tallian.

LIBOURNE. (XVIIIe Corps. — Gironde.)

ARMÉE.				POPULATION CIVILE.			
ANNÉES.	EFFECTIF.	DÉCÈS.	PROPORTION pour 10,000 hommes.	ANNÉES.	POPULATION.	DÉCÈS.	PROPORTION pour 10,000 habitants.
1876–1880 ...	5,733	18	31.3	1876–1880 ...	"	"	"
1881–1885 ...	5,673	1	1.7	1881–1885 ...	"	"	"
1876–1885 .	11,406	19	*16.6*	1876–1885 .	"	"	"
1886–1890 ...	5,900	3	5.1	1886–1890 ...	82,070	17	2.1
1891–1895 ...	6,260	4	6.3	1891–1895 ...	88,785	21	2.4
1896–1900 ...	6,766	4	5.9	1896–1900 ...	90,385	10	1.1
1901	1,290	0	0	1901–1902 ...	38,350	2	0.5
1886–1901 .	20,225	11	*5.4*	1886–1902 .	299,590	50	*1.6*

Annuaire. [Eau de rivière filtrée au sable. — Puits artésien. — 1892, eau de la Dordogne, filtration par le procédé Anderson et le sable. — 1900, puits artésien, 135 mètres. — Comité 1889, page 350, rapport de M. Pouchet.]

État avant et après la modification apportée au régime des eaux.

ARMÉE.				POPULATION CIVILE.			
ANNÉES.	EFFECTIF.	DÉCÈS.	PROPORTION pour 10,000 hommes.	ANNÉES.	POPULATION.	DÉCÈS.	PROPORTION pour 10,000 habitants.
1875–1891 ...	19,157	26	13.5	1886–1891 ...	99,827	20	2.0
1892 (A).							
1893–1899 ...	9,012	5	5.5	1893–1899 ...	125,579	18	1.4
1900 (B).							
1900–1901 ...	2,708	1	3.7	1900–1902 ...	56,429	3	0.5

(A) 1892 : Eau de rivière.
(B) 1900 : Puits artésien.

BLAYE (XVIIIe Corps. — Gironde.)

ARMÉE.				POPULATION CIVILE.			
ANNÉES.	EFFECTIF.	DÉCÈS.	PROPORTION pour 10,000 hommes.	ANNÉES.	POPULATION.	DÉCÈS.	PROPORTION pour 10,000 habitants.
1876-1880 ...	1,550	0	0	1876-1880 ...	"	"	"
1881-1885 ...	568	0	0	1881-1885 ...	"	"	"
1876-1885.	2,118	0	0	1876-1885.	"	"	"
1886-1890 ...	1,480	0	0	1886-1891 ...	"	"	"
1891-1895 ...	2,149	1	4.6	1892-1895 ...	20,156	2	0.9
1896-1900 ...	2,375	1	4.2	1896-1900 ...	24,510	7	2.8
1901	430	0	0	1901-1902 ...	9,550	2	2.1
1886-1901.	6,434	2	3.2	1886-1902.	54,216	11	2.0

Annuaire. [Puits publics, puits particuliers.]

MONT-DE-MARSAN. (XVIIIe Corps. — Landes.)

ARMÉE.				POPULATION CIVILE.			
ANNÉES.	EFFECTIF.	DÉCÈS.	PROPORTION pour 10,000 hommes.	ANNÉES.	POPULATION.	DÉCÈS.	PROPORTION pour 10,000 habitants.
1876-1880...	4,784	4	8.3	1876-1880...	"	"	"
1881-1885...	5,803	3	5.1	1881-1885...	"	"	"
1876-1885.	10,587	7	*6.6*	1876-1885.	"	"	"
1886-1890...	6,695	10	14.9	1889-1890...	19,360	10	5.2
1891-1895...	7,775	4	5.0	1891-1895...	59,810	20	3.3
1896-1900...	8,011	4	4.9	1896-1900...	55,135	6	1.3
1901........	1,537	0	0	1901-1902...	23,208	1	0.4
1886-1901.	24,018	18	*7.4*	1889-1902.	157,513	37	*2.3*

Annuaire. [Sources. 1887, fontaine du Bourg; source naissant au centre de la ville.]

État avant et après la modification apportée au régime des eaux.

ARMÉE.				POPULATION CIVILE.			
ANNÉES.	EFFECTIF.	DÉCÈS.	PROPORTION pour 10,000 hommes.	ANNÉES.	POPULATION.	DÉCÈS.	PROPORTION pour 10,000 habitants.
1875-1886...	12,225	9	7.3	1875-1886...	"	"	"
1887 (A).							
1888-1901...	21,824	13	5.9	1889-1902...	157,513	37	2.3

(A) 1887 : Source.

BAYONNE. (XVIIIe Corps. — Pyrénées [Basses-].)

ARMÉE.				POPULATION CIVILE.			
ANNÉES.	EFFECTIF.	DÉCÈS.	PROPORTION pour 10,000 hommes.	ANNÉES.	POPULATION.	DÉCÈS.	PROPORTION pour 10,000 habitants.
1876-1880...	13,567	17	12.5	1876-1880...	"	"	"
1881-1885...	10,089	10	9.9	1881-1885...	"	"	"
1876-1885.	23,656	27	*11.4*	1876-1885.	"	"	"
1886-1890...	9,641	2	2.1	1886-1890...	132,815	49	3.7
1891-1895...	9,265	15	16.1	1891-1895...	135,610	56	4.1
1896-1900...	10,751	6	5.5	1896-1900...	134,355	34	2.5
1901........	1,870	0	0	1901-1902...	55,202	6	1.1
1886-1901.	31,527	23	*7.2*	1886-1902.	457,982	145	*3.1*

Annuaire. [Adduction, en 1894, des eaux de la montagne de l'Ursuya. — *Comité*, 1889, p. 48, rapp. M. Jacquot.]

État avant et après la modification apportée au régime des eaux.

ARMÉE.				POPULATION CIVILE.			
ANNÉES.	EFFECTIF.	DÉCÈS.	PROPORTION pour 10,000 hommes.	ANNÉES.	POPULATION.	DÉCÈS.	PROPORTION pour 10,000 habitants.
1875-1893...	43,416	49	11.2	1886-1893...	214,181	94	4.4
1894 (A).							
1895-1901...	14,438	6	4.1	1895-1902...	216,679	43	1.9

(A) 1894 : Sources.

PAU. (XVIIIe Corps. — Basses-Pyrénées.)

ARMÉE.				POPULATION CIVILE.			
ANNÉES.	EFFECTIF.	DÉCÈS.	PROPORTION pour 10,000 hommes.	ANNÉES.	POPULATION.	DÉCÈS.	PROPORTION pour 10,000 habitants.
1876-1880...	7,188	34	47.3	1876-1880...	"	"	"
1881-1885...	6,052	13	21.4	1881-1885...	"	"	"
1876-1885.	13,240	47	*35.4*	1876-1885.	"	"	"
1886-1890...	7,052	18	25.5	1886-1890...	150,810	58	3.8
1891-1895...	7,647	4	18.3	1891-1895...	162,720	41	2.5
1896-1900...	7,891	6	7.6	1896-1900...	165,155	32	1.9
1901........	1,513	2	13.2	1901-1902...	68,536	22	3.1
1886-1901.	24,103	30	*12.4*	1886-1902.	547,221	153	*2.8*

Annuaire. [Source. — 1864. Adduction de la source de Néez à Rebenacq. La source est formée vraisemblablement par une dérivation souterraine du gave d'Ossau. — 1886. Réfection de l'aqueduc.]

État avant et après la modification apportée au régime des eaux.

ARMÉE.				POPULATION CIVILE.			
ANNÉES.	EFFECTIF.	DÉCÈS.	PROPORTION pour 10,000 hommes.	ANNÉES.	POPULATION.	DÉCÈS.	PROPORTION pour 10,000 habitants.
1875-1885...	14,890	54	36.2	1875-1885...	"	"	"
1886 (A).							
1887-1901...	22,735	34	14.9	1886-1902...	547,221	153	2.8

(A) 1886 : Réfection de l'aqueduc.

TARBES. (XVIIIe Corps. — Hautes-Pyrénées.)

ARMÉE.				POPULATION CIVILE.			
ANNÉES.	EFFECTIF.	DÉCÈS.	PROPORTION pour 10,000 hommes.	ANNÉES.	POPULATION.	DÉCÈS.	PROPORTION pour 10,000 habitants.
1876-1880...	17,536	32	18.2	1876-1880...	"	"	"
1881-1885...	19,813	43	21.2	1881-1885...	"	"	"
1876-1885.	37,349	75	*20.1*	1876-1885.	"	"	"
1886-1890...	19,727	22	11.1	1886-1890...	122,265	106	8.7
1891-1895...	20,850	18	8.6	1891-1895...	128,450	57	4.4
1896-1900...	22,844	18	7.8	1896-1900...	121,295	48	3.9
1901........	4,270	1	2.3	1901-1902...	52,110	9	1.7
1886-1901.	67,691	59	*11.6*	1886-1902.	424,120	220	5.2

Annuaire. [Galerie filtrante. — 1889. Une galerie ouverte à la base des terrains perméables (alluvions) recueille les eaux d'une nappe souterraine qui se dirige vers l'Adour.]

Comité. — 1886, p. 401, rapport de M. Pouchet. — 1889, p. 457, M. Richard.

État avant et après la modification apportée au régime des eaux.

ARMÉE.				POPULATION CIVILE.			
ANNÉES.	EFFECTIF.	DÉCÈS.	PROPORTION pour 10,000 hommes.	ANNÉES.	POPULATION.	DÉCÈS.	PROPORTION pour 10,000 habitants.
1875-1890...	59,010	101	17.1	1886-1890...	122,265	106	8.6
1891 (A)							
1892-1901...	43,868	36	8.2	1892-1902...	404,615	104	2.5

(A) 1891 : Nappe souterraine. Galerie filtrante.

XXE CORPS D'ARMÉE.

TROYES. (XXe Corps. — Aube.)

ARMÉE.				POPULATION CIVILE.			
ANNÉES.	EFFECTIF.	DÉCÈS.	PROPORTION pour 10,000 hommes.	ANNÉES.	POPULATION.	DÉCÈS.	PROPORTION pour 10,000 habitants.
1876-1880...	8,412	142	168.8	1876-1880...	"	"	"
1881-1885...	7,470	71	95.1	1881-1885...	"	"	"
1876-1885.	15,882	213	*134.1*	1876-1885.	"	"	"
1886-1890...	7,061	33	46.7	1886-1890...	231,360	188	8.1
1891-1895...	7,139	11	15.4	1891-1895...	251,165	129	5.1
1896-1900...	6,673	22	32.9	1896-1900...	263,155	182	6.9
1901........	1,326	0	0	1901-1902...	106,292	9	0.8
1886-1901.	22,249	66	*29.6*	1886-1902.	851,972	508	*5.9*
ÉPIDÉMIES.							
1876........	1,147	26	226.0	1876........	"	"	"
1877........	1,787	37	207.0	1877........	"	"	"
1878........	1,978	45	227.0	1878........	"	"	"
1879........	1,720	24	139.0	1879........	"	"	"
1882........	1,891	53	280.0	1882........	"	"	"
1886........	1,186	14	118.0	1886........	"	"	"

Annuaire. [Sources. — Jusqu'en 1899, prise d'eau dans la Seine. — 1899, adduction des sources de Morres et Servigny dans la vallée de l'Ource (calcaire jurassique moyen). — Captage par les galeries.]

Comité. 1890, p. 569 et 1893, M. Thoinot, rapporteur. — M. Thoinot, 1888, Revue d'hygiène, t. II.

État avant et après la modification apportée au régime des eaux.

ARMÉE.				POPULATION CIVILE.			
ANNÉES.	EFFECTIF.	DÉCÈS.	PROPORTION pour 10,000 hommes.	ANNÉES.	POPULATION.	DÉCÈS.	PROPORTION pour 10,000 habitants.
1875-1898...	34,409	278	80.8	1886-1898...	640,418	487	7.6
1899 (A).							
1899-1901...	3,995	1	2.5	1899-1902...	211,554	22	1.0

(A) 1899 : Sources.

BRIENNE-LE-CHÂTEAU. (XXe Corps. — Aube.)

ARMÉE.				POPULATION CIVILE.			
ANNÉES.	EFFECTIF.	DÉCÈS.	PROPORTION pour 10,000 hommes.	ANNÉES.	POPULATION.	DÉCÈS.	PROPORTION pour 10,000 habitants.
1876-1880...	"	"	"	Pas de renseignements. Population inférieure à 5,000 habitants.			
1881-1885...	"	"	"				
1876-1880.	"	"	"				
1886-1890...	"	"	"				
1891-1895...	"	"	"				
1896-1900...	300	0	0				
1901........	65	0	0				
1886-1901.	365	0	0				

NANCY. (XXe Corps. — Meurthe-et-Moselle.)

ARMÉE.				POPULATION CIVILE.			
ANNÉES.	EFFECTIF.	DÉCÈS.	PROPORTION pour 10,000 hommes.	ANNÉES.	POPULATION.	DÉCÈS.	PROPORTION pour 10,000 habitants.
1876–1880 ...	16,939	78	46.0	1876–1880 ...	"	"	"
1881–1885 ...	22,459	97	43.1	1881–1885 ...	"	"	"
1876–1885 .	39,398	175	*44.4*	1876–1885 .	"	"	"
1886–1890 ...	38,730	49	12.6	1886–1890 ...	395,055	199	5.0
1891–1895 ...	52,713	91	17.2	1891–1895 ...	434,795	312	7.2
1896–1900 ...	54,773	38	6.9	1896–1900 ...	480,740	218	4.5
1901	9,480	5	5.2	1901–1902 ...	205,118	46	2.2
1886–1901 .	155,696	183	*11.7*	1886–1902 .	1,515,708	775	*5.1*
ÉPIDÉMIES.							
1880	3,403	38	111.0	1880	"	"	"
1881	3,479	37	106.0	1881	"	"	"

Annuaire. [Eau de nappes souterraines et de sources. — Eau de galeries filtrantes. — Il existe encore 3,000 puits. — Adduction ancienne des sources de Bourdonville, détournées en 1892 par des travaux de mines. On distribue maintenant l'eau de la nappe souterraine de ces sources. — 1853, adduction des sources du Moulin de l'Asnée. Elles doivent être remplacées. — 1860, adduction des eaux du Montet et de Vandœuvre, d'un très faible débit. — 1875 à 1879, galerie filtrante de Messein, le long de la Moselle. — Eau souterraine de la forêt de la Haye, en voie d'exécution.] Comité 1890, p. 501, M. Thoinot. — 1895, p. 44, M. Bergeron. — 1899, p. 117, rapport de M. Mosny. *Fièvre typhoïde à Nancy*, par M. Étienne, *Annales d'hygiène*, mars 1900.

État avant et après la modification du régime des eaux.

ARMÉE.				POPULATION CIVILE.			
ANNÉES.	EFFECTIF.	DÉCÈS.	PROPORTION pour 10,000 hommes.	ANNÉES.	POPULATION.	DÉCÈS.	PROPORTION pour 10,000 habitants.
1875–1892 (A).	100,755	275	27.2	1886–1892 ...	568,973	332	5.8
1893–1901 ...	96,536	93	9.6	1893–1902 ...	946,735	443	4.7

(A) 1892 : Nappe souterraine.

TOUL. (XXe Corps. — Meurthe-et-Moselle.)

ARMÉE.				POPULATION CIVILE.			
ANNÉES.	EFFECTIF.	DÉCÈS.	PROPORTION pour 10,000 hommes.	ANNÉES.	POPULATION.	DÉCÈS.	PROPORTION pour 10,000 habitants.
1876–1880 ...	12,388	15	12.1	1876–1880 ...	"	"	"
1881–1885 ...	15,085	4	2.6	1881–1885 ...	"	"	"
1876–1885 .	27,473	19	*6.9*	1876–1885 .	"	"	"
1886–1890 ...	22,805	4	1.7	1886–1890 ...	52,295	18	3.4
1891–1895 ...	48,792	47	9.6	1891–1895 ...	60,060	59	9.8
1896–1900 ...	60,623	46	7.5	1896–1900 ...	59,725	52	8.7
1901	10,523	4	3.8	1901–1902 ...	24,574	10	4.0
1886–1901 .	142,743	101	*7.1*	1886–1902 .	196,654	139	*7.1*

Annuaire. [Sources et drainages. — 1868, captage de Saint-Evre et Taconnet, du quart de la source de Saint-Pierre-le-Chatre. *La caserne de Saint-Léon* est seule alimentée par l'eau de la ville. Pour les *autres établissements militaires*, on a drainé les alluvions du plateau de la Justice, tranchées de Franchemare. On a creusé un grand puits au baraquement d'artillerie.] Comité 1901, M. Mosny, rapporteur.

LUNÉVILLE. (XXe Corps. — Meurthe-et-Moselle.)

ARMÉE.				POPULATION CIVILE.			
ANNÉES.	EFFECTIF.	DÉCÈS.	PROPORTION pour 10,000 hommes.	ANNÉES.	POPULATION.	DÉCÈS.	PROPORTION pour 10,000 habitants.
1876-1880...	12,875	9	6.9	1876-1880...	"	"	"
1881-1885...	13,535	26	19.2	1881-1885...	"	"	"
1876-1885.	26,410	35	*13.2*	1876-1885.	"	"	"
1886-1890...	19,401	66	34.0	1886-1890...	103,016	128	12.4
1891-1895...	21,437	35	16.3	1891-1895...	109,155	84	7.7
1896-1900...	23,454	41	17.4	1896-1900...	113,150	90	7.9
1901........	4,308	14	32.5	1901-1902...	46,538	36	7.7
1886-1901.	68,600	156	*22.7*	1886-1902.	371,858	338	*9.1*

Annuaire. [Eau de drainage et eau de rivière. — I. 1866 drainage de la forêt de Moudon (alluvions), des Mossus, réseau de Rianois. — II. Eau de Meurthe 1880. Galerie filtrante. Puis on a établi un fossé vers 1890, il n'y a pour ainsi dire plus de filtration. De plus, en temps de crue, tout est submergé.]

État avant et après la modification apportée au régime des eaux.

ARMÉE.				POPULATION CIVILE.			
ANNÉES.	EFFECTIF.	DÉCÈS.	PROPORTION pour 10,000 hommes.	ANNÉES.	POPULATION.	DÉCÈS.	PROPORTION pour 10,000 habitants.
1875-1879...	13,042	9	6.9	1875-1885...	"	"	"
1880 (A).	•						
1881-1900...	82,135	182	22.1	1886-1902...	371,858	338	9.1

(A) 1880 : Eau de rivière.

SAINT-NICOLAS-DU-PORT. (XXe Corps. — Meurthe-et-Moselle.)

ARMÉE.				POPULATION CIVILE.			
ANNÉES.	EFFECTIF.	DÉCÈS.	PROPORTION pour 10,000 hommes.	ANNÉES.	POPULATION.	DÉCÈS.	PROPORTION pour 10,000 habitants.
1880........	118	1	84.7	1880........	"	"	"
1881–1885...	3,062	6	19.6	1881–1885...	"	"	"
1880–1885.	3,180	7	*22.0*	1880–1885.	"	"	"
1886–1890...	3,186	4	12.5	1889–1890...	11,088	11	9.9
1891–1895...	3,991	2	5.0	* 1891–1895...	28,265	17	6.0
1896–1900...	4,549	0	0	1896–1900...	29,865	4	1.3
1901........	852	0	0	1901–1902...	11,654	0	0
1886–1901.	12,578	6	*4.7*	1886–1902.	80,872	32	*3.9*

* *Annuaire.* [Sources voisines amenées très anciennement. En 1885, le service militaire a amené pour la caserne une source du calcaire du Lias.]

État avant et après la modification apportée au régime des eaux.

ARMÉE.				POPULATION CIVILE.			
ANNÉES.	EFFECTIF.	DÉCÈS.	PROPORTION pour 10,000 hommes.	ANNÉES.	POPULATION.	DÉCÈS.	PROPORTION pour 10,000 habitants.
1880–1884...	2,465	5	20.2	1880–1888...	"	"	"
1885 (A).							
1885–1901...	13,293	8	6.0	1889–1902...	80,872	32	3.9

(A) 1885 : Source.

PONT-À-MOUSSON.

(XXe Corps. — Meurthe-et-Moselle.)

ARMÉE.				POPULATION CIVILE.			
ANNÉES.	EFFECTIF.	DÉCÈS.	PROPORTION pour 10,000 hommes.	ANNÉES.	POPULATION.	DÉCÈS.	PROPORTION pour 10,000 habitants.
1876-1880...	2,549	10	39.2	1876-1880...	"	"	"
1881-1885...	2,920	2	6.8	1881-1885...	"	"	"
1876-1885.	5,469	12	21.9	1876-1885.	"	"	"
1886-1890...	3,381	3	8.8	1886-1890...	58,465	12	2.0
1891-1895...	3,732	5	13.4	1891-1895...	58,670	20	3.4
1896-1900...	3,545	1	2.8	1896-1900...	63,475	10	1.6
1901........	682	0	0	1901-1902...	25,694	1	0.4
1886-1901.	11,340	9	*7.9*	1886-1902.	206,334	43	*2.9*
ÉPIDÉMIE.							
1876........	653	7	*10 7*	1876........	"	"	"

Annuaire. [Eau de sources. Eau de galerie filtrante. — 1842, adduction des sources de Montauville prises dans les éboulis au pied de la falaise de calcaire Bajocien. — 1880. Galerie filtrante de l'eau de la Moselle.]

État avant et après la modification apportée au régime des eaux.

ARMÉE.				POPULATION CIVILE.			
ANNÉES.	EFFECTIF.	DÉCÈS.	PROPORTION pour 10,000 hommes.	ANNÉES.	POPULATION.	DÉCÈS.	PROPORTION pour 10,000 habitants.
1875-1879...	2,441	9	36.8	1875-1879...	"	"	"
1880 (A)							
1881-1901...	14,250	14	9.8	1886-1902...	206,334	43	2.9

(A) 1880 : Galerie filtrante.

BACCARAT. (XXe Corps. — Meurthe-et-Moselle.)

ARMÉE.				POPULATION CIVILE.			
ANNÉES.	EFFECTIF.	DÉCÈS.	PROPORTION pour 10,000 hommes.	ANNÉES.	POPULATION.	DÉCÈS.	PROPORTION pour 10,000 habitants.
1876-1880 ...	"	"	"	1876-1880 ...	"	"	"
1881-1885 ...	"	"	"	1881-1885 ...	"	"	"
1876-1885.	"	"	"	1876-1885.	"	"	"
1886-1890 ...	"	"	"	1889-1890 ...	11,646	2	1.7
1891-1895 ...	"	"	"	1891-1895 ...	28,615	5	1.7
1899-1900 ...	1,795	0	0	1896-1900 ...	33,860	2	0.6
1901	868	5	57.0	1901-1902 ...	14,028	8	5.7
1899-1901.	2,663	5	*18.0*	1889-1902.	88,149	17	*1.9*

Annuaire. [Sources — 1878, sources du ruisseau de Saint-Pierre. — 1888, sources de la Mancelle (Grès vosgiens).]

NEUFCHATEAU. (XXe Corps. — Vosges.)

ARMÉE.				POPULATION CIVILE.			
ANNÉES.	EFFECTIF.	DÉCÈS.	PROPORTION pour 10,000 hommes.	ANNÉES.	POPULATION.	DÉCÈS.	PROPORTION pour 10,000 habitants.
1876-1880...	5,430	20	36.8	1876-1880...	"	"	"
1881-1885...	9,787	14	14.2	1881-1885...	"	"	"
1876-1885.	15,217	34	*22.3*	1876-1885.	"	"	"
1886-1890...	5,691	6	10.5	1886-1890...	"	"	"
1891-1895...	5,189	13	25.0	1892-1895...	16,376	18	10.9
1896-1900...	5,739	14	24.3	1896-1900...	21,385	18	8.4
1901........	745	0	0	1901-1902...	7,926	1	1.3
1886-1901.	17,364	33	*19.0*	1892-1902.	45,687	37	*8.1*

Annuaire. [1856, sources de Courteville-Bricquart. — 1885, source Mazarine, calcaire Bathonien, l'eau se trouble et est souvent contaminée.]

État avant et après la modification apportée au régime des eaux.

ARMÉE.				POPULATION CIVILE.			
ANNÉES.	EFFECTIF.	DÉCÈS.	PROPORTION pour 10,000 hommes.	ANNÉES.	POPULATION.	DÉCÈS.	PROPORTION pour 10,000 habitants.
1875-1884...	13,664	34	24.8	1875-1884...	"	"	"
1885 (A).							
1886-1901...	17,366	41	23.7	1892-1902...	45,687	37	8.1

(A) 1885 : Source.

RAMBERVILLERS. (XXe Corps. — Vosges.)

ARMÉE.				POPULATION CIVILE.			
ANNÉES.	EFFECTIF.	DÉCÈS.	PROPORTION pour 10,000 hommes.	ANNÉES.	POPULATION.	DÉCÈS.	PROPORTION pour 10,000 habitants.
1885........	984	1	*10.1*	1885........	"	"	"
1886-1890...	2,997	0	0	1889-1890...	11,382	3	2.6
1891-1895...	4,270	2	4.6	1891-1895...	28,735	4	1.4
1896-1900...	4,590	9	19.6	1896-1900...	28,760	12	4.2
1901........	874	0	0	1901-1902...	11,350	2	1.7
1886-1901.	12,731	11	*8.6*	1886-1902.	80,227	21	*2.6*

Annuaire. [Sources et drainage. — Source de Bru amenée de temps immémorial. — 1893, source de Saint-Hélène. Les *casernes* ont des sources spéciales : les Blancs-Cailloux et de Craissey.] Comité 1887, rapporteur M. A.-J. Martin. — 1891, rapporteur M. Bergeron.

État avant et après la modification apportée au régime des eaux.

ARMÉE.				POPULATION CIVILE.			
ANNÉES.	EFFECTIF.	DÉCÈS.	PROPORTION pour 10,000 hommes.	ANNÉES.	POPULATION.	DÉCÈS.	PROPORTION pour 10,000 habitants.
1884-1893...	6,007	1	1.6	1889-1893...	28,623	5	1.7
1893 (A).							
1894-1901...	7,300	11	15.0	1894-1902...	51,604	16	3.1

(A) 1893 : Source.

CLAIRVAUX. (XXe CORPS.)

ARMÉE.				POPULATION CIVILE.			
ANNÉES.	EFFECTIF.	DÉCÈS.	PROPORTION pour 10,000 hommes.	ANNÉES.	POPULATION.	DÉCÈS.	PROPORTION pour 10,000 habitants.
1876-1880...	472	2	42.3				
1881-1885...	791	1	12.6				
1876-1885.	1,263	3	*23.7*				
1886-1890...	674	1	14.8	Pas de renseignements.			
1891-1895...	695	0	0				
1896-1900...	882	0	0				
1901........	150	0	0				
1886-1901.	2,401	1	*4.1*				

TABLE.

www.ingramcontent.com/pod-product-compliance
Ingram Content Group UK Ltd.
Pitfield, Milton Keynes, MK11 3LW, UK
UKHW020158250726
13967UKWH00003B/1137

9 782012 865549